DES VIRUS ET DES HOMMES

LUC MONTAGNIER

DES VIRUS
ET DES HOMMES

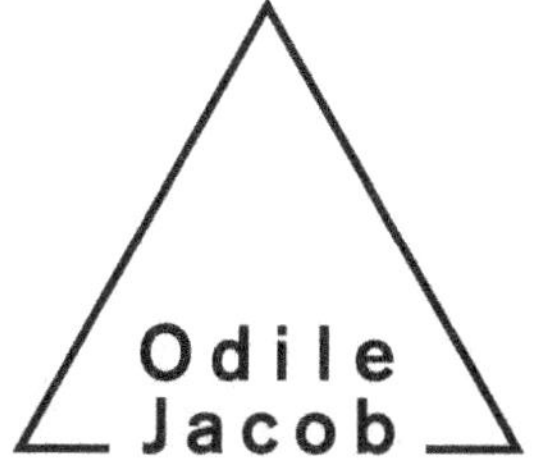

Remerciements

Les découvertes scientifiques sont souvent une affaire de circonstances et de hasard. Ce qui était vrai du temps de Pasteur l'est également de nos jours et s'est vérifié lors de l'isolement du virus du SIDA.

Je tiens à remercier ici tous mes collaborateurs qui m'ont accompagné dans cette aventure, dans les moments difficiles et dans les périodes d'espoir. Sans eux tous ces travaux n'auraient pu être réalisés.

J'ai une pensée particulière pour Jacqueline Gruest prématurément disparue.

Je pense également à BRU, LAI, LOI et tous les autres, tous ces malades dont les premières lettres des noms nous sont devenues familières. Dès le début, ils nous ont fait confiance. J'en ai rencontré certains, d'autres ont préféré garder l'anonymat. Ils ont toujours été présents dans mon esprit ; ma profonde reconnaissance et ma sympathie va vers eux aujourd'hui.

Je remercie Caroline Chaine, dont la collaboration et la persévérance ont permis la réalisation de cet ouvrage, Sophie Chamaret, qui a bien voulu apporter sa lecture critique à cette histoire à laquelle elle a participé activement, Marie-Lise Gougeon, Gustavo Gonzalez, Marc

Girard, qui ont accepté de relire certains chapitres de ce livre, et Jean-Luc Fidel, qui au sein des Éditions Odile Jacob m'a prodigué ses conseils et son assistance.

Je remercie aussi Marie-Noëlle Dehoux et Édith Martin, qui ont assuré la dactylographie de ce texte.

Introduction

« Si la civilisation humaine se maintient, si elle continue de s'étendre, les maladies infectieuses augmenteront de nombre dans toutes les régions du globe. [...] Les échanges, les migrations importeront en tous pays les maladies humaines et animales de chaque région. L'œuvre est déjà très avancée ; elle est assurée d'avenir. »

Charles Nicolle,
Destin des maladies infectieuses, 1932.

Cette prédiction de Charles Nicolle, directeur de l'Institut Pasteur de Tunis, découvreur du vecteur du typhus, s'est malheureusement réalisée. Le SIDA a envahi notre société, ébranlé nos certitudes, secoué nos préjugés et pose la question de la solidarité mondiale. Trois millions de malades dans le monde, dix-sept millions de séropositifs. L'épidémie gagne du terrain, en Afrique, en Asie du Sud et du Sud-Est. Face à ce nouveau fléau, conséquence négative d'une civilisation d'échanges à l'échelle mondiale, la médecine, la science seront-elles durablement impuissantes ?

Je ne le pense pas. J'aurais voulu raconter cette histoire au passé, une histoire terminée avec une fin heureuse. Cela n'est pas encore le cas, mais sans nul doute, cela arrivera.

Que de chemins parcourus depuis dix ans ! En 1981, la maladie est identifiée. En 1983 est effectué le premier isolement de l'agent responsable de la maladie. En 1984, la démonstration du rôle causal de cet agent dans le SIDA est admise par l'ensemble de la communauté scientifique. En 1985, les premiers tests de dépistage commerciaux apparaissent. La rapidité de cette avancée a pu faire croire que la lutte contre le SIDA allait être une guerre éclair, vite gagnée. C'est aujourd'hui une guerre de positions que nous livrons. À l'enthousiasme des premiers temps a succédé pour les patients et pour le public une certaine lassitude, et pourtant, aux quelques pionniers du début a fait place une armée bien organisée de chercheurs. Les mécanismes de la maladie sont démontés petit à petit. Ces nouvelles recherches fondamentales n'ont pas encore débouché sur des applications concrètes.

Elles n'en sont pas moins tout aussi essentielles, même si elles sont peu propres à tenir en haleine le grand public. C'est que le rythme des découvertes s'est ralenti, alors que les malades, leurs proches et leurs médecins doivent d'abord lutter contre le temps : ce temps qui voit l'épidémie s'étendre, le virus se reproduire et se modifier, la maladie ronger les défenses de l'organisme.

Et pourtant, il serait faux de dire que la recherche piétine ou que la médecine est en échec. Beaucoup a été accompli, en particulier la mise au point de traitements qui retardent le travail destructeur du virus. Les grands axes de recherche qui permettront de fabriquer un vaccin sont explorés. Le système de santé a su répondre aux besoins des malades et le travail accompli par de nombreuses associations pionnières porte aujourd'hui ses fruits, au moins dans les pays occidentaux, améliorant la vie quotidienne, humanisant la maladie.

De plus en plus nombreux sont les séropositifs à se persuader ainsi qu'ils seront des survivants au long cours, que peut-être ils seront épargnés. Et chacun de se dire, plus le temps passe, qu'il sera le premier à vaincre la maladie.

Aujourd'hui, le combat doit être mené avec la même vigueur et simultanément sur trois fronts : il s'agit toujours de comprendre, mais il s'agit aussi et plus que jamais de soigner et de prévenir. À ce prix, la possibilité d'échapper à cette maladie ne sera plus une chimère. Et certains, peut-être, pourront dire : « J'ai eu le SIDA. » Nous aurons gagné notre lutte contre le temps.

PREMIÈRE PARTIE

Découvrir

Chapitre 1

Les accidents de la recherche

Au nord de Poitiers, la route nationale 10 émerge des contreforts encaissés de la vallée du Clain pour s'élancer vers un plateau bordé de petites collines. C'est l'ancienne frontière entre la France du Sud et celle du Nord, proche du point d'arrêt des envahisseurs sarrasins, aux portes de l'Aquitaine chère à la reine Aliénor. Un peu plus loin, avant Châtellerault, les toits de tuiles romaines font place à l'ardoise angevine et l'accent chantant du Poitou à la pureté de la langue tourangelle. La Nationale, passé ces collines, fait un coude pour descendre la vallée de ce qui n'est plus aujourd'hui qu'une petite rivière, l'Auxance. C'est là que se trouve niché le village de Grand-Pont.

La traction avant roulait à vive allure et le chauffeur de maître s'étonnait presque de l'aisance avec laquelle l'engin collait à la route, épousant les virages les plus serrés. C'était l'été. Il faisait beau et chaud.

Brusquement, à la sortie du virage, un être frêle traversa la route. Le chauffeur freina. Trop tard. L'enfant heurta violemment le capot, rebondit comme un ballon pour atterrir une dizaine de mètres plus loin, au pied d'un mur de pierre bordant la route. Un camion s'était renversé là quelques jours auparavant et avait laissé des caisses de bouteilles brisées. Les tessons de verre ne firent qu'une charpie de la petite chose qui, déjà, ne bougeait plus. Le sang s'écoulait de ses blessures, à la joue, à la tête, aux bras, aux jambes. Les deux jeunes filles qui accompagnaient l'enfant, ses cousines, pleuraient de l'avoir laissé s'échapper. La mère affolée arriva. Un automobiliste s'arrêta. On enveloppa le petit corps dans une couverture. On le conduisit à une clinique de Poitiers. Le cœur battait encore.

Deux jours de coma, d'hésitation entre la vie et la mort, puis la machine repartit. Une légère fracture du crâne, un peu de sang dans le liquide céphalo-rachidien. Les autres plaies étaient superficielles. Il n'en resterait que des cicatrices indélébiles, en particulier un vilain trou en forme d'étoile à la joue gauche qui, plus tard, dit-on, se transformerait en fossette et plairait aux femmes.

Mais il est d'autres cicatrices. Je me souviens encore parfaitement de mon réveil dans la chambre de la clinique : tout était blanc, blancs les voiles des rideaux, les murs, le lit ripoliné, blancs les pansements autour de mes membres et de ma tête. Enfin j'aperçus ma mère qui, les larmes aux yeux, épiait le moindre signe d'éveil. J'émergeai sans le moindre souvenir de ce qui m'était arrivé. Pourquoi étais-je là ? Ma mère me raconta l'accident, la voiture. Aucune image, aucune douleur ne restait dans ma mémoire. Je me souvenais seulement des minutes qui avaient précédé le choc, de ma conversation avec mes cousines. Et puis plus rien. Mais ce « trou » piquait ma curiosité. J'avais cinq ans.

Je récupérai très vite. Les plaies cicatrisèrent. On m'enleva mes dizaines d'agrafes. On me photographia sous toutes les coutures, si l'on peut dire. Car il y eut procès, au tribunal correctionnel de Poitiers. Le chauffeur était accusé d'imprudence, d'excès de vitesse. Mais la victime aussi avait été imprudente : j'avais traversé sans regarder. Le juge demanda à la pièce à conviction d'avancer dans le prétoire, afin que toutes les parties puissent voir son état. La pièce à conviction marcha d'un pas décidé, un murmure de satisfaction parcourant l'audience. L'enfant ne garderait pas de séquelles. On acquitta le chauffeur. Nous étions en 1937.

*
* *

Deux ans plus tard, c'était la guerre, l'exode, les bombes cernant la route sur laquelle nous fuyions l'armée allemande. En juin 1944, les bombes encore, à Châtellerault, qui détruisent une partie de notre maison, et des soldats allemands, en déroute dans la campagne, qui réquisitionnent les vélos, pourtant bien usés, de mes parents. Le souvenir également des salles de classe non chauffées du collège où des professeurs emmitouflés dans leur pardessus nous apprenaient les rudiments du latin et du grec. Je commençai à lire tout ce qui me tombait sous la main, Balzac et Voltaire, des romans d'anticipation, ceux de Jules Verne, mais aussi, à la bibliothèque municipale, une imposante collection de grands livres à la reliure rouge et dorée, d'un auteur russe dont j'ai oublié le nom, où je suivais avec passion les héros dans le système solaire et au-delà. Et dans des illustrés contrôlés par les Allemands, les aventures des premières fusées postales créées par Von Braun. Les fusées, seul moyen de s'évader de la Terre... Et les ouvrages que laissait traîner mon père. Expert-comptable à la ville, il bricolait le dimanche des piles électriques au sodium quand le temps ne permettait pas qu'il aille à la pêche et, le soir, il lisait et relisait des livres de vulgarisation scientifique, des théories physiques à la chimie organique. J'en profitais également et j'accumulais ainsi des connaissances d'autodidacte qui vinrent alimenter ma curiosité scientifique naissante.

L'annonce de l'explosion de la bombe atomique, le 6 août 1945, fut pour moi terrifiante. Elle me révéla aussi que les physiciens de la structure de l'atome et de la radioactivité avaient eu raison. Je lus avec passion, dès son premier numéro, une revue qui s'appelait *Atomes, tous les sujets scientifiques d'un nouvel âge* et tous les ouvrages de vulgarisation de l'époque. J'avais presque quinze ans. Allais-je devenir moi aussi physicien ? Astrophysicien ? Théoricien de la matière ? Ou chimiste ? Après le bombardement de notre maison, la mairie de Châtellerault avait réquisitionné pour nous reloger une maison vide assez moderne, qui avait été occupée par la Gestapo locale. Dans la cave, qui sans doute avait servi à de sinistres usages, j'installai un petit laboratoire de chimie, où je fabriquais avec ardeur de l'hydrogène, des aldéhydes parfumés, des dérivés nitrés qui avaient une tendance fâcheuse à m'exploser au visage.

Mes parents ne regardaient pas ces enfantillages d'un bon œil. Ils préféraient me voir étudier les lettres puis « faire mon droit » pour prendre la succession de mon père. Au collège, je brillais davantage dans les disciplines littéraires qu'en mathématiques. Pour faire une carrière de physicien, il aurait fallu passer par les grandes écoles scientifiques. Or je n'étais pas prêt à rabâcher et à bachoter. Faute des merles de la physique, je me rabattis donc sur les grives de la biologie. Cela s'appelait alors les sciences naturelles et... la médecine. Il faut dire aussi qu'un cancer digestif, lent et cruel, fit mourir mon grand-père. La découverte de cette maladie mystérieuse et inexorable a sans doute beaucoup compté dans ce choix.

Après mes deux bacs, à moins de dix-sept ans, je m'inscrivis à la faculté de médecine en classe préparatoire (PCB) et à la faculté des sciences de Poitiers. Mes parents étaient ravis. Ils me voyaient déjà médecin, bien installé dans la bonne ville de Châtellerault, à deux pas de leur maison et prêt à les secourir dans leurs vieux jours. Hélas, mes intentions étaient tout autres ! Je ne voulais que chercher, explorer les mystères de la nature, ceux de la vie, ceux de notre origine.

La faculté des sciences de Poitiers était proche de l'école de médecine. Mon projet était de mener de front des études de médecine et une licence de « sciences naturelles ». Le PCB (Physique, Chimie, Biologie) pouvait donner accès aux deux. J'en sortis major... pour apprendre le lendemain qu'un décret ministériel venait de changer les règles du jeu. Il fallait un autre diplôme pour suivre les études de sciences ! Surtout, il fallait des rudiments de... géologie, dont j'ignorais tout. Qu'à cela ne tienne ! Avec la complicité du professeur de géologie, le doyen Pattc, je passai mes vacances à avaler les cours à doses forcées, apprenant à reconnaître les minéraux du laboratoire de la faculté. En octobre, j'obtins sans encombre le diplôme. Les deux voies étaient libres. Je commençai ainsi à faire la navette entre l'hôpital le matin et les cours de sciences l'après-midi, pour revenir ensuite à l'école de médecine écouter les leçons d'anatomie d'un certain Foucault, le père de Michel...

Les spécialités de la faculté étaient fort limitées. En fait, on n'y enseignait que la botanique, la zoologie et la géologie, destinées à former des enseignants du second degré plutôt que des chercheurs. Heureusement, je rencontrai en Pierre Gavaudan, le titulaire de la chaire de botanique, un maître passionné de recherches. Avec sa petite équipe, il explorait certaines avenues encore peu fréquentées de la physiologie végétale et de la pharmacologie cellulaire.

J'avais moi-même commencé une petite recherche dans cette direction. Un microscope couplé à un appareil de cinématographie me permettait de filmer infusoires, rotifères et autres créatures habitant les mares des environs. Un phénomène attira particulièrement mon attention. Observant une algue filamenteuse d'eau douce, le mésocarpe, j'avais remarqué que toute sa chlorophylle, qui était condensée sous forme d'une plaque rectangulaire, appelée chromatophore, tournait sur son axe dans le cylindre cellulaire, selon l'intensité de la lumière. Quand elle était forte, le chromatophore ne montrait que sa tranche. Dès qu'elle faiblissait, l'algue exposait sa plus grande surface. Tel fut l'un de mes premiers émerveillements devant les nombreux mécanismes de régulation qui font la vie des cellules. Ce phénomène avait été décrit depuis plus d'un demi-siècle, mais son mécanisme restait obscur. À l'aide de filtres de différentes couleurs, je montrai que c'était la lumière bleue, et non la lumière rouge, absorbée par la chlorophylle, qui commandait cette rotation : d'autres pigments étaient donc impliqués. Le cinéma accéléré révéla que la rotation de la plaque de chlorophylle dépendait des mouvements du cytoplasme. Ce fut mon premier travail de recherches. Autant dire que j'en étais très fier. Il fit l'objet, en 1953, d'un diplôme d'études supérieures de sciences naturelles.

Mais Poitiers avait ses limites. L'école de médecine n'était alors que préparatoire. Les études y duraient deux ans seulement. Ensuite, il fallait aller à Tours ou à Paris. Dans la capitale, l'enseignement de sciences biologiques me semblait devoir être plus varié puisqu'il était assuré par les « sommités » de la science française. La proximité géographique de la Sorbonne, où avaient lieu les cours de sciences, et de l'école de médecine me permettrait, pensais-je, de mener de front à la fois mes études de médecine et ma licence de sciences. Je décidai donc de « monter » à Paris.

La masse des étudiants en médecine était telle que, pour avoir accès aux malades, il était nécessaire de passer les concours, l'externat d'abord, puis l'internat. Je commençai donc à suivre les conférences de préparation à l'externat, pestant et trébuchant sur les « questions » qu'il fallait apprendre par cœur. J'avais une excellente mémoire, mais mon allergie aux concours réapparut vite. D'autant que la soutenance de ma petite thèse à Poitiers impliquait un important travail de bibliographie sur un autre sujet : les formes L des bactéries [1].

Je ne pouvais mener à bien cette exploration passionnante, qui m'a d'ailleurs conduit à fréquenter pour la première fois la bibliothèque de l'Institut Pasteur, « la Mecque » de la microbiologie, et les conférences d'externat, de plus en plus prenantes. Dans ma petite chambre mal chauffée de la rue Tournefort, les papiers sur les algues et les formes L prenaient l'avantage sur les polycopiés d'anatomie et de pathologie. Ce qui devait arriver arriva. J'abandonnai les conférences d'externat et la voie royale de la médecine pour terminer rapidement ma double thèse, que j'allai soutenir à Poitiers. Et je commençai à suivre les cours de physiologie générale à la Sorbonne, tout en effectuant le matin mes stages à l'hôpital, « séchant » les cours de médecine de l'après-midi et me rattrapant en « avalant » les polycopiés.

Mes stages hospitaliers m'apprenaient beaucoup, même s'ils impliquaient peu de contact avec les malades. La Sorbonne, elle, me déçut profondément. Les cours étaient le plus souvent mal conçus. Pourtant, la biologie était en pleine révolution aux États-Unis ou en Grande-Bretagne, mais les mandarins de l'université affectaient de l'ignorer. En fait, la recherche française avait profondément souffert de l'isolement que lui avaient valu les quatre années de guerre. La science vivante est communautaire. Sans échanges, elle s'éteint. La physiologie du système nerveux me passionnait particulièrement. Je lisais et relisais les traductions françaises d'ouvrages anglais. À la Sorbonne, on en restait à des notions dépassées et au culte des grands prophètes nationaux du début du siècle. Néanmoins, il fallait bien vivre. L'année suivante, je décrochai un poste de moniteur pour les travaux pratiques de ce même certificat de physiologie générale. À l'occasion d'une conférence qu'il devait donner à Paris, Pierre Gavaudan me présenta à l'un de ces fameux professeurs, qui justement cherchait un assistant.

C'est ainsi qu'à vingt-trois ans, je devins assistant en biologie cellulaire dans un laboratoire de la Fondation Curie, rue d'Ulm. Centre anticancéreux, lieu de recherches prestigieux, la section de physique avait abrité les Curie, et le service de radiobiologie avait des liens étroits avec l'Institut Pasteur. Le service dont j'étais membre dépendait lui aussi de l'Institut Pasteur en même temps que de l'université, mais pour des raisons de mésentente personnelle entre les patrons, il n'y avait aucun lien avec les autres laboratoires, malgré l'intrication des locaux.

Mon orientation changea radicalement. De la botanique,

je passai aux cellules animales et au virus de la fièvre
aphteuse. Dans le laboratoire exigu, je me familiarisai avec
des méthodes qui dataient d'avant-guerre, en particulier la
culture de fragments d'embryon de poulet, chère à Alexis
Carrel. Puis, je passai à la culture en suspension des
lymphocytes de rate de souris. Échec lamentable ! Et pour
cause : nous ne disposions pas encore des facteurs de
croissance adéquats, les interleukines, découvertes vingt ans
plus tard. Quant à la fièvre aphteuse, j'étais chargé au
départ de filmer – mes talents de cinéaste avaient beaucoup
contribué à mon engagement – les expériences de vaccci-
nation anti-aphteuse dans les abattoirs d'Ivry, puis dans
un fort de l'île d'Aix. Échec, échec encore !

Cependant, les premiers frémissements de la biologie
moléculaire parvenaient jusqu'au laboratoire. J'avais des
discussions passionnées avec mon collègue assistant, Jean
Leclerc. Nous suivions aussi les séminaires du club de
biologie moléculaire organisés par Jacques Monod et François Jacob, non loin de là, à l'Institut de biologie physico-
chimique, rue Pierre-Curie. Et le soir, j'allais à la ciné-
mathèque de Pierre Langlois : il me suffisait de traverser
la rue.

L'année 1957 décida de ma vocation de virologiste. Deux
équipes, l'une américaine, celle de H. Fraenkel-Conrat, et,
en Allemagne, celle de A. Gierer et G. Schramm, avaient
démontré qu'un acide nucléique d'un virus de plante, le
virus de la mosaïque du tabac, était à lui seul infectieux.
Après la découverte de l'acide désoxyribonucléique « trans-
formant » (ADN) par Oswald Avery et l'élucidation de la
structure en double hélice de l'ADN par James Watson et
Francis Crick, c'était la première démonstration que l'acide
ribonucléique (ARN) lui aussi portait une information génétique. Le dogme fondamental de la biologie moléculaire
commençait à prendre corps : on savait désormais que
toute l'information génétique nécessaire à la synthèse des
protéines est contenue dans les acides nucléiques, ADN pour
les cellules, ARN pour certains virus. Peu après, l'ARN d'un

virus de l'homme, celui de la poliomyélite, se révéla lui aussi infectieux pour des cellules en culture.

Avec Jean Leclerc, je me mis fébrilement à extraire de l'ARN du virus que nous avions sous la main, celui de la fièvre aphteuse, ou plus exactement de tissus infectés par ce virus. C'est précisément ce qui m'a amené à mettre au point une technique originale pour augmenter la pénétration de l'ARN dans les cellules. Ce fut mon premier et mon dernier succès de recherche dans les années cinquante. Mes rapports avec mon « patron » se détérioraient. Les virus me paraissaient être les éléments génétiques les plus simples ; leurs secrets devaient être donc plus faciles à découvrir et peut-être aider à la compréhension des systèmes plus complexes, les cellules, dont ils étaient les parasites obligatoires. Le laboratoire ne disposait pas des techniques modernes de virologie sans lesquelles je ne pouvais aller plus avant. Il fallait partir.

Je n'avais qu'à frapper à la porte d'à côté, celle de Philippe Vigier, qui travaillait sur un rétrovirus (déjà !), celui du sarcome de Rous. Il m'introduisit auprès du directeur de la section de biologie de l'Institut Curie, Raymond Latarjet, qui m'accueillit avec chaleur. Comment assurer mon « sauvetage » ? Les possibilités étaient limitées. Mon avenir à l'université était bouché. J'avais terminé mes études de sciences et de médecine, mais je n'avais pas de thèse de médecine.

Je comptais faire de mes recherches sur l'ARN du virus aphteux le sujet de ma thèse de médecine. Un professeur de médecine, pressenti pour présider mon jury, était un ami de mon ancien patron. Lorsque celui-ci apprit mes velléités de départ, il entra dans une grande fureur. Il demanda au professeur de médecine de ne plus assumer la présidence de mon jury de thèse. Celui-ci obéit. Telles étaient alors les mœurs mandarinales. Telles sont-elles encore parfois.

Heureusement, il y avait quelques exceptions. Raymond Latarjet trouva un nouveau président en la personne d'un professeur de médecine non conformiste, Raoul Kourilsky, qui comprit vite le problème et me donna son accord. Mais les mois passaient. On était à la fin de l'année universitaire 1959. Il me fallait attendre la session de novembre pour soutenir ma thèse. Or il devenait clair que je devais rapidement quitter la France, apprendre à l'étranger les techniques de la virologie moderne, mais aussi avoir une situation stable avant de partir. Je posai donc ma candidature au CNRS, qui fut acceptée, et je bénéficiai d'une bourse d'échanges entre le CNRS et le Medical Research Council britannique, pour aller travailler dans le laboratoire de Kingsley Sanders, près de Londres.

Les circonstances m'étaient favorables. Le CNRS, organisme qui avait été fondé pour faire contrepoids au mandarinat universitaire, connaissait un regain de faveur de la part du nouveau gouvernement. Michel Debré, Premier ministre du général de Gaulle, poussé par son père, Robert Debré, et les quelques biologistes moléculaires que la France comptait, avait compris qu'il fallait jouer délibérément la carte du développement scientifique, créer des postes de chercheurs, des instituts nouveaux, envoyer les jeunes se former à l'étranger. C'était l'époque de la création de la Délégation générale à la recherche scientifique, organisme précurseur du ministère de la Recherche.

J'obtins ainsi de passer plus de trois ans dans un laboratoire britannique grâce à des bourses successives. J'étais d'ailleurs une exception, la plupart des bourses étant accordées pour des séjours dans les laboratoires américains. En ce début d'été 1960, l'horizon semblait un peu s'éclaircir. Il n'y avait qu'un détail qui clochait, un tout petit détail... je ne parlais pas un mot d'anglais. Certes, je lisais, je déchiffrais plutôt, l'anglais des revues scientifiques. Mais de là à le parler !

Mon séjour commença par l'apprentissage de l'anglais dans une école d'été à Bournemouth. Un beau matin de juillet 1960, je pris le ferry Dieppe-New Haven avec ma petite voiture. Une fois sur le bateau, j'étais déjà dans un autre monde. Les wagons du train Paris-Dieppe déversaient des Britanniques au visage rubicond qui revenaient des plages de la côte d'Azur et se précipitaient en bataillons disciplinés, s'emparant des transats en bois qu'ils dépliaient sur le pont, pour jouir encore de cc soleil qui leur était si chichement compté de l'autre côté du *Channel*. À terre, je découvris un pays exotique où dominaient le vent et la pluie, un thé si fort qu'il fallait le noyer de lait et des indigènes d'un naturel aimable et secourable.

Quelques semaines plus tard, muni de quelques rudiments de la langue de Shakespeare et d'une amie qui allait bientôt devenir ma femme, je me présentai à mon futur patron, dans son laboratoire de Carshalton, dans la banlieue sud de Londres. J'avais préparé quelques phrases en anglais. Quelle ne fut pas ma surprise de m'entendre répondre dans un français parfait ! Kingsley Sanders n'était pas un Anglais typique. Fumeur de Gitanes, buveur de café noir, il était aussi compositeur d'opéras à ses heures. Accessoirement, il dirigeait un laboratoire qui, à l'époque, était l'un des meilleurs en virologie et qui étudait en particulier la multiplication d'un petit virus contenant de l'ARN : le virus de l'encéphalomyocardite de la souris, fort méchant pour l'animal, qu'il tue en quarante-huit heures, mais sans danger pour l'homme.

En fait, je n'étais pas venu là par hasard. Le laboratoire avait déjà accueilli plusieurs Français et la famille Sanders passait régulièrement ses vacances en France. L'entente cordiale parfaite ! L'atmosphère du laboratoire était particulièrement détendue. Kingsley, qui habitait au nord de Londres, mettait une heure et demie pour se rendre au laboratoire. Il arrivait dans sa Coccinelle vers dix heures du matin. À onze heures, tout le laboratoire se précipitait à la cafétéria pour avaler la traditionnelle tasse de thé au lait. De même à treize heures, cette fois pour un lunch invariable, à base de viande accompagnée de pommes de terre ultrabouillies et suivie d'un pudding arrosé de crème anglaise. Puis, seize heures annonçait un nouveau thé au lait. À dix-sept heures, la vie du laboratoire s'arrêtait. Malgré ce rythme des plus détendus, la recherche avançait. Et les discussions étaient passionnantes avec Kingsley Sanders, et son adjoint, Alberto Visozo, un Espagnol antifranquiste, pour qui l'argot anglais n'avait plus de secrets et qui me l'enseigna.

Comment la molécule d'ARN se réplique-t-elle ? Il me fallut trois ans, trois ans de travail acharné, samedi et dimanche compris, pour mettre en évidence le fait que durant la réplication d'un virus dans une cellule, l'ARN prend lui aussi la forme d'une double hélice, très semblable, bien que plus rigide, à la fameuse double hélice d'ADN découverte par James Watson et Francis Crick [2]. Paradoxalement, ce succès scientifique, qui me donna confiance dans mes capacités de chercheur, eut pour résultat... la dissolution du laboratoire où je travaillais. En effet, Kingsley Sanders se vit offrir et accepta un poste important à New York, à l'Institut Sloan-Kettering. Les chercheurs de l'unité se dispersèrent, les uns aux États-Unis, les autres en Angleterre.

Quant à moi, je lorgnais vers la Californie. Je voulais en particulier travailler au laboratoire de Renato Dulbecco, qui étudiait des virus à l'origine de cancers chez les animaux [3]. La recherche en biologie connaissait une période faste. Les nouveaux instituts poussaient comme des champignons. Et la virologie britannique, contrairement à ce qui se passait en France, comptait nombre d'équipes de valeur, comme celle de Michael Stoker et Ian Mac Pherson, à Glasgow, où Renato choisit finalement de passer une année sabbatique. Adieu la Californie ! Ce fut Glasgow.

Et nous voilà partis avec notre petite voiture bleue vers l'Écosse. Glasgow avait alors toutes les caractéristiques d'une ville industrielle du XIXe siècle sur le déclin : des puits de mine en pleine ville, des maisons abandonnées où se réfugiaient le soir tombant des oiseaux aux cris stridents. Le samedi soir, la bière et le whisky coulaient à flots dans les pubs. L'Institut, près de l'université, était un havre de modernité et de chaleur, pour nous les stagiaires étrangers... d'autant que nous grelottions dans nos chambres mal chauffées par des appareils à gaz où il fallait placer tous les quarts d'heure un shilling pour qu'ils ne s'arrêtent pas.

J'avais surtout un problème administratif. Le CNRS ne me permettait de séjourner à l'étranger que trois ans. J'étais entré dans la quatrième année ! Raymond Latarjet m'attribua un laboratoire fictif à Paris. Officiellement, j'étais à Paris, alors que j'étais une sorte de clandestin à Glasgow. C'est le moment que le comité scientifique du CNRS choisit pour me décerner une médaille de bronze pour mes travaux sur l'ARN en double hélice. Voilà bien ma chance ! La médaille fut envoyée à l'Institut Curie et... revint avec la mention « n'habite pas à l'adresse indiquée ». Confusion. Étonnement de Madame Plin, l'administratrice du CNRS, fort redoutée des chercheurs. Explications embarrassées de Raymond Latarjet : « Montagnier, ah oui, il est en stage en Écosse, vous savez, là-haut, tout au nord de l'Angleterre. Il va revenir... » Mais qu'est-ce que Montagnier faisait donc à Glasgow ? Il ne perdait pas son temps...

Alors que j'étais à Carshalton, Kingsley Sanders avait obtenu la lignée BHK de cellules de hamster de Michael Stoker et Ian Mac Pherson, transformée (cancérisée) par le virus du polyome. Il voulait l'adapter pour qu'elle pousse en suspension dans le péritoine de hamster, de façon à en produire de grandes quantités sans culture. Kingsley avait aussi appris d'un autre virologiste, Peter Wildy, qu'elles pouvaient vivre dans la profondeur d'un tube d'agar. Il me montra des colonies produites par ces cellules dans des boîtes de Petri contenant du milieu nutritif gélifié par de l'agar. Il pensait que c'était une propriété unique des cellules qu'il avait adaptées au péritoine de hamster. Dans les derniers mois de mon séjour à Carshalton, je m'essayai également à cette technique. Je montrai fièrement à Kingsley qu'un variant de cellules BHK non cancérisées par le virus du polyome pouvait également pousser dans l'agar.

Arrivé à Glasgow, je parlai à mes hôtes de cette nouvelle technique. Pourquoi ne pas l'utiliser pour détecter les cellules fraîchement transformées par le virus du polyome ? Ce serait alors une mesure précise de la cancérisation. Je lançai l'expérience. Par erreur, je baissai la concentration en agar jusqu'à l'extrême limite pour former un gel. Je partis pour Paris, car Raymond Latarjet m'avait averti de l'affaire de la médaille. Une semaine plus tard, à mon retour à Glasgow, je regardai les boîtes de Petri. Oh merveille ! Les boîtes de cellules de hamster qui avaient été infectées par le virus du polyome montraient de magnifiques colonies de cellules cancéreuses qui poussaient en trois dimensions dans l'agar. J'annonçai la nouvelle à Ian Mac Pherson, qui me dit tranquillement que lui aussi, avec ma technique, avait obtenu les mêmes résultats. Nous décidâmes de signer ensemble deux publications, une en français, l'autre en anglais. C'est cette dernière qui est toujours citée.

Pour la première fois, on disposait d'un test précis, *in vitro,* du pouvoir cancérigène d'un virus. L'application immédiate fut de démontrer que l'ADN extrait du virus du polyome, sous toutes ses formes moléculaires, était également capable de cancériser les cellules. D'ADN infectieux, l'ADN devenait cancérigène, ce qui démontrait bien que toute l'information nécessaire pour causer le cancer se trouvait elle aussi dans l'ADN. Le variant de cellules de hamster que j'avais isolé à Carshalton et qui poussait lui aussi dans l'agar était l'exception qui confirmait la règle : il s'agissait là d'une cancérisation spontanée, car ces cellules étaient capables de former des tumeurs chez le hamster.

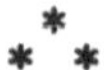

Mais il nous fallait rentrer à Paris, je voulais à la fois continuer à travailler sur la biologie moléculaire des virus, en m'attaquant avec Philippe Vigier à un rétrovirus, le virus du sarcome de Rous du poulet, et appliquer cette fameuse technique de l'agar à la détection de virus cancérigènes chez l'homme. Si ces virus existaient, ils devaient selon moi pouvoir entraîner des transformations cancéreuses de cellules humaines, par exemple des cellules de peau embryonnaire, transformation que l'on pourrait détecter par la formation de colonies en agar. C'était brûler les étapes, car il en existe plusieurs dans l'évolution des cellules normales vers l'état cancéreux et la croissance en agar correspond à une étape tardive. Les tissus normaux humains, contrairement à ceux des rongeurs, n'engendrent pas facilement de cellules qui franchissent spontanément une première étape. Néanmoins, j'avais un enthousiasme de néophyte et, avec les équipes de Philippe Vigier et d'André Boué, je montrai que le rétrovirus de Rous pouvait aussi transformer les cellules humaines et les amener à pousser dans un agar très pur, dénué des polymères chargés négativement, qui sont présents dans l'agar ordinaire.

La place manquait, je n'avais qu'une pièce et un couloir transformé en bureau dans le Pavillon Pasteur de l'Institut Curie. Pour la détection de virus à partir de tumeurs humaines, j'obtins une petite pièce au sixième étage de l'hôpital, de l'autre côté de la rue d'Ulm. Ce fut un échec. Même les cellules tumorales humaines, non adaptées à la culture *in vitro*, refusaient de pousser en agar.

En revanche, les choses avançaient rapidement du côté des virus cancérigènes des animaux. En ce qui concerne le virus du polyome, avec Robert Cramer et Raymond Latarjet, je montrai que l'on pouvait dissocier par les radiations UV et gamma le pouvoir cancérigène du pouvoir infectieux du virus. Le pouvoir cancérigène était plus résistant aux radiations. Cela voulait dire qu'il existait un « gène » du cancer qui était une cible plus petite que l'ensemble des gènes nécessaires à la réplication du virus. Du côté des rétrovirus, la compétition était rude avec les équipes américaines. Peter Duesberg et William Robinson à Berkeley isolèrent pour la première fois l'ARN intact du virus du sarcome de Rous ; avec Jacques Harel et Joseph Huppert, nous les suivîmes de quelques semaines, avec les mêmes résultats.

Restait le mystère de la multiplication de cet ARN de grande taille, qui, en fait, possédait une structure en sous-unités, ce que nous allions montrer quasiment en même temps que Peter Duesberg trois ans plus tard. Howard Temin soutenait résolument mais sans preuves convaincantes qu'il y avait un intermédiaire ADN dans cette réplication. J'étais quant à moi enclin à penser que cet ARN se répliquait comme les autres ARN de virus, par formation d'une double hélice d'ARN. Mais, dans le cas du virus de Rous, l'ARN n'était pas infectieux. Il fallait donc des techniques raffinées de biologie moléculaire pour séparer ces doubles hélices, notamment en utilisant la résistance à une enzyme, la ribonucléase, qui ne digère que l'ARN en simple brin.

J'isolai bien un tel ARN à partir de cellules de poulet transformées par le virus de Rous, mais il se trouvait également dans les cellules témoins, non infectées par le virus. Ces molécules n'étaient donc pas spécifiques du virus ; elles reflétaient un processus purement cellulaire. J'ai ainsi passé plusieurs années à analyser, avec Louise Harel, la nature de ces doubles hélices, me demandant si elles ne reflétaient pas une autoréplication de certains ARN messagers de la cellule. En fait, plus vraisemblablement, elles résultent d'une transcription symétrique de deux brins de la double hélice d'ADN des chromosomes ou de celui des mitochondries. En tout cas, cela n'avait rien à voir avec le rétrovirus.

Restait l'hypothèse d'un intermédiaire ADN. On ne trouvait pas d'ADN dans les particules virales, seulement de l'ARN. Il fallait donc qu'une enzyme spécifique soit capable de faire une copie en ADN de l'ARN viral dans les cellules infectées [4]. Une armée de chercheurs et de techniciens préparait, sous contrat du National Institute of Health, des litres de réactifs et des milligrammes de rétrovirus de poulet, de souris et de chat. C'était là une des retombées de l'effort américain lancé sous l'égide de Richard Nixon pour démontrer l'origine virale des cancers. À la base de ce programme gigantesque, on trouvait l'idée simple que, chez l'homme, les leucémies, les lymphomes ou les sarcomes *devaient*, à l'instar de leurs homologues chez les animaux, être causés par des rétrovirus. Il *fallait* donc les découvrir en utilisant des réactifs préparés à partir des rétrovirus connus des animaux. D'où ces productions énormes pour l'époque de rétrovirus. Elles permettront en juin 1970 à David Baltimore, en même temps qu'Howard Temin, d'isoler rapidement la transcriptase inverse, l'enzyme qui transcrit l'ARN en ADN. Mais toujours obnubilé par mes théories sur l'autoréplication de l'ARN, je n'accordai pas la priorité à la recherche de cette enzyme et passai ainsi à côté de cette découverte qui ébranla le monde de la biologie moléculaire.

La découverte de cette enzyme, présente dans les particules virales, ne mettait cependant pas un point final à la recherche consacrée aux mécanismes de réplication des rétrovirus. Son activité avait été observée dans un tube à essai, mais il restait à prouver qu'elle fonctionnait correctement dans les cellules infectées et synthétisait une copie conforme d'ADN capable de s'intégrer dans l'ADN des chromosomes de la cellule et de reproduire le virus.

Un couple d'émigrés tchèques, Hill et Hillova, qui avaient fui la répression consécutive au Printemps de Prague et avaient été accueillis par Joseph Huppert dans son laboratoire de Villejuif, furent les premiers à démontrer qu'il existait dans les cellules infectées un ADN « infectieux » pouvant reproduire le virus. Leur succès était dû à leur patience et leur acharnement, car les foyers de cellules signant la présence du virus n'apparurent qu'après trois mois de culture ! Pourtant, peu nombreux furent ceux qui crurent à leurs résultats [5]. La découverte de la transcriptase inverse allait pourtant avoir des conséquences décisives dans différents domaines de la biologie. Elle allait notamment permettre la synthèse de l'ADN à partir de l'ARN messager de n'importe quel gène cellulaire et ouvrir ainsi la voie au clonage des gènes. La recherche des rétrovirus impliqués dans les cancers humains connaîtrait aussi un nouvel essor, car l'activité enzymatique de la transcriptase inverse permet de détecter des quantités infimes de virus.

Saul Spiegelman, à l'université de Columbia, et un nouveau venu dans le club des rétrovirus, un certain Robert Gallo, s'y lancèrent au début des années soixante-dix. En vain. Quant à moi, j'essayai d'extraire l'ADN de tumeurs humaines et de le faire pénétrer dans des cellules normales pour rechercher leur transformation en agar. En vain également ! C'est aussi l'époque où je proposai, à la demande du CNRS, un projet d'institut reliant clinique et laboratoires de recherche à Orsay, analogue à l'Institut Curie parisien. Refus !

Il me vint alors des démangeaisons de bouger. Je me sentais guetté par la sclérose. Mais où aller ? On avait vite fait le tour en France des instituts de pointe. Deux événements décidèrent alors de mon avenir. Le premier fut la « prise de pouvoir » de Jacques Monod, qui devint directeur de l'Institut Pasteur. Le second fut la rencontre des pastoriens, dont André Lwoff, François Jacob, à l'occasion de la « première conférence internationale sur la différenciation cellulaire ».

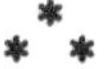

Avec deux jeunes collègues, Patricia Allin et Dimitri Viza, j'organisai – nous ne doutions de rien – un congrès à l'hôtel Négresco à Nice pour réunir les principaux noms mondiaux travaillant sur la différenciation cellulaire. Il était clair, en effet, qu'après l'élucidation des mécanismes moléculaires de régulation chez les bactéries, la prochaine grande question serait de savoir si les mêmes mécanismes s'appliquaient aux cellules des organismes supérieurs, des éponges à l'homme. « Ce qui est vrai pour la bactérie est vrai pour l'éléphant », disait Jacques Monod, mais cette boutade suscitait le scepticisme. Notre but était donc de mettre en contact des scientifiques qui travaillaient sur des systèmes de différenciation relativement simples où l'on pouvait appliquer les méthodes de la biologie moléculaire. Et bien sûr, parmi les sujets évoqués, il y avait le cancer.

Quelques mois plus tard, je rencontrai Jacques Monod à l'Institut Pasteur. Nous avions choisi le 11 novembre, jour férié, pour plus de discrétion. Le chef du service des virus, Pierre Lépine, prenait sa retraite ; Ellie Wollman et Jacques Monod voulaient réorganiser le service et en faire un nouveau département. Un bâtiment, construit après la guerre, pouvait être rénové grâce à des fonds privés. J'étais un peu gêné de quitter mes amis de la Fondation Curie, à qui je devais beaucoup, et d'abandonner la cancérologie, qui n'était pas la spécialité de l'Institut Pasteur. Mais après tout, je m'intéressais surtout aux virus des cancers. Pourquoi hésiter ? D'autant que je trouvai en Jacques Monod un directeur enthousiaste. J'acceptai son offre. Et c'est ainsi qu'en 1972, fut créée l'unité d'oncologie (cancérologie) virale qui occupait le premier étage du bâtiment des virus. Ce titre annonçait clairement la couleur. Cependant, j'avais commencé à l'Institut Curie, avec deux collègues belges, Édward et Jacqueline De Maeyer, à aborder un autre thème : celui des défenses antivirales.

Notre arsenal d'inhibiteurs chimiques de la multiplication des virus est fort limité. Les virus, parasites intracellulaires, utilisent en effet à leur profit les mécanismes dont la cellule se sert pour transmettre ses messages génétiques. Il est donc difficile de trouver des inhibiteurs capables de bloquer les synthèses virales sans toucher aux synthèses cellulaires. Heureusement, tous les vertébrés ont « inventé » une défense naturelle précoce qui opère bien avant la réponse du système immunitaire : c'est l'interféron, ou plutôt les interférons. Ce sont de petites protéines que l'on classe aujourd'hui dans la famille des cytokines, facteurs de régulation que les cellules échangent entre elles. Lorsqu'une cellule est infectée par un virus, avant de mourir, elle produit de l'interféron. Cette protéine induit chez les cellules voisines qui ne sont pas encore infectées un signal qui mobilise toute une batterie d'enzymes restreignant la multiplication virale et, dans une moindre mesure, le métabolisme cellulaire. Ce deuxième effet est à l'origine de l'effet antitumoral de l'interféron, si bien mis en évidence à Villejuif par Ion Gresser.

Il existait en France d'excellents laboratoires travaillant sur l'interféron. On pensait naturellement à son utilisation thérapeutique dans les maladies virales et les cancers. Malheureusement, il était difficile d'en fabriquer. La seule tentative, dans les années soixante-dix, a été l'œuvre du Finlandais Kari Cantell qui utilisait pour cela les globules blancs, sous-produits des dons de sang de la Croix Rouge finlandaise. C'est pourquoi beaucoup de laboratoires pensaient cloner le gène de l'interféron dans des bactéries pour en produire à moindre coût. Nous étions sur les rangs dans cette course.

Dès 1972, j'avais mis en évidence avec Édward et Jacqueline De Maeyer l'ARN messager de l'interféron par une méthode biologique. Nous étions alors au tout début de l'ère du génie génétique. L'Institut Pasteur était relativement bien placé dans ce domaine. J'avais très vite attiré l'attention de Jacques Monod sur l'intérêt de ces techniques pour la production de vaccins contre les virus. Une intense discussion avait suivi, à l'Institut Pasteur, reflet du débat qui avait lieu à l'échelle internationale. Les scientifiques eux-mêmes commençaient en effet à se demander s'il n'était pas dangereux de libérer dans la nature des bactéries porteuses de gènes humains. Les journaux parlaient des « savants fous de l'Institut Pasteur ». En 1974, à la réunion d'Asilomar, en Californie, on décida d'un moratoire. En fait, il fut de courte durée et resta une simple façade aux États-Unis. Mais on avait surestimé le danger, et ceux de mes collègues qui avaient été les plus virulents contre mes projets furent les premiers à se lancer dans ce domaine.

À l'Institut Pasteur, un laboratoire de haute sécurité, dit P3, fut créé pour que les bactéries manipulées ne s'échappent pas. On l'appela « le sous-marin », car il était aussi malaisé d'y entrer que par la tourelle d'un submersible. On mit en place quatre unités de génie génétique. Je m'associai avec Pierre Tiollais, l'un des pionniers dans ce domaine. Mais il nous fallait de l'argent, beaucoup d'argent, pour l'analyse des milliers de clones bactériens dont l'un porterait le message de l'interféron « noyé » dans une multitude d'autres messages de la cellule. Il s'agissait de chercher une aiguille dans une botte de foin !

Les Laboratoires Roussel nous proposèrent un contrat qui apporterait l'argent nécessaire. « Niet », répondit la direction ! Jacques Monod venait de disparaître et ses successeurs n'avaient plus la même capacité de convaincre. Or le veto venait de très haut, du gouvernement, qui craignait que l'avance technologique pastorienne ne tombe dans l'escarcelle de la firme allemande Hœchst, qui venait de prendre le contrôle de Roussel. C'était ignorer que Pasteur n'avait pas le monopole de cette technologie, qui allait être exploitée par des milliers de laboratoires de par le monde ! C'est l'équipe zurichoise de Charles Weissmann, un de mes anciens compétiteurs dans le domaine de la réplication de l'ARN des virus, qui trouva la première le bon clone d'interféron humain. Or cette équipe comptait des Britanniques et un Japonais, et travaillait en liaison avec une société américano-suisse de biotechnologie, Biogen. Notre étroitesse nationaliste avait bonne mine ! Aujourd'hui, les trois grands types d'interféron sont clonés et produits industriellement par génie génétique.

Les applications de l'interféron ne sont pas aussi mirifiques que l'on pouvait le croire, mais elles existent, y compris dans le SIDA. L'interféron bloque une étape tardive de la réplication des rétrovirus : la sortie du rétrovirus de la cellule. En présence de l'interféron, les particules virales sont mal formées et ne se détachent pas de la membrane de la cellule. Interféron, rétrovirus : l'association entre les deux sujets s'imposait.

La recherche de rétrovirus impliqués dans les cancers humains s'essoufflait. Combien de fois de grandes revues comme *Nature* ou *Science* avaient fait état de « la grande découverte » qui se dégonflait ensuite comme une baudruche : le rétrovirus isolé s'avérait être un contaminant de laboratoire, un virus de souris en général. Parmi ces fausses annonces, celle de Robert Gallo en 1977 ne fut pas la moins retentissante. Un virus de leucémie humaine, le HL23, qu'il crut avoir découvert, se révéla être un mélange de rétrovirus de singes ! En fait, à la fin des années soixante-dix, la plupart des laboratoires étaient découragés dans cette recherche et s'étaient reconvertis à l'étude des « oncogènes », des gènes qui contrôlent la multiplication cellulaire et qui, mutés ou exprimés à contretemps, sont à l'origine de beaucoup de cancers.

Ce fut d'abord la découverte du gène *sarc*, capable de cancériser les cellules de poulet, qui fut identifié dans le rétrovirus du sarcome de Rous, grâce à de patients travaux de génétique et de biologie moléculaire où s'illustrèrent particulièrement Peter Duesberg, Peter Vogt, Dominique Staehlin, Michael Bishop, des deux côtés de la baie de San Francisco [6]. *Sarc* est en fait proche d'un gène cellulaire oncogène qui fait partie du patrimoine génétique du poulet et dont on retrouve l'homologue chez tous les vertébrés, y compris l'homme. Tout se passe comme si le virus de Rous avait en quelque sorte emporté un jour avec lui, dans ses gènes viraux, ce gène cellulaire en le modifiant un peu. Ce fut le début d'une fantastique ruée des laboratoires pour isoler des oncogènes des autres rétrovirus cancérigènes : une vingtaine fut ainsi identifiée.

Mon laboratoire n'est pas entré dans cette course. Nous lui avons préféré la chasse aux rétrovirus de l'homme. En fait, une reconversion subtile, sans qu'au début j'en aie vraiment conscience, s'était opérée. Mon intérêt pour les acides nucléiques, supports de l'information génétique, avait diminué pour se reporter sur les résultats de l'expression de cette information : les protéines. Pour prendre une comparaison souvent utilisée, les acides nucléiques sont la bande magnétique ou la partition d'un programme de musique ; les protéines sont la musique elle-même. En avant la musique !

Mes recherches sur le mécanisme de la transformation cancéreuse m'avaient conduit, peut-être à tort, vers une piste autre que la génétique moléculaire, celle des membranes et des protéines de membrane. Au début des années soixante-dix, on ignorait encore la structure d'une membrane biologique. On savait qu'elle était constituée de protéines et de lipides. Mais comment ces lipides étaient-ils organisés entre eux et associés aux protéines ? Mystère !

La solution fut apportée en 1973 par les Américains Singer et Nicolson. La structure en mosaïque qu'ils proposèrent expliquait tous les faits connus et fut rapidement adoptée par tous : la membrane est constituée d'une bicouche formée par des lipides. Dans cette bicouche, qui constitue un milieu assez fluide, s'insèrent des protéines dites transmembranaires, qui la traversent de part en part. D'autres protéines, situées plus à l'extérieur et portant des chaînes de sucres, trempent dans l'océan de lipides. La fluidité de la membrane explique que les protéines peuvent s'agréger, notamment celles qui servent de récepteur, l'agrégation induite par les molécules qui se fixent à ces récepteurs pouvant par elle-même constituer un signal transmis à l'intérieur de la cellule. La présence de cholestérol diminue la fluidité de la membrane et peut ainsi modifier ces réponses. Cette découverte me parut aussi importante que celle de James Watson et Francis Crick sur la structure de l'ADN. Elle passa cependant relativement inaperçue, le gros des biologistes moléculaires ne pensant qu'à la mémoire centrale, l'ADN. Mais les êtres vivants ne peuvent vivre sans membranes.

Une technique de microscopie électronique nous permit de « voir » les protéines transmembranaires, les deux feuillets de la membrane lipidique étant ouverts comme la double page d'un livre. Une surprise nous attendait... Les protéines agrégées en particules étaient deux à trois fois plus nombreuses dans les cellules cancéreuses ! S'atteler à leur isolement et à leur étude biochimique ne fut pas une mince affaire [7].

*
* *

La recherche des rétrovirus humains illustre bien l'aridité de notre travail, où la traversée du désert aboutit à une oasis imprévue. Je concède que bien des points me séparent de Robert Gallo. Cependant, quelque chose nous unissait, sans que nous le sachions l'un l'autre, durant cette fin des années soixante-dix : la recherche désespérée et désespérante des rétrovirus associés aux cancers et aux leucémies de l'homme.

Robert Gallo n'était pas virologiste de formation, mais biochimiste. Il n'entra au club des rétrovirologistes qu'après la découverte de la transcriptase inverse. Son manque d'expérience en virologie explique peut-être ses erreurs et les contaminations qui eurent lieu dans son laboratoire. Mais sa volonté et l'impulsion pressante qu'il donnait à ses collaborateurs finirent par payer : elles aboutirent à l'isolement du HTLV (*Human T Leukemia Virus*) [8], d'abord à partir de tumeurs mal définies ; puis, grâce aussi aux contributions japonaises, notamment d'Isao Miyochi et de Yorio Hinuma, le rôle causal de ce virus dans une leucémie rare observée au sud du Japon fut établi.

Mon approche était différente. Connaissant bien les rétrovirus animaux (j'avais d'ailleurs à les enseigner au cours de virologie de l'Institut Pasteur), j'essayai de partir des modèles animaux les plus proches des cancers humains : leucémies aiguës, sarcomes, tumeurs mammaires. La venue dans mon laboratoire d'une nouvelle équipe, animée par Jean-Claude Chermann et spécialisée dans les rétrovirus de mammifères, notamment ceux – fort nombreux – de la souris, permit d'aller plus loin dans ce sens. Jean-Claude venait, avec son assistante, Françoise Sinoussi, et un technicien, de l'annexe de l'Institut Pasteur à Garches, où Louis Pasteur développa ses sérums et ses vaccins et où il mourut.

Mais la recherche de rétrovirus dans les cancers humains

me hantait toujours. Pourquoi l'homme serait-il une exception, alors que l'on isolait des rétrovirus inducteurs de cancers ou de leucémies chez tous les mammifères, y compris les primates, si proches de l'homme ? Je savais que l'interféron était un puissant inhibiteur des rétrovirus et que le système interféron était particulièrement efficace chez l'homme. C'était peut-être la raison pour laquelle nous n'isolions pas de rétrovirus chez l'homme : peut-être étaient-ils totalement inhibés par l'interféron produit par les cellules infectées. Ion Gresser, à Villejuif, et Yves Rivière et Ara Hovanessian dans mon propre laboratoire, avaient montré que l'on pouvait augmenter une infection virale et la rendre mortelle chez un animal, en lui injectant un sérum anti-interféron contenant des anticorps qui neutralisaient l'effet protecteur de l'interféron. Parfois, dans une infection chronique, la situation était inverse. L'interféron devenait nocif et l'on sauvait la vie de souriceaux, par exemple, en leur injectant ce même sérum anti-interféron. Ion Gresser entretenait à Villejuif deux fameux moutons, qui produisaient ce sérum, par injections répétées d'interféron humain.

Je résolus d'entreprendre de nouvelles tentatives pour rechercher des rétrovirus humains grâce à ce sérum. J'effectuai les cultures de cellules, Françoise Sinoussi recherchant la transcriptase inverse. Les leucémies provenaient de l'hôpital Cochin, du service de Jean-Paul Lévy. Ion Gresser m'avait généreusement donné quelques millilitres du précieux sérum anti-interféron de ses moutons. De leur côté, Jean-Claude Chermann et Françoise Sinoussi essayaient de vérifier l'hypothèse dans le système des rétrovirus de souris. Ils montrèrent ainsi qu'un sérum anti-interféron de souris – toujours fourni par Ion Gresser – augmentait par un facteur de dix à cinquante la production de rétrovirus par des cellules de souris. Nous étions enthousiastes. Un article fut envoyé à la revue *Nature*, qui le rejeta, sous le prétexte fallacieux que l'interféron de souris ayant servi à la production de l'antisérum n'était pas pur !

Personne, à l'époque, ne pouvait suffisamment produire d'interféron de souris purifié pour fabriquer un antisérum !

En ce qui concerne les rétrovirus humains, les expériences commencèrent en 1977. Je les notai sur un cahier rouge, le même qui me servit à décrire plus tard l'isolement du virus du SIDA. Ces expériences se succédèrent, toutes négatives. Parfois, nous observions bien une activité enzymatique : elle correspondait non pas à des rétrovirus, mais à des... mycoplasmes.

En 1979 vint enfin la fameuse nouvelle de la découverte du HTLV1 par l'équipe de Robert Gallo. Ce dernier fit une conférence détaillée à Villejuif sur ce virus qui semblait spécifique de l'homme, mais isolé d'un cancer rare, le mycosis fongoïde. Beaucoup étaient sceptiques, étant donné les erreurs passées de Gallo. Pourtant, ce qui retint mon attention, ce fut l'annonce par ce dernier de la découverte dans son laboratoire, par Doris Morgan et Frank Ruscetti, d'un nouveau facteur de croissance qu'ils avaient appelé TCGF (*T Cell Growth Factor*) : il permettait de multiplier très longtemps les lymphocytes T humains normaux. À leur tour, ces lymphocytes pourraient servir à la culture de rétrovirus humains qui auraient une affinité pour ces lymphocytes. Le virus HTLV1 se répliquait bien dans ces lymphocytes T cultivés en présence de facteur, mais il les « transformait », en ce sens qu'ils avaient de moins en moins besoin de ce facteur pour devenir indépendants et immortels : cela correspondait bien à la phase initiale de la leucémie chez l'homme.

Je fis part à Gallo des résultats que j'avais obtenus chez la souris avec le sérum anti-interféron. Une collaboration s'instaura. Françoise Sinoussi (devenue Barré par mariage) alla en mission dans son laboratoire transposer à un système de singe (pour se rapprocher de l'homme) les résultats de la souris [9]. Il s'agissait de voir si le sérum allait augmenter la production d'un rétrovirus de gibbon qui infectait chroniquement des cellules humaines. Les résultats furent positifs, mais l'effet était moins net que chez la souris. Néanmoins, ce résultat m'incita à rechercher d'autres rétrovirus humains par culture sur des lymphocytes T humains maintenus en présence du facteur de croissance T de R. Gallo et de sérum anti-interféron de I. Gresser. Je reçus de R. Gallo un flacon contenant le milieu de culture de cellules activées comprenant, à l'état impur, ce facteur. Cela me permit, au début de 1980, de faire un certain nombre d'expériences. Mais, dès avril 1982, ce réactif fut épuisé et je dus faire appel à d'autres sources pour les cultures du virus du SIDA qui eurent lieu en 1983.

Un rétrovirus pouvait être impliqué non seulement dans les leucémies, mais aussi dans le cancer du sein. Un bon modèle viral de ce cancer existait chez la souris, qui possède des rétrovirus causant des tumeurs mammaires, soit héréditaires, soit transmis par le lait. Précisément, dans les années soixante-dix, plusieurs chercheurs, dont Saul Spiegelman, avaient cru trouver des particules virales similaires dans le lait de femmes, en particulier celui des femmes parsis. Il s'agit d'une secte très fermée d'Indiens, d'origine persane, où règne une stricte endogamie : on se marie entre Parsis. Or près d'un tiers des femmes parsis, même jeunes, ont des cancers du sein. En Afrique du Nord, il existe aussi un cancer du sein, dit inflammatoire, qui lui aussi atteint des femmes jeunes et est rapidement évolutif. Grâce aux progrès de la biologie moléculaire, il devenait possible de rouvrir ce dossier avec de meilleures chances de succès.

Sans doute aurions-nous poursuivi dans cette voie, si, à la fin de 1982, une autre recherche de rétrovirus n'avait commencé à nous préoccuper... En tout cas, nous disposions de la technologie et de l'entraînement nécessaires pour passer des rétrovirus du cancer à ceux du SIDA... Mais le cancer du sein des femmes parsis, quatorze ans plus tard, conserve ses mystères, et, de loin en loin, je continue à m'y intéresser.

Nous étions au début des années quatre-vingt, en 1983 exactement. Le VIH poussait déjà dans une autre partie du laboratoire. Je dus arrêter toutes ces recherches, car elles ne pouvaient être menées de front avec celles qui portaient sur le nouveau rétrovirus. Nos résultats furent cependant publiés dans des revues de biologie cellulaire de bonne qualité. Ils sont passés totalement inaperçus. Le lecteur aurait d'ailleurs tort de croire que les recherches d'un laboratoire aboutissent toujours à des publications, plus ou moins importantes, plus ou moins fameuses. En fait, 90 % des expériences n'aboutissent pas, un imprévu technique se produit ou bien l'idée de départ se révèle mauvaise. La vie quotidienne du chercheur est ainsi faite de déceptions, avec de temps en temps des réussites qui lui permettent de conserver son enthousiasme. Il faut avoir la mentalité du joueur ou du pêcheur. En ce qui me concerne, seuls les gros poissons m'intéressent... mais ils sont plutôt rares. Mes armoires sont ainsi pleines de cahiers d'expériences, de débuts de manuscrits qui ne seront jamais publiés, à moins que je ne les envoie au *Journal des résultats irreproductibles* créé par un collègue israélien facétieux.

Chapitre 2

Le cahier rouge :
histoire d'une découverte

C'est en 1982 que le SIDA commence à retenir mon attention de chercheur. On sait alors, d'après le nombre de cas répertoriés chez des homosexuels, qu'il s'agit d'une maladie transmissible. Les toxicomanes, deuxième groupe à être touché par la maladie, utilisent tous des drogues dures par voie intraveineuse : ils sont contaminés par le sang. Quelques cas dénombrés chez des hémophiles indiquent aussi que l'infection peut provenir de produits sanguins. Le SIDA ne peut être causé par une bactérie classique, un champignon ou un protozoaire. Car tous ces germes sont retenus par les filtres à travers lesquels sont passés les produits sanguins nécessaires à la survie des hémophiles. Il ne reste que des organismes plus petits : l'agent responsable du SIDA pourrait donc être un virus.

La véritable histoire de la maladie a commencé un an plus tôt, au cours de l'année 1981. Dans la banlieue d'Atlanta, le Center for Disease Control (CDC) est un centre imposant auquel sont attachés plus de quatre mille chercheurs. Leur mission générale : protéger la santé des Américains, ce qui implique qu'ils s'occupent aussi du reste du monde. Tous les risques sanitaires sont examinés à la loupe. C'est surtout dans le domaine des maladies infectieuses que le CDC, créé en 1942, peu après Pearl Harbor, pour contrôler le paludisme dans les zones de guerre, s'est acquis une réputation internationale. Des milliers de prélèvements de sang et d'organes, des centaines de virus et de microbes, venus de la planète tout entière, y sont conservés pour servir à la recherche. Surtout, le CDC comprend un département composé de médecins et de scientifiques qui sont un peu des chasseurs de microbes, toujours prêts à se rendre partout dans le monde pour se lancer sur la piste d'un agent infectieux encore inconnu. Dans les années soixante-dix, les virus des fièvres hémorragiques africaines, très contagieux, les ont beaucoup occupés. Mais au début des années quatre-vingt, la situation est plutôt calme.

Pourtant, au printemps 1981, le CDC reçoit des informations curieuses. À Los Angeles, un jeune clinicien, Michael Gottlieb, croit avoir trouvé trace d'une épidémie inquiétante : de jeunes homosexuels seraient en train de mourir de pneumocystose, une forme particulièrement sévère de pneumonie, dans un hôpital de la ville. Trois d'entre eux, en particulier, présentent une diminution du nombre de lymphocytes T4 [1], qui défendent l'organisme contre les infections. Cette maladie a pour origine une infection par un protozoaire *Pneumocystis carinii,* parasite normalement bien jugulé par le système immunitaire. La pneumonie ne se développe que chez les enfants qui naissent sans système immunitaire ou chez les malades dont les défenses sont délibérément diminuées pour éviter le rejet d'une greffe d'organe. Or les cas ne correspondent pas à ces situations.

La pneumocystose est une maladie parasitaire si rare que l'unique fabricant d'un des médicaments qui permettent de la juguler ne s'est même pas donné la peine d'engager les procédures nécessaires pour qu'il soit vendu librement. En cas de besoin, il faut passer par le CDC, qui en contrôle la diffusion. Curieusement, en quelques semaines, les demandes ont brusquement augmenté. C'est pourquoi, le 5 juin 1981, les hommes du CDC, dans le bulletin qu'ils publient chaque mois, font paraître un article intitulé « Cas de pneumocystose – Los Angeles ». Mais pour l'instant, cela ne paraît guère plus intéressant que l'habituelle litanie des intoxications alimentaires, des fièvres et des empoisonnements relevés aux quatre coins du monde.

Une nouvelle alerte survient pourtant un mois plus tard. Dans son numéro du 4 juillet 1981, la même revue publie un nouvel article, intitulé cette fois « Sarcome de Kaposi et pneumocystose chez les homosexuels mâles – New York et Californie ». Il informe la communauté médicale que durant les trente derniers mois, le sarcome de Kaposi a été diagnostiqué chez vingt-six jeunes New-Yorkais. C'est Alvin Friedman-Kien qui le premier a signalé qu'il soignait plusieurs jeunes homosexuels atteints de cette curieuse maladie, très rare. Cette forme de cancer touche en effet surtout les personnes âgées. Cette fois, l'attention est bel et bien attirée sur le sarcome de Kaposi, la pneumocystose et, d'une manière générale, sur les infections qui surgissent en cas de destruction du système immunitaire chez les homosexuels.

Un groupe de travail, dirigé par James Curran, est immédiatement chargé d'une enquête. Deux voies de recherche se dessinent. Il faut tout d'abord vérifier tous les prélèvements de tissus et de sang pour découvrir si, comme on peut le supposer, il existe bel et bien un lien entre ces différents symptômes. En même temps, il faut accumuler le plus possible de données concernant les différents patients pour trouver la piste de la maladie. Cinq cents questions couvrant vingt-trois pages sont donc conçues par les spécialistes du CDC : elles forment le « CDC Protocol 577 », qui doit donner le profil type du malade. Car pour l'instant, personne n'est capable de trouver la réponse à cette question apparemment simple : pourquoi ces jeunes homosexuels se trouvent-ils soudain privés de défense immunitaire ?

Lancée en octobre 1981, cette vaste enquête prend fin le 1ᵉʳ décembre. Il faut alors dépouiller tous les questionnaires. Les hypothèses vont bon train, les pressions aussi, qui visent à minimiser l'impact de ce qui semble à certains une véritable épidémie. Pourtant, la communauté scientifique, peu alarmée au début par cette maladie qui ne touche apparemment que les homosexuels, commence à s'interroger quand d'autres cas sont découverts chez des hémophiles traités avec des produits dérivés du sang.

À la fin de l'année 1982, le CDC décide de fixer le nom de cette maladie non identifiée qui a failli s'appeler GRID (pour *Gay Related Immuno Deficiency* : déficit immunitaire lié à l'homosexualité). Elle devient AIDS (pour *Acquired Immuno Deficiency Syndrom* : syndrome de l'immunodéficience acquise ou encore syndrome immunodéficitaire acquis). En français, SIDA.

On sait alors que le SIDA touche des personnes de moins de soixante ans ne présentant aucune maladie et ne subissant aucun traitement susceptible d'entraîner une dépression immunitaire. Il se manifeste par une ou plusieurs infections qu'on appelle opportunistes ou par un sarcome de Kaposi. L'épidémie a déjà atteint sept cent cinquante personnes aux États-Unis, une centaine en Europe et un nombre indéterminé en Afrique. Toutes sont jeunes, présentent le même type d'immunodéficience (une diminution des lymphocytes T4) et 75 % sont homosexuels à partenaires multiples ou bisexuels. Les 25 % restants sont des hommes ou des femmes hétérosexuels, des enfants, des usagers de drogues intraveineuses, des Haïtiens récemment émigrés aux États-Unis et quelques hémophiles. Le profil de la maladie commence à apparaître, mais son origine précise, même s'il s'agit probablement d'un virus, reste inconnue. Un immense travail, en presque deux ans, a pourtant déjà été accompli : on sait désormais où et quoi chercher.

C'est à ce moment, à l'automne de 1982, que Paul Prunet, le directeur scientifique de l'Institut Pasteur Production, vient me voir. Il a un petit problème...

Par convention, toutes les découvertes faites à l'Institut Pasteur sont exploitées par sa filiale, l'Institut Pasteur

Production (IPP), qui lui verse une redevance sur son chiffre d'affaires. C'est l'IPP qui est en particulier chargé de fabriquer industriellement et de commercialiser vaccins et tests. Pour mettre au point le vaccin contre le virus de l'hépatite B, l'IPP utilise de grandes quantités de plasmas de donneurs de sang qui ont déjà été infectés par cc virus. Les donneurs français n'y suffisent pas. Il faut donc acheter du plasma aux États-Unis (2 500 litres en 1981). Dans ce pays, en effet, le don de sang est rémunéré, ce qui attire des donneurs exposés à bien des infections, en particulier les toxicomanes, qui vendent leur sang pour acheter de la drogue. En France, au contraire, le don de sang repose sur le seul bénévolat.

Auparavant, le directeur du Laboratoire national de la santé (LNS), Robert Netter, s'est préoccupé des différents virus qui peuvent contaminer le plasma des donneurs utilisé pour la préparation du vaccin de l'hépatite. Je me souviens avoir participé à des réunions où fut évoquée la présence éventuelle de rétrovirus. Sur ma proposition, il fut alors décidé qu'un échantillon de chaque lot de plasma serait testé dans un des laboratoires de mon unité, celui de Jean-Claude Chermann, pour rechercher une activité transcriptase inverse, signe de la présence d'un rétrovirus. Naturellement, le test n'aurait pas pu détecter de très faibles quantités de rétrovirus, mais c'était néanmoins une précaution utile. Ainsi, deux plasmas, au début des années quatre-vingt, furent reconnus positifs par ce test et éliminés de la préparation du vaccin. De quel rétrovirus s'agissait-il ? Nous ne le saurons jamais, puisque ce virus éventuel n'a jamais pu être cultivé. Mais cela montre que, bien avant l'isolement du virus du SIDA, notre équipe, celle de l'IPP et le LNS envisageaient qu'il puisse exister des rétrovirus humains pathogènes.

En outre, Paul Prunet sentait le besoin de renforcer la formation et l'information de ses collaborateurs par le recrutement d'un immunologiste. L'IPP, au milieu de l'année 1982, fit donc paraître une annonce à cet effet. Quelqu'un, qui n'avait que l'avenue à traverser, se présenta : c'était Jacques Leibowitch, qui venait de l'hôpital Necker et était installé depuis peu à l'hôpital Raymond Poincaré, à Garches, juste en face des locaux de l'IPP. Il sensibilisa Paul Prunet à un nouveau danger : les plasmas américains pouvaient transmettre l'agent du SIDA. Il lui fit part également de sa conviction que cet agent pouvait être un rétrovirus. Le seul connu chez l'homme était alors le HTLV (*Human T Leukemia Virus*), qui venait d'être décrit par l'équipe de Robert Gallo au NIH.

Je ne connaissais pas à l'époque Jacques Leibowitch. Mais Paul Prunet vint me voir à l'automne 1982 pour me parler de ce problème et me demander si j'étais prêt à rechercher si le HTLV était présent dans ses préparations destinées au vaccin de l'hépatite B. J'en parlai à Jean-Claude Chermann et Françoise Barré-Sinoussi, qui acceptèrent tout de suite le principe de participer à une telle recherche. Il fallait rechercher ce virus non seulement dans les plasmas, mais aussi dans les lymphocytes de personnes atteintes du SIDA. C'était d'autant plus aisé que nous pratiquions le même type d'analyse pour rechercher un rétrovirus à l'origine de cancers du sein. Restait à nous mettre en rapport avec des cliniciens.

Il y avait à l'époque peu de cas de SIDA en France, quelques dizaines tout au plus. Mais – je l'ignorais alors –, il s'était créé autour de Willy Rozenbaum et de Jacques Leibowitch un groupe de jeunes médecins très actifs, soucieux d'analyser la maladie, d'évaluer son développement, de diffuser l'information dans notre pays. C'est ainsi qu'un beau jour de décembre 1982, je reçois un coup de téléphone d'une autre Françoise. Il s'agit de Françoise Brun-Vézinet, une de mes anciennes étudiantes du cours de virologie de l'Institut Pasteur. Responsable du laboratoire de virologie de l'hôpital Claude Bernard, elle a rencontré Willy Rozenbaum avant qu'il n'entre dans le service des maladies infectieuses et tropicales dirigé par Marc Gentilini à l'hôpital de la Pitié-Salpêtrière. Elle propose de m'apporter une biopsie d'un ganglion prélevé chez un jeune malade de Willy Rozenbaum et d'y rechercher la présence du rétrovirus HTLV.

Le 3 janvier 1983, Willy Rozenbaum fait procéder au prélèvement. Pour rechercher un lymphome [2] qui aurait nécessité une chimiothérapie, il en donne une moitié au laboratoire d'anatomie-pathologie de la Pitié-Salpêtrière, tandis que Françoise Brun-Vézinet apporte l'autre moitié à Pasteur, avec un tube de sang du malade. La biopsie n'ayant été effectuée qu'en fin de matinée, Françoise Brun-Vézinet arrive dans mon laboratoire à l'heure du déjeuner et a beaucoup de mal à trouver un interlocuteur. Finalement, les deux premiers tubes atterrissent dans mon frigidaire où je les trouve vers dix-sept heures, avec un petit mot de Willy Rozenbaum que j'ai gardé : lymphadénopathies persistantes chez un homosexuel, et le nom du malade. Il deviendra BRU, d'après les trois premières lettres.

*
* *

Pourquoi du sang ? Pourquoi des ganglions ? On sait à l'époque que le SIDA est une maladie qui détruit les lymphocytes T4 et qui est précédée de gonflements ganglionnaires qui peuvent persister des mois, voire des années. Il est donc logique pour moi de penser que l'agent responsable du SIDA se trouve non seulement dans le sang, mais aussi dans les ganglions lymphatiques. Ces derniers sont en effet, avec la rate, le réservoir par excellence des lymphocytes. Chaque ganglion constitue un point d'arrêt pour les germes envahisseurs, virus ou bactéries. Les lymphocytes prolifèrent alors et le ganglion augmente de volume, pour régresser quand l'infection est jugulée. S'il persiste, c'est au contraire le signe que l'infection devient chronique ou que l'inflammation a une autre origine, par exemple cancéreuse. Le groupe de travail sur le SIDA avait également conclu qu'il fallait prélever un ganglion susceptible d'héberger le virus chez le patient avant que celui-ci ne présente des signes d'immunodépression : à ce stade précoce, le virus que l'on trouverait aurait ainsi plus de chances d'être la cause de l'infection, plutôt que sa conséquence.

À la nuit tombée, dans le laboratoire dont j'ai dessiné les plans afin d'éviter les contaminations, cauchemar des cultivateurs de cellules, je me mets au travail. Au bec Bunsen, familier des bactériologistes et des virologistes, commence à succéder une nouvelle procédure de travail en milieu stérile, les hottes à flux laminaire [3]. Pour lors, je dispose d'une seule hotte, d'ailleurs assez primitive : elle est en bois. Je commence à dissocier la biopsie [4]. L'opération ne prend que quelques minutes et, après quelques lavages par centrifugation, j'obtiens une belle suspension de lymphocytes. Une partie est congelée à – 80° C pour en extraire plus tard l'ADN. L'autre est mise en culture en présence d'une fraction protéique provenant du staphylocoque, la protéine A, capable d'activer les lymphocytes [5]. En induisant une multiplication cellulaire active, il s'agit de faire « sortir » le rétrovirus, supposé persister à l'état latent dans certains lymphocytes. Mais je ne sais pas lesquels. S'agit-il des lymphocytes B ? Des lymphocytes T ? Pour l'instant, je place les deux flacons étiquetés BRU 3.01.83 et contenant des cultures de lymphocytes de sang et de ganglion en chambre chaude maintenue à 37° C, condition de croissance idéale. Le 6 janvier, pour nourrir mes cultures, j'ajoute des facteurs de croissance des lymphocytes T, de l'interleukine 2 [6], ainsi que du sérum anti-interféron [7].

Alors commence une longue attente. Tous les jours, j'observe au microscope les cultures. Elles se multiplient bien. Tous les trois jours, je prélève une partie du milieu de culture que je donne à Françoise Barré-Sinoussi, qui doit évaluer la présence de rétrovirus en recherchant une activité de transcriptase inverse. Quel rétrovirus chercher ? S'il est analogue aux virus de souris, la transcriptase inverse ne réagira qu'en présence d'ions manganèse. S'il est proche des virus de poulet et du HTLV, il faut utiliser du magnésium. Il faut donc suivre ces deux pistes.

La culture des lymphocytes du sang est toujours négative. En revanche, le 15 janvier, une petite réaction sensible au magnésium apparaît dans la culture des cellules ganglionnaires. Le vingt-troisième jour, un nouveau prélèvement confirme ce phénomène. La piste du rétrovirus semble donc fructueuse. Mais les cellules commencent à mourir. Si elles étaient infectées par l'HTLV, elles devraient au contraire se multiplier indéfiniment et donner naissance à ce qu'on appelle une culture « immortelle ». Il doit donc s'agir d'un variant de ce virus qui infecte les cellules sans les « immortaliser ». En tout cas, ces résultats sont compatibles avec le portrait que l'on trace alors du virus : nous avons un rétrovirus capable de se multiplier dans les cellules des ganglions lymphatiques et peut-être de les tuer à la longue. À ce stade, nous devons essayer de propager le virus sur d'autres lymphocytes afin de le caractériser et de le comparer au virus HTLV de Gallo. J'informe ces collègues cliniciens de ces premiers résultats, mais avec prudence.

Si ce virus est un HLTV, il doit se développer dans des lymphocytes T normaux. J'appelle donc mon collègue André Eyquem, qui dirige alors à l'Institut Pasteur le centre de transfusion, pour qu'il m'envoie un prélèvement de sang frais. Les lymphocytes d'un donneur, un Espagnol de passage qui se présente ce jour-là, s'avèrent excellents. Nous les mélangeons avec ce qui reste des lymphocytes de BRU. Au bout de quelques jours, la culture repart et le virus se propage de nouveau. Peut-il pousser chez tous les donneurs de sang ? Nous n'en savons rien ! Par précaution, je demande à André Eyquem de me fournir encore du sang de notre Espagnol. Mais ce dernier est reparti dans son pays et demeure introuvable. Nous faisons alors des tentatives avec des lymphocytes d'autres donneurs, provenant en particulier de nouveau-nés [8]. Mais le virus se multiplie sans jamais transformer les cellules. Je note avec soin tous nos résultats dans un cahier rouge, le même qui m'a servi depuis 1977 à la recherche de rétrovirus dans des cancers humains. À la page BRU, j'inscris « enfin » enfin quelque chose de solide.

Ce virus est-il apparenté au HTLV ? Pour le savoir, il nous faut des réactifs spécifiques de ce dernier. Par téléphone, Robert Gallo est injoignable. Une seule solution :

lui écrire et confier la lettre à Jacques Leibowitch qui doit partir au NIH pour rencontrer Gallo et discuter de l'hypothèse HTLV. Dans cette lettre, j'attire l'attention de Gallo sur le fait que nous avons isolé un rétrovirus chez un malade présentant un syndrome lymphoprolifératif, mais je n'évoque pas le SIDA et je lui demande de m'adresser les réactifs du HTLV afin que je puisse comparer la sérologie des deux virus. Cette pratique d'échange est très courante dans le milieu de la recherche et la méthode est idéale pour identifier un virus : il ne réagit qu'avec l'anticorps qui lui est spécifique. Si les réactifs des HTLV ne donnent rien, nous serons certains que nous sommes bel et bien confrontés à un nouveau virus. Gallo nous envoie vite les réactifs demandés, d'une part des anticorps qui reconnaissent spécifiquement ce virus et d'autre part des cellules infectées par le HTLV, qui, arrivées en piteux état, nous induisent en erreur. En effet, Jean-Claude Chermann et ses collaborateurs observent que le sérum de BRU reconnaît les cellules produisant le HTLV : BRU semble donc avoir été en contact avec un virus de ce type. En fait, cette réaction est due seulement au mauvais état des cellules ; elle ne sera pas retrouvée ensuite dans des cellules en bon état.

J'obtiens un tout autre résultat avec une de mes fidèles collaboratrices, Sophie Chamaret : il indique que le virus n'a rien à voir avec le HTLV, car sa protéine interne ne réagit pas avec les anticorps dirigés contre la protéine interne p24 du HTLV. Un résultat identique est obtenu par J.-C. Chermann et sa collaboratrice Marie-Thérèse Nugeyre en utilisant une autre technique. Si les différences quant aux protéines internes sont aussi importantes, cela indique que les virus eux-mêmes sont fort différents. Tous les rétrovirus ont en effet un arbre généalogique commun qui a divergé au cours du temps. Certains de leurs constituants varient davantage que d'autres : c'est le cas en général des enveloppes. En revanche, les protéines internes changent beaucoup moins : au sein d'une même famille de virus, elles possèdent les mêmes déterminants reconnus par les anticorps contre le virus.

Notre excitation, à partir de ce moment, devient intense. Il nous apparaît de plus en plus que ce nouveau rétrovirus pourrait être à l'origine du SIDA. À maladie nouvelle, agent nouveau, croyons-nous. Mais il reste beaucoup à faire. Il faut en particulier voir le virus et montrer qu'il est bien associé au SIDA en l'isolant chez différents patients et en détectant chez eux des anticorps contre le virus.

À mon initiative, un groupe se constitue, qui prend vite l'habitude de se réunir le samedi matin, dans mon bureau, pour dresser le bilan des travaux de la semaine : il y a là, outre les trois virologistes de Pasteur, Willy Rozenbaum, Françoise Brun-Vézinet et son assistante, Christine Rouzioux, Jean-Baptiste Brunet. Jean-Claude Gluckman, David Klatzmann et Étienne Vilmer viendront nous rejoindre. De nouveaux résultats arrivent, plus ou moins vite, plus ou moins tranchés. La balance penche de plus en plus en faveur de notre hypothèse.

Pour voir le virus, un appareil s'impose : le microscope électronique. Charles Dauguet est responsable du laboratoire de microscopie électronique du département de virologie et a fait depuis vingt ans carrière dans le laboratoire de l'Institut Pasteur consacré aux virus. Des gros, des petits, il en connaît toutes les facettes. C'est aussi mon proche collaborateur depuis des années. Avec beaucoup de patience, durant des jours et des jours d'acharnement, les yeux fixés sur son microscope, il recherche la cellule, une sur cent ou sur mille, qui héberge le virus. Le 4 février 1983, il trouve sur les coupes du ganglion de BRU des particules en forme de poire. Au centre, le « noyau » est très dense, très noir. Ces images ne correspondent pas à celles du HTLV. Quelques jours plus tard, il retrouve à la surface des lymphocytes en culture, des images de bourgeonnement de particules immatures, typiques des rétrovirus. Il me montre ses premières photos, ce sont celles que nous publierons. De son côté, Françoise Barré-Sinoussi et Jean-Claude Chermann mettent au point les conditions idéales pour détecter une activité de transcriptase inverse et s'efforce de mieux caractériser ce nouveau rétrovirus.

Mais ce n'est qu'une première étape. Pour mieux connaître les propriétés du virus, il faut le produire en plus grande quantité, sur des lymphocytes de donneurs de sang ou sur des lignées cellulaires d'origine tumorale. Tous les essais de ce dernier type effectués avec le virus isolé de BRU échouent. Restent les lymphocytes normaux, dont la source à partir des donneurs de sang est quasi illimitée. Mais peut-être y a-t-il des « bons » et des « mauvais » producteurs ?

Pour avancer, il nous manque le personnel et les locaux. Dès le mois de février 1983, je demande à la direction de l'Institut Pasteur des locaux supplémentaires, en particulier une grande salle de travaux pratiques inoccupée située à côté du laboratoire où travaille Jean-Claude Chermann. Refus ! On me répond que si je crois avoir trouvé un virus important, il ne me reste qu'à reconvertir mes propres locaux ! On nous offre cependant des crédits pour acheter une nouvelle hotte à flux laminaire et du petit matériel. C'est ainsi que la buanderie du laboratoire Chermann est convertie en « Pièce BRU » pour cultiver le nouveau virus. Habitués à travailler sur des virus dangereux, nous n'avons déploré aucune contamination au cours des manipulations. Le personnel qui travaille sur le virus est d'ailleurs en nombre très limité. Je réussis à engager un ingénieur à titre gratuit : en stage de reconversion, il sera payé par son ancienne entreprise, La Française des parfums, et affecté à la production en masse du virus et à sa purification, sous la supervision de Jean-Claude Chermann, qui avait l'expérience de la purification des rétrovirus de souris.

Puisque l'isolement du virus à partir du ganglion lymphatique de BRU a réussi, nous essayons avec Willy Rozenbaum de recommencer l'opération sur des biopsies de patients au même stade de la maladie. Les résultats sont négatifs ou engendrent des confusions. Ainsi, le deuxième patient, MOI, a des anticorps contre le virus BRU et le virus HTLV. Robert Gallo, de son côté, rencontre probablement le même type de patient, mais ne recherchant que le HTLV, il ne trouve que ce dernier virus. D'une certaine façon, nous avons eu de la chance que BRU, notre premier patient, ait seulement été infecté par le virus que nous avons isolé.

Nous ne cherchions alors le virus que dans le stade ganglionnaire précédant le SIDA, nous réservant de le rechercher plus tard chez des patients atteints de SIDA avéré. Rétrospectivement, c'est une erreur qui a retardé l'isolement d'une souche plus facile à cultiver. En effet, les patients en phase de SIDA déclaré ont davantage de virus que l'on peut isoler directement à partir des lymphocytes de leur sang. En outre, placé en culture, ce virus est plus « méchant » : il tue les lymphocytes et se multiplie en grande abondance dans des cultures de cellules tumorales.

Le moment est venu de publier nos premiers résultats : l'isolement et la caractérisation d'un nouveau rétrovirus différent du HTLV et se développant dans les lymphocytes T sans les immortaliser chez un patient se trouvant à un stade précurseur du SIDA. Ce patient possède des anticorps contre son propre virus, ce qui élimine la possibilité que le virus provienne d'une contamination de laboratoire. Nous sommes en avril 1983, je commence à préparer un texte pour la revue *Nature*. Le lundi de Pâques, Robert Gallo téléphone à mon domicile pour me dire qu'il va soumettre à la publication auprès de la revue *Science* ses premiers résultats sur le rôle du HTLV dans le SIDA, renforcés par un travail analogue de Max Essex. Ne serait-il pas possible de faire état de nos résultats dans le même numéro ? Il est persuadé que nous avons trouvé comme lui un HTLV et que nos trois articles, s'ils paraissent dans la même revue, se renforceront mutuellement.

J'écris l'article en deux jours, et le confie à ma collaboratrice la plus expérimentée, Jacqueline Gruest, qui part rendre visite à sa fille et son gendre qui travaille au NIH dans le même bâtiment que R. Gallo. Le manuscrit est destiné à l'éditeur de *Science,* mais il est remis en mains propres à R. Gallo. Cette procédure inusitée est destinée à gagner du temps, car je ne doute pas que l'Américain sera un des experts choisis par la revue pour la *peer review* de l'article.

Dans ma hâte, j'oublie de rédiger le résumé qui doit être publié en tête de l'article. R. Gallo me propose de l'écrire lui-même. J'accepte pour gagner du temps. Mais ce résumé tend à inclure notre virus dans la famille des HTLV, alors que le reste de l'article et son titre indiquent le contraire. En fait, sans en avoir conscience, nous sommes déjà entrés dans une querelle scientifique qui ne s'achèvera que plusieurs années plus tard. Le 20 mai 1983, les trois articles paraissent dans la revue *Science*.

Trois jours avant, j'organise à l'Institut Pasteur un séminaire sur les rétrovirus du SIDA. Françoise Barré-Sinoussi présente nos résultats. Nous restons prudents et faisons seulement état d'une hypothèse : le virus dont nous présentons les caractéristiques pourrait être l'agent du SIDA. Mais nous sommes aussi fiers et persuadés que nos collègues pastoriens accueilleront nos travaux avec enthousiasme. Leur réaction est nettement plus froide. Voilà encore « les Montagnier » qui crient cocorico, disent les uns ! Mais pourquoi donc travailler sur une maladie d'homosexuels, demandent les autres ? Cela donne une mauvaise image de l'Institut et peut nuire à son financement, qui repose en partie sur des dons privés.

La communauté scientifique internationale, à la lecture de notre article dans *Science*, est encore plus mitigée. Accroché au train du HTLV, notre virus passe inaperçu. Les résultats obtenus par Max Essex indiquent que 30 % des patients atteints de SIDA ont des anticorps contre des protéines de surface des cellules infectées par le HTLV. De même, l'article de Robert Gallo fait état de signes moléculaires de la présence de HTLV chez des patients atteints de SIDA, dont ceux de Jacques Leibowitch. Dans le premier cas, il s'agissait d'un artefact, le même que celui rencontré par Jean-Claude Chermann, et dans le second, les malades étaient sans doute à la fois infectés par le HTLV et par notre virus, mais leur méthodologie n'avait pas permis de différencier ce dernier.

*
* *

Malgré cette déception, persuadés que nous suivons une bonne piste, nous décidons, Françoise Barré-Sinoussi, Jean-Claude Chermann et moi-même, de consacrer davantage de temps à ce virus. Chacun de nous ralentit ses recherches dans les autres domaines. Il nous faut déterminer si le virus que nous avons isolé est bien présent chez tous les patients atteints de SIDA et aussi chez tous les patients qui ont un syndrome lymphadénopathique persistant. Le cultiver en masse permettrait également de mettre au point un test diagnostique.

Le 9 juin, Willy Rozenbaum nous adresse une biopsie d'un ganglion et le prélèvement de sang d'un malade du SIDA, un jeune homosexuel français atteint du sarcome de Kaposi dont les initiales sont LAI. Son ganglion est envahi par les cellules cancéreuses du sarcome de Kaposi. Je mets en culture lymphocytes et cellules cancéreuses. Ces dernières ne produisent pas de virus. Mais, dès le cinquième jour, les lymphocytes font apparaître une activité de transcriptase inverse importante, alors que pour BRU nous avions attendu vingt-trois jours. Propagé sur des lymphocytes de donneurs normaux, le virus ainsi mis en évidence se multipliera aussi très vite. Il deviendra célèbre, puisque cette souche servira dans le monde entier à fabriquer des tests de dépistage. D'autres isolats de virus s'y ajouteront rapidement.

Il est temps de donner des noms de baptême. Par prudence, je propose deux noms. Nous avons la preuve que « notre » virus est bien associé au SIDA et au syndrome pré-SIDA, mais il manque encore quelques éléments pour passer à la notion d'agent causal. Nous pouvons donc appeler LAV *(Lymphadenopathy Associated Virus)* les virus isolés chez des patients atteints d'adénopathies et IDAV *(Immune Deficiency Associated Virus)* ceux qui l'ont été chez des patients atteints de SIDA déclaré. Tout indique cependant que ces deux types de virus sont identiques, au degré de virulence près peut-être. Certaines données épidémiologiques révélaient alors que tous les patients atteints du syndrome des ganglions persistants n'évoluaient pas vers le SIDA. Encore en 1985, on manquait du recul nécessaire et on savait seulement que 10 % des malades ayant des adénopathies allaient évoluer vers le SIDA dans les cinq ans. On pouvait donc penser que ces virus avaient plus ou moins de virulence. Nous savons aujourd'hui que, certes, les virus isolés chez des sidéens sont plus « tueurs » que ceux présents chez des séropositifs. Mais la séropositivité évolue presque toujours vers le SIDA : entre ce dernier et le syndrome ganglionnaire qui précède, il n'y a qu'une question de temps. Il ne s'agit donc pas de deux types de virus, mais d'un seul, qui évolue.

À ce moment, nous savons que le virus se réplique dans les lymphocytes T, mais il reste à déterminer s'ils se multiplient dans la population T4, la plus atteinte par le SIDA, ou dans d'autres populations. Pour cela, une collaboration avec des immunologistes s'impose. L'Institut Pasteur a beaucoup d'immunologistes de talent. Mais la plupart ne s'intéressent qu'à des problèmes fondamentaux et travaillent sur la souris : l'homme est trop « compliqué » et les recherches que nous voulons mener sont trop appliquées, ce qui peut paraître étonnant dans la maison fondée par Louis Pasteur ! En revanche, Willy Rozenbaum connaît, à la Pitié-Salpêtrière, deux chercheurs spécialisés en immunologie clinique : Jean-Claude Gluckman et son assistant, David Klatzmann, tous deux membres du groupe de travail sur le SIDA. Le second vient d'apprendre dans un laboratoire britannique une technique de séparation des lymphocytes T4 et T8. Il l'applique à la séparation de lymphocytes de donneurs de sang séronégatifs. L'infection de ces fractions effectuées dans notre laboratoire montre clairement que le virus ne se réplique que dans les lymphocytes T4 et qu'il inhibe leur multiplication.

D'autre part, Françoise Brun-Vézinet et Christine Rouzioux, dans le laboratoire de Jean-Claude Chermann, travaillent à mettre au point un test de détection des anticorps anti-LAV à partir du virus BRU produit par les lymphocytes de donneurs de sang. Les premières études, dès juin 1983, montrent que la plupart des patients qui présentent des adénopathies ont des anticorps dirigés contre le LAV et non contre le HTLV.

Un jour de juin 1983, à la cafétéria de l'Institut, je discute avec un collègue virologiste de Pasteur, Oswald Edlinger, de nos résultats et de l'aspect morphologique très particulier du virus au microscope électronique : il ressort de cette conversation que le LAV ressemble beaucoup au virus de l'anémie infectieuse du cheval. Ce dernier est un lentivirus [9].

À la suite de cette conversation, je me précipite à la bibliothèque de l'Institut Pasteur. Dans d'obscures revues de pathologie vétérinaire rangées dans les annexes, sous les toits, bravant la poussière et la chaleur, je trouve enfin mon bonheur : des photographies qui ressemblent comme deux gouttes d'eau à celle du LAV. Mes collègues de l'École vétérinaire de Maisons-Alfort m'envoient un échantillon de la souche de référence du virus de l'anémie infectieuse du cheval, ainsi que des échantillons de sérum de chevaux infectés. À notre grande surprise, ces sérums de chevaux infectés reconnaissent la protéine interne p25 du LAV, celle qui est la moins variable dans la famille de chaque rétrovirus. J'en viens à me demander si le SIDA ne provient pas d'un variant de ce virus. Mais non, le virus du cheval refuse de pousser dans des lymphocytes humains et notre virus ne pousse pas dans ceux du cheval. En outre, ni le virus du cheval ni celui du Visna du mouton n'attaquent les lymphocytes T4 et ne causent d'immunodépression. Le cousinage est donc lointain. Mais l'important demeure : le LAV est proche de ce groupe de virus et éloigné du HTLV.

*
* *

En juin 1983, je rencontre Robert Gallo à Paris dans l'appartement d'un ami commun, Guy de Thé. La discussion s'engage, âpre. J'avance argument sur argument. Mais Gallo ne veut rien entendre : il soutient que le LAV est un variant du HTLV. En fait, je crois qu'à l'époque, les lentivirus ne lui sont pas familiers, et surtout, il ne peut imaginer que l'homme soit attaqué par deux familles si distinctes de rétrovirus alors que ses recherches ont été vaines pendant des années. Pourtant, il m'invite à participer à une réunion du groupe de travail qu'il a constitué au National Institute of Health (NIH) et me demande d'apporter un échantillon de LAV pour que ses collaborateurs l'analysent.

Et me voilà, début juillet, arrivant dans la maison de Gallo, proche du NIH, avec un échantillon du LAV congelé dans de la carboglace. C'est un dimanche, il fait chaud. Je me joins un moment à une partie de handball finissante, une fois l'échantillon placé dans un congélateur, à − 20°. Le lendemain, à la réunion, c'est un festival en faveur du HTLV. C'est à peine si l'on me laisse quelques minutes pour parler du LAV et montrer nos photographies prises au microscope électronique. Je précise dans mon exposé que le LAV est très différent du HTLV, qu'il est plus proche d'un lentivirus, celui de l'anémie infectieuse du cheval. Seul peut-être Mattew Gonda, le microscopiste dont Gallo s'est attaché la collaboration remarquera que ces images sont bien celles d'un lentivirus et comprendra l'importance de cette analogie avec les lentivirus animaux. Le compte rendu de séance, réalisé par le secrétariat de Gallo, fait à peine allusion à mon exposé et mentionne en passant un virus isolé en France, auquel il donne le nom de HTLV 3. En arrivant à Bethesda, j'avais un projet de collaboration entre le NIH et l'Institut Pasteur préparé par Danielle Bernemann, responsable du service de propriété industrielle de notre Institut. A la demande de cette dernière, nous avons déposé rapidement nos principaux isolats de virus à la Collection nationale de culture de micro-organismes (CNCM). Après la réunion, l'exaspération me gagne : il n'est plus question de travailler ensemble sur de pareilles bases. Quand je reviens à l'Institut Pasteur, je suis encore plus déterminé à poursuivre dans la voie où nous nous sommes engagés.

L'été apporte en effet de nouvelles preuves. Nous isolons le virus LAV à partir du sang d'un jeune hémophile et atteint de SIDA. Il a un frère également infecté, mais en bonne santé... Tous deux, atteints d'hémophilie B ont reçu des produits sanguins (facteur IX) préparés par le Centre national de transfusion sanguine (CNTS). Mais lorsqu'ils étaient en vacances en Autriche, ils ont aussi reçu des préparations à base de plasmas américains, l'origine de leur contamination reste donc indéterminée.

Les premières études épidémiologiques effectuées à l'aide des tout premiers tests ELISA *(Enzyme Like Immuno Sorbent Assay)* par Françoise Brun-Vézinet et Christine Rouzioux montrent que la plupart des patients atteints de lymphadénopathies ont des anticorps contre le LAV, ils sont donc infectés par le même type de virus [11]. En tout cas, nous avons assez d'éléments pour agir, auprès des pouvoirs publics comme de la communauté scientifique.

En août 1983, j'ai adressé aux autorités compétentes, notamment au directeur général du CNRS, au directeur général de l'Inserm, au directeur général de la Santé, au directeur des recherches du ministère de la Recherche, des lettres au contenu presque identique : « Des résultats récents indiquent qu'un jeune hémophile atteint de SIDA est infecté par le virus LAV (VIH), le mode de contamination le plus probable étant des concentrés antihémophiliques qu'il reçoit régulièrement. Ces données fragmentaires m'autorisent à considérer ce virus comme potentiellement dangereux pour l'homme et à alerter les autorités responsables pour l'intérêt qu'il y aurait pour la France à développer très vite des moyens de diagnostic et de prévention contre la dissémination de ce virus, la voie sanguine ne pouvant être exclue ». J'ai également écrit au professeur Soulié, directeur du CNTS, pour l'informer de l'utilité du chauffage des produits antihémophiliques.

Ces lettres ne suscitent que des réponses polies, qui se

concrétisent cependant par la visite de deux collègues proches des sphères de décisions, Jean-Paul Levy et Jean-François Bach, et par le déblocage au ministère de la recherche de cinq cent mille francs. Ce n'est pas assez pour construire un laboratoire P3, laboratoire de sécurité indispensable pour produire le virus en masse sans danger.

Mais qu'est-ce que la centaine de cas de SIDA recensés en France, dont en grande majorité des homosexuels ? Ce n'est pas alors un problème de santé publique. Qui plus est, nos résultats ne peuvent être vrais, puisqu'ils ne sont pas confirmés par les Américains... Seuls un Charles de Gaulle en politique et un Jacques Monod parmi les scientifiques auraient pu comprendre et prendre les décisions nécessaires. Mais ils n'étaient plus là.

Du côté des spécialistes, l'accueil n'est pas meilleur. Je suis invité par Robert Gallo à un colloque sur les rétrovirus que James Watson lui a demandé d'organiser à Cold Spring Harbor, avec Max Essex et Ludwig Gross, le découvreur du premier rétrovirus de leucémie de souris. Cold Spring est la Mecque de la biologie moléculaire : James Watson, un des pères de la double hélice, y a développé ses laboratoires et en a fait un lieu de congrès incomparable. Le colloque est centré sur le HTLV et les leucémies ; une seule séance, la dernière, qui aura lieu en nocturne, doit porter sur le SIDA. Nous sommes le 15 septembre 1983 [12]. Bien des congressistes sont déjà partis et je parle devant une salle à moitié vide. En outre, le président de la séance, Don Francis, du CDC, a l'air pressé d'en finir, et ne m'accorde aucun délai de grâce au-delà de mes vingt minutes réglementaires. Un feu roulant de questions suit ma présentation, certaines honnêtes, d'autres moins... Suis-je bien sûr qu'il s'agit d'un rétrovirus ? A-t-on vraiment observé une activité transcriptase inverse ? Guy de Thé lui-même me dit qu'il est convaincu que nous avons trouvé un nouveau rétrovirus. Mais il me fait part de ses réserves quant au rôle causal de ce dernier. Quant à Robert Gallo, je lui demande la raison de son attitude, alors qu'avec mon manuscrit [13], il a en main tous les détails de notre travail.

« *You punched me out* », me dit-il : je démolis tout son travail sur le HTLV et le SIDA. Pourtant, dans la conclusion de mon exposé, me voulant œcuménique, je n'ai pas écarté non plus le HTLV... J'avais cru naïvement que je convaincrais. Je me heurte à un mur d'indifférence ou de mauvaise foi.

Avant de rentrer à Paris, je donne une conférence à New York, à l'université Rockfeller. On m'écoute poliment, sans plus. De retour, je pensais donner une conférence de presse ainsi qu'une interview. Elle devait être réalisée par John Maurice, un journaliste qui avait parlé du LAV (et du HTLV) dans le *JAMA*, le *Journal de l'Association des médecins américains.* J'annule l'interview et la direction de Pasteur, en accord avec celle du CNRS, me demande de renoncer à ma conférence de presse prévue à Paris et publie un simple communiqué. Une autre déconvenue m'attend. David Klatzmann a préparé un article sur le tropisme du virus pour les lymphocytes T4, qui est soumis à la revue *Nature.* La revue le refuse. Un des experts consulté réfute l'origine humaine du LAV : n'est-ce pas un contaminant de laboratoire provenant d'un virus de souris ? Pourtant, nous savons bien que c'est impossible, puisque le malade a des anticorps contre son propre virus. En outre, l'expert, fort élégamment, nous conseille d'attendre deux ans pour publier, « ainsi que l'aurait fait Robert Gallo pour le HTLV ». Sans doute ce Britannique était-il proche de Gallo. Malgré nos protestations, nos réponses, nos explications, la décision est sans appel, hostilité étonnante d'une revue scientifique de haut niveau à une découverte hors norme.

De rage, j'envoie à *Nature* le manuscrit que j'ai déposé à Cold Spring pour sa publication dans le livre du congrès. La date de publication de ce dernier doit être janvier 1984. En fait, j'ai été l'un des rares à déposer mon manuscrit avant la date limite. Le livre ne sera publié qu'en juin 1984 et comportera des chapitres sur le virus HTLV3 de Gallo (identique au LAV) écrits en 1984, bien après le Congrès. Quant à l'article sur le tropisme T4, important pour démontrer le rôle du LAV dans le SIDA, il aura un sort encore plus funeste. Après son rejet par *Nature*, Jean-

Claude Gluckman et David Klatzmann le réécrivent pour l'envoyer à une autre revue de haut niveau, les *Comptes rendus de l'Académie des sciences américaines (PNAS)*. Il doit d'abord être présenté par un membre de l'académie, qui choisit deux experts. André Lwoff accepte de présenter l'article et je lui soumets une liste d'experts possibles. L'un d'eux ne renverra jamais son avis, comme s'il n'avait jamais reçu le manuscrit... Finalement, au printemps 1984, nous l'envoyons à *Science*. Les articles de Gallo sur le HTLV3 sont déjà parus et Ruth Kulstadt, l'un des éditeurs de *Science*, nous fait savoir qu'elle serait preneuse des articles du groupe français. David Klatzmann et Jean-Claude Gluckman réécrivent une troisième fois – en une nuit – une nouvelle version, qui est publiée en juillet 1984, près d'un an après le premier envoi à *Nature*.

Entre-temps, un article que j'ai envoyé à *Science* sur l'homologie avec le virus de l'anémie du cheval n'a pas rencontré un sort plus favorable. Je le publie finalement en mars 1984 dans les *Annales* de l'Institut Pasteur. Je garde – je pense que c'était la même chose pour mes collaborateurs et collègues – une grande amertume de cette période. Nous savions que nous avions raison, mais nous étions les seuls. Beaucoup de découvreurs ont dû avoir la même impression, mais, cette fois, il s'agissait d'un problème de santé publique. Je me suis souvent demandé s'il aurait pu en être autrement. Il aurait peut-être fallu publier vite dans des revues de langue française comme les *Comptes rendus de l'Académie des sciences* et alerter la presse. Mais je n'en suis pas persuadé. La communauté des virologues français se résignait à ne voir venir la lumière que d'outre-Atlantique. Jacques Leibowitch lui-même, si en avance pour proposer un rétrovirus, en était resté au HTLV et a encore fait paraître en mars 1984 un livre intitulé *Un virus venu d'ailleurs*, où le HTLV est présenté comme la cause du SIDA et où le LAV n'a droit qu'à un paragraphe. Quant à la presse, les journaux qui donnaient le ton, comme *Le Monde*, penchaient du côté de Robert Gallo, malgré un des premiers articles favorables au LAV écrit par Jean-Yves

Nau qui lui valut moult critiques. Une conférence organisée à Paris en octobre 1983 par l'Association pour la recherche sur le cancer (ARC) m'opposa à Gallo. Je présentai les premiers résultats du test ELISA et annonçai que ce test serait commercialisé par l'Institut Pasteur Production. Mon collègue américain se leva alors pour mettre en garde l'IPP et les autorités françaises contre une telle aventure. Même chose à un congrès organisé par l'INSERM à Seillac, près de Blois : même de soit-disant spécialistes français mirent en doute la nature rétrovirale du LAV. Sans doute est-ce le lot des défricheurs que de ne pas être d'emblée compris ! Mais une telle ignorance – bêtise ou mauvaise foi ? – allait entraîner des retards dans la mise au point du test de dépistage, avec des conséquences mortelles pour les hémophiles et les transfusés. Quelques mois plus tard, heureusement, le vent allait tourner.

En attendant, les résultats continuent à arriver. Le virus BRU de départ se modifie. Il devient mortel pour les lymphocytes en culture. En octobre, je découvre, avec ma regrettée collaboratrice Jacqueline Gruest, une nouvelle propriété du virus que nous avions cherchée en vain au début de son isolement, celle de se multiplier dans des lignées tumorales continues. Il s'agit non pas de lignées T4, mais de cellules de donneurs de lymphocytes B producteurs d'anticorps, immortalisées par le virus d'Epstein-Barr ou issues de lymphomes de Burkitt. Cette découverte permet une bien meilleure production du virus.

Nous attribuons ces changements à la longue série de passages *in vitro* du virus BRU. En particulier, le groupe Klatzmann-Gluckman avec Jean-Claude Chermann a tenté d'infecter des précurseurs des lymphocytes T présents dans la moelle osseuse. L'expérience n'a pas été démonstrative, mais le virus ainsi propagé semble avoir donné naissance à un variant plus vivace et plus virulent, dit MT. C'est ce virus

MT que j'ai utilisé pour les expériences avec les lignées de lymphocytes B. De même en septembre 1983, malgré la méfiance grandissante qui commence à nous séparer de Robert Gallo, nous lui envoyons de nouveau, à sa demande, deux échantillons de virus, dont l'un était MT [14]. L'échantillon de juillet, selon ses dires, n'a pas poussé dans son laboratoire. En fait on sait, depuis 1991 seulement, que ce virus MT n'était pas BRU, mais celui du patient LAI. S'agit-il d'une erreur d'étiquette, d'un mélange accidentel lors de la culture simultanée des trois virus BRU, LAI et LOI pour la production du test ELISA ? Il faut bien comprendre que lorsqu'un agent infectieux se réplique plus vite que les autres, même si au départ il est présent en faible quantité, il peut rapidement remplacer les autres variants [14]. Quoi qu'il en soit, le virus BRU/MT/LAI a contaminé les souches virales locales de plusieurs laboratoires extérieurs dont ceux de Robert Gallo aux États-Unis, et de Robin Weiss à Londres.

En février 1984, Jean-Claude Chermann et Françoise Brun-Vézinet partent pour Park City, où se tient un des multiples congrès organisés chaque hiver par l'université de Los Angeles. Chermann présente tous nos résultats sur le SIDA, tandis qu'en public, Robert Gallo en reste sur ses positions concernant le HTLV. Beaucoup de choses se passent dans son laboratoire – que nous apprendrons plus tard. Mika Popovic, chercheur slovaque qui a travaillé à Bratislava sur les rétrovirus, a rejoint son équipe. C'est lui qui est responsable de toutes les cultures de HTLV1. À l'automne 1983, il a réussi à faire pousser notre virus MT sur des lignées tumorales T4. Il est en passe de le caractériser et en avertit Robert Gallo, mais il reçoit l'ordre de garder le silence. Lorsqu'en décembre, il m'appelle pour me demander du sérum anti-interféron, il se garde bien de me dire qu'il a appris à cultiver notre virus sur une lignée continue, il remarque laconiquement : « Je sais comment faire pousser votre virus. ».

Jean-Claude Chermann reçoit à Park City un meilleur accueil que celui que j'avais reçu à Cold Spring Harbor. Les chercheurs du CDC, en particulier Don Francis, se montrent plus ouverts et reconnaissent le bien-fondé de notre travail. Les recherches sur le HTLV piétinent tandis que les nôtres avancent. Le test ELISA, grâce au virus produit sur des lignées continues, est de meilleure qualité.

Fin mars 1984, Robert Gallo me téléphone pour me dire qu'il a isolé un nouveau virus qui pousse très bien, un HTLV un peu différent des deux autres : il l'a appelé HTLV3. Selon lui, c'est l'agent du SIDA. L'a-t-il comparé avec le LAV ? Un silence au téléphone. Quelques jours plus tard, nous sommes début avril, il vient à Paris. Jean-Claude Chermann l'a invité, ainsi que plusieurs chercheurs du CDC, dont Don Francis, pour qu'il donne une série de conférences qui sensibiliseront les scientifiques français à l'origine rétrovirale du SIDA. En public, Robert Gallo refuse de parler du HTLV3, ses résultats devant être publiés dans *Science* début mai. Mais en privé, il accepte de nous donner quelques détails. Don Francis veut assister à cette réunion. Lui-même, au CDC d'Atlanta, a isolé un virus comparable au nôtre. Mais Robert Gallo refuse qu'il soit présent quand il nous parlera du HTLV3 : un virus de plus n'est rien comparé à ses quarante-huit isolats, dit-il ! Je suis fort embarrassé par cette réaction, qui pour le moins manque de courtoisie. Finalement, Don Francis accepte de quitter la salle, et nous restons tous les trois, Jean-Claude Chermann, Françoise Barré-Sinoussi et moi, en face de Robert Gallo. Celui-ci répète qu'il n'a pas comparé son nouveau virus au LAV, mais qu'il est prêt pour ce faire à une collaboration dont les résultats seront annoncés au monde entier. Auparavant, ses résultats allaient faire l'objet d'une conférence de presse, mais cette annonce ne dépendait pas de lui, plutôt du gouvernement.

Nous étions à la fois satisfaits, car le virus HTLV3 que l'Américain nous décrivait, ressemblait comme un frère jumeau au LAV/MT, et déçus, car, déontologiquement, il aurait dû déjà le comparer au virus que nous lui avions envoyé, et s'il était identique, ne pas changer son nom. C'est là mon principal reproche à Robert Gallo. Il a reconnu son erreur, dans des conversations privées, et estime qu'il l'a payée très cher par la suite. D'autant que l'isolat le plus célèbre, puisqu'il a été utilisé dans les tests de dépistage américains, appelé HTLV3, s'est révélé n'être qu'une contamination du virus pasteurien, LAV/MT2 ou LAI. Mais n'anticipons pas...

La conférence de presse eut lieu le 28 avril 1984. Gallo, que je sentais très tendu, me téléphona avant et après l'événement. Je lui recommandai de bien mentionner nos travaux à Pasteur, ce qu'il affirma ensuite avoir fait. En réalité, le compte rendu de la conférence, tel qu'il tomba sur les téléscripteurs puis dans les radios, annonçait une grande victoire de la science américaine. La secrétaire américaine d'État à la Santé, Margaret Heckler, eut une malencontreuse extinction de voix qui l'empêcha de lire le paragraphe destiné à rendre hommage aux travaux de l'équipe pastorienne. Après plus de dix ans, ces événements me laissent encore un goût d'amertume, même si je reconnais que, paradoxalement, l'extraordinaire publicité que Gallo fit autour de son virus rejaillit sur le nôtre. Pour toute la communauté scientifique, la cause était désormais entendue : le LAV/HTLV3 était bien la cause du SIDA, point final.

Pour mes chers collègues français, la lumière était enfin venue d'Amérique. Il était temps. Car il fallait très vite penser aux applications. Alors que quelques semaines plus tôt, un test de dépistage du LAV dans les centres de transfusion semblait trop coûteux et inutile, nos partenaires industriels commencèrent à se mobiliser et à nous demander notre assistance technique.

Aux États-Unis, le National Institute of Health lança un appel d'offre auprès des différentes entreprises intéressées et, finalement, fit l'adjudication d'un litre de culture de cellules infectées par le HTLV3 à cinq sociétés de taille importante qui avaient une grande expérience des tests de diagnostic : Abbott, Dupont, Ortho, etc. En France, il n'y eut pas d'appel d'offre puisque, par convention, notre invention devait être exploitée par la filiale industrielle de Pasteur, l'IPP, qui avait été scindée en deux au début de 1984 et dont la partie diagnostic était contrôlée par Sanofi (Diagnostics Pasteur), tandis que la partie vaccin était associée à Mérieux.

Diagnostics Pasteur était alors une petite entreprise. Voilà qui rend d'autant plus remarquable le fait que le transfert de technologie du laboratoire à la production industrielle se soit fait aussi vite. En fait, les techniciens et ingénieurs de DP furent les premiers à bénéficier du laboratoire de sécurité P3 que je réclamais pour nous-mêmes dès août 1983. Finalement, la direction de Pasteur avait pris la décision de le construire sur ses fonds propres en janvier 1984. Il fut achevé en juin 1984 et servit aux ingénieurs de DP, avant qu'ils n'installent la production virale dans leur propre laboratoire, à Garches.

Pour produire en masse du virus, il fallait aussi bénéficier d'une lignée de cellules produisant le virus à haut titre. Nous pouvions obtenir des quantités non négligeables de virus au laboratoire sur des lymphocytes de donneurs de sang. C'était ce même procédé qui avait permis à Kari Cantell en Finlande de produire en masse de l'interféron, avant que ce dernier ne soit obtenu par génie génétique à partir de bactéries. Il aurait donc été possible d'adapter ce procédé à l'échelle industrielle, faute de mieux. Mais le mieux arriva vite : dès le début 1984, nous avons disposé d'une lignée tumorale dérivée de lymphocytes B qui produisait le virus MT sans être tuée par ce dernier. Il fallait seulement changer de temps en temps les cellules, car le rendement baissait. Puis vint, grâce à une collaboration britannique, une lignée T encore meilleure, la CEM, dérivée d'une leucémie lymphoïde aiguë d'un enfant.

En septembre 1983, la Communauté européenne commença à s'intéresser au SIDA. Un groupe européen de travail sur le SIDA fut créé à Bruxelles. Une de ses premières initiatives fut d'ailleurs de nous inviter Robert Gallo et moi-même à exposer nos résultats, respectivement sur le HTLV1 et le LAV. Beaucoup de participants parurent convaincus par le LAV, en particulier le représentant anglais David Tyrell en informa Robin Weiss, spécialiste des rétrovirus à Londres.

Celui-ci me téléphona pour me proposer d'envoyer une de ses jeunes collaboratrices, Rachanee Cheingsong-Popov, pour apprendre les techniques de croissance du LAV sur lymphocytes. Celle-ci vint donc en stage dans mon laboratoire en février 1984 et remporta la souche BRU/MT2 [15]. Deux mois plus tard, elle revint dans mon laboratoire apportant avec elle une souche CEM infectée par ce virus. Puisque nous avions déjà tenté des mois auparavant la même expérience avec la souche BRU fraîchement isolée et que cet essai avait été négatif, je crus – à tort – que ce qui avait changé, ce n'était pas notre virus, mais les cellules CEM de Robin Weiss qui devaient êtres différentes des nôtres. Entre nos mains, la souche londonienne apparut en effet particulièrement riche en virus.

Je commençai donc à proposer à Robin Weiss et à l'institution dont il était alors le directeur, les laboratoires de cancérologie de l'Institut Chester-Beatty, une collaboration pour une application industrielle de cette lignée. Cependant, avant de la transmettre à Diagnostics Pasteur, je vérifiai qu'elle était dépourvue de mycoplasmes, lesquels contaminent fréquemment de telles lignées tumorales. La réponse du laboratoire spécialisé arriva : ces cellules étaient remplies de mycoplasmes et, de ce fait, mouraient très rapidement après l'infection. Elles étaient donc inutilisables à l'échelle industrielle.

Je résolus alors de m'adresser à la « bibliothèque des cellules », l'American Cell Type Collection, pour revenir à la CEM originelle, telle qu'elle avait été déposée par Foley, son « inventeur » américain, en 1965. Celle-ci était garantie sans mycoplasme (en fait, elle avait une contamination résiduelle très faible) [16]. Dès avril 1984, nos tests ELISA de laboratoires, fabriqués à partir de virus produit sur lignée B, donnaient la même bonne réponse sur des sérums codés que nous avait remis le CDC que l'ELISA du virus produit sur la lignée H9 de Robert Gallo.

Lors de cette fameuse réunion avec Robert Gallo en avril 1984 à Paris, nous avions accepté d'échanger nos virus. Sans enthousiasme, car, me rappelant la phrase de Mika Popovic m'indiquant qu'il avait trouvé comment faire pousser notre virus, je pensais que le laboratoire de Gallo aurait dû faire seul cette comparaison. Cependant, il fut décidé qu'un collaborateur de Gallo, Sarngadharan, dit Sarang, devait apporter du virus inactivé « HTLV3 » dans mon laboratoire afin que l'on puisse comparer bord à bord, par électrophorèse en gel, ses protéines avec celles du LAV, et leur réactivité vis-à-vis de sérum de patients. Sarang arriva le 15 mai 1984 avec du virus vivant et des cellules H9 infectées, ce que je n'avais pas demandé ! Bien entendu, la comparaison montra que les virus étaient frères. C'étaient même, je le saurai plus tard, de vrais jumeaux ! Il y eut quelques discussions d'interprétation sur les protéines de surface. À l'époque, ni l'équipe de Gallo ni la mienne n'avaient identifié la « grande » protéine de surface du virus, celle qui est pourtant si précieuse pour détecter les anticorps contre le virus. Cette protéine, la gp120, sera détectée à l'automne 1984, indépendamment par Max Essex et moi-même. En revanche, la technique dite du Western Blot avait permis à Gallo et à ses collaborateurs d'identifier la gp41, la « petite » protéine de membrane qui sert de support à la grande protéine. Nos techniques n'avaient pas permis de la détecter, d'autant qu'on pouvait la confondre avec une protéine cellulaire emportée par le virus, l'actine, et aussi avec un précurseur des protéines *gag* du virus.

La deuxième comparaison devait avoir lieu à Bethesda dans le laboratoire de Gallo. Il s'agissait de comparer les acides nucléiques, grâce à ce qu'on appelle des cartes de restriction : ce sont, pour les gènes, l'équivalent de la ponctuation pour un texte. Si la ponctuation est la même, les mots eux aussi doivent être identiques.

Dans nos deux laboratoires, la course au clonage moléculaire des gènes du virus avait commencé. Mais le laboratoire de Gallo, qui avait davantage de moyens dans ce domaine, était plus avancé. Il avait déjà comparé la carte de restriction de plusieurs isolats de virus et trouvé des différences qui révélaient déjà l'extrême variabilité du virus. Ô surprise, les deux cartes de restriction de l'HTLV3B et du LAV/BRU étaient rigoureusement identiques !

En juillet-août 1984, Gallo me téléphona pour m'annoncer ce résultat surprenant en laissant entendre que j'aurais pu contaminer notre LAV avec le virus vivant que Sarang avait apporté en mai 1984 dans notre laboratoire. Gallo raconte que je n'ai pas eu de réaction. Si nous avions utilisé des visiophones, il m'aurait vu littéralement bondir de mon fauteuil, au bord de l'apoplexie ! Je lui rétorquai que s'il y avait eu contamination, elle ne pouvait avoir eu lieu qu'en sens inverse. En effet, j'avais envoyé le LAV/MT2 à d'autres laboratoires que le sien, notamment à Malcolm Martin, un de ses collègues du NIH, dès avril 1984, avant que nous ayons reçu le HTLV3B, et Malcolm trouvait également une carte de restriction identique.

Je commençai sérieusement, dès cette époque, à me demander, avec les jeunes biologistes moléculaires qui m'entouraient, si le HTLV3-B n'était pas un autre nom de baptême du LAV...

L'étude du LAV par biologie moléculaire avançait rapidement dans nos laboratoires. Et pourtant le démarrage avait été très difficile. J'avais confié à Marc Alizon, un jeune médecin qui faisait son service militaire à l'hôpital Percy et était détaché dans mon laboratoire, la tâche ardue de cloner dans des bactéries l'ADN synthétisé à partir de l'ARN viral par la transcriptase inverse. Grâce à cette sonde, il fallait ensuite pêcher par hybridation l'ADN proviral constituant dans les cellules infectées toute l'information génétique du virus. Dans une troisième phase, le séquençage permettrait de connaître les neuf mille enchaînements des quatre types de bases (quatre lettres d'un alphabet) constituant le code génétique du virus et de déterminer combien il y avait de gènes et de protéines qui pouvaient être synthétisés à partir de ce code. La première phase fut réalisée, non sans mal, par Marc Alizon. Une équipe plus étoffée, composée de collaborateurs de Pierre Tiollais, Pierre Sonigo et Simon Wain-Hobson, vint se joindre à lui pour réaliser la seconde phase. Enfin, pour la troisième, la direction de l'Institut, qui commençait à comprendre l'importance du SIDA et de cette recherche, ajouta deux jeunes chercheurs, Olivier Danos et Stuart Cole, « empruntés » à d'autres laboratoires de Pasteur. Ces « cinq mousquetaires », extraordinairement motivés, travaillant nuit et jour, parvinrent à la séquence en un temps record, rattrapant ainsi tout notre retard par rapport aux équipes américaines. Et pourtant, autour de Robert Gallo, il y avait une vingtaine de chercheurs, certains provenant de grands laboratoires pharmaceutiques [15]. En novembre 1984, en tout cas, la séquence de LAV/BRU/MT2 était terminée à Pasteur.

J'étais invité, ainsi que Jean-Claude Chermann, à participer à un congrès sur les virus du SIDA organisé au NIH par Sam Broder. Jean-Claude Chermann étant indisponible, je propose à Sam Broder d'inviter à sa place Simon Wain-Hobson pour qu'il présente la structure des gènes du LAV. Il y avait bien des choses étonnantes dans cette structure. Outre les gènes classiques présents chez tous les rétrovirus, Simon Wain-Hobson et ses collègues avaient identifié toute une série de petits gènes qu'ils appelaient par des lettres F, Q, R, S, T. Ces petits gènes n'existaient pas chez les rétrovirus connus des animaux. En outre, la séquence du LAV le plaçait tout à fait à l'opposé du HTLV dans l'arbre généalogique des rétrovirus, confirmant ainsi son classement parmi les lentivirus. Je sentais Sam Broder très réticent en ce qui concernait la présentation de Simon Wain-Hobson. Finalement, j'obtins qu'il eût le même temps de parole que moi-même : vingt minutes.

Arrivé à Bethesda, je devinai pourquoi. L'équipe du NCI n'était pas tout à fait prête pour présenter la séquence du HTLV3, car elle avait du mal à l'interpréter. On voulait à tout prix que l'ordre des gènes soit le même que ceux des HTLV1 et 2, car il fallait faire entrer le nouveau virus du

SIDA dans la famille des HTLV. En fait, quand Simon Wain-Hobson présenta les nouveaux gènes du LAV, les mines des Américains s'allongèrent : ils avaient « raté » un gène. À la pause café, Paul Luciw me confirma qu'il trouvait la même structure que Simon Wain-Hobson dans le virus isolé indépendamment par Jay Levy à San Francisco.

Annoncer des résultats à un congrès public implique que la publication est proche. Simon Wain-Hobson avait téléphoné à l'éditeur adjoint de *Nature*, Peter Newmark, pour lui demander si la revue accepterait de publier notre séquence. La réponse avait été oui. Mais, à son retour à Paris, une désagréable surprise l'attendait alors qu'il s'apprêtait à envoyer le manuscrit. Peter Newmark n'était plus d'accord : il allait seulement publier la séquence de Gallo, qu'il avait reçue la première. Coup de Trafalgar envers un citoyen britannique [18] ! Les Américains s'étaient probablement rendu compte que les deux séquences allaient être identiques, ce qui démontrerait au monde entier que les deux virus n'étaient qu'un. En outre, la rumeur courait qu'un émissaire de Gallo s'était rendu à Londres pour corriger sur épreuves au moins une des erreurs d'interprétation de la structure des gènes, erreur qu'ils avaient comprise après l'exposé de Wain-Hobson. Il fallait trouver une revue du calibre de *Nature* capable de publier très rapidement notre séquence.

Nous avions des doutes sur *Science*, dont nous savions qu'elle « prenait » la séquence de San Francisco. Restait une troisième, *Cell*, fondée par un transfuge de *Nature*, Benjamin Lewin. Il se trouvait qu'un camarade de Marc Alizon, Pascal Madaule (fils de Jacques Madaule), effectuait un stage dans le laboratoire de Richard Axel, à l'université Columbia de New York. Ce dernier était un ami de Benjamin Levine. Le téléphone fonctionna donc fort activement entre Paris, New York et Boston. Benjamin Lewin accepta de publier notre séquence dans le numéro de janvier de *Cell*. Je me souviens que nous guettions avec anxiété les parutions de *Nature*. Rien ! Finalement, le troisième numéro de janvier de *Nature* publia la séquence de Gallo. *Cell* était déjà paru depuis plusieurs jours. Il y avait dix-neuf signataires pour l'article de *Nature*, les cinq mousquetaires seulement pour l'article de *Cell*. Les deux séquences étaient identiques aux erreurs expérimentales près.

Début janvier, Peter Newmark m'avait téléphoné : il s'était ravisé et *Nature* était prête à publier notre séquence... dans un numéro postérieur à celui dans lequel paraîtrait l'article de Gallo. Je refusai avec hauteur cette proposition insolente. Je me suis souvent demandé pourquoi l'éditeur de *Nature* avait toujours nettement penché, dans la querelle et la compétition qui existait entre nos deux équipes, pour Robert Gallo. John Maddox, l'éditeur de *Nature*, ne me cachera pas, au cours d'un tête à tête que j'eus avec lui quelques années plus tard, qu'il avait des relations amicales, presque une relation de père à fils, avec Gallo. En outre, bien qu'éditée à Londres, *Nature* a l'essentiel de ses lecteurs aux États-Unis. Ceci explique-t-il cela ?

Quoi qu'il en soit, l'identité des deux séquences était fort troublante. La contamination du HTLV3B par le LAV, reçu à deux reprises et propagé dans le laboratoire du NIH, était l'hypothèse la plus probable. L'autre hypothèse était que le patient BRU et le patient qui était à l'origine du HTLV3B s'étaient rencontrés à New York et transmis l'un à l'autre le virus. On sait aujourd'hui que même dans ce cas les deux virus auraient dû être plus différents.

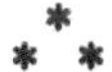

Un autre motif de querelle entre Français et Américains était toujours la classification du virus et son nom. L'appartenance du virus du SIDA au groupe des lentivirus était pour nous une évidence. R. Gallo, de son côté, s'obstinait à le classer dans les HTLV, pour justifier son nom de HTLV3.

La revue *Science* publia un article de son groupe montrant des homologies de séquences entre HTLV1, 2 et 3. Puis curieusement, des homologies de séquences avec le prototype des lentivirus, le Visna du mouton. Les deux résultats se sont révélés entièrement faux, et il ne reste rien de ces deux articles. Nous nous demandions sérieusement si *Science*, n'allait pas faire concurrence au *Journal des résultats irreproductibles* ! L'équipe de Pasteur, pour en avoir le cœur net, fit également en un temps record la séquence du Visna, à partir d'un clone que lui avait donné un spécialiste américain, Hashley Haase. D'une part, il n'existait pas d'homologie significative entre les séquences de Visna et de LAV, ce qui, entre parenthèses, éliminait les théories fumeuses d'un Berlinois de l'Est, Jacob Segal, selon lequel le virus du SIDA serait une construction faite par l'homme à partir du virus Visna et d'un virus de bovin. D'autre part, l'ordonnancement des gènes était le même, les mêmes petits gènes régulateurs existant dans le Visna, ce qui confirmait l'appartenance du virus du SIDA au groupe des lentivirus. Malgré cela, Gallo continuait à discuter cette appartenance, au fil des congrès auxquels nous participions. Son propre laboratoire avait cependant mis en évidence entre-temps, une propriété importante du virus du SIDA qui le rapprochait encore plus du Visna : la capacité à se multiplier dans les macrophages, y compris les macrophages du cerveau.

L'équipe des biologistes moléculaires de Pasteur, décidément pleine d'ardeur, s'attaqua au problème de la variabilité et de l'origine du virus en faisant la séquence complète de deux isolats provenant du Zaïre. Mon intérêt pour le SIDA africain avait commencé très tôt. En 1983, une équipe zaïroise, belge et américaine, dirigée par Peter Piot et Jonathan Mann, avait diagnostiqué des cas de SIDA dans un hôpital de Kinshasa. Une trentaine de cas avaient été observés avec les moyens du bord : il y avait autant de femmes que d'hommes, ce qui démontrait pour la première fois la transmissibilité hétérosexuelle de la maladie. Peter Piot avait gardé précieusement les sérums de ces malades. À la fin de 1983, disposant déjà depuis plusieurs mois d'un test fiable de détection des anticorps contre le LAV (RIPA), je lui proposai de rechercher en aveugle (ses sérums avaient un numéro de code) la présence d'anticorps anti-LAV. Peter Piot accepta avec enthousiasme. Par téléphone, je lui donnai les résultats : tous les patients chez qui le diagnostic du

SIDA avait été porté sur une base clinique et sur la chute des lymphocytes étaient séropositifs pour la protéine *gag* du LAV. Peter Piot me raconta plus tard que ce fut la plus belle émotion de sa carrière de chercheur. Nous avions également isolé en septembre 1983 un virus identique à BRU, LOI et LAI, à partir du sang d'une patiente zaïroise hospitalisée dans le service du Dr Vildé à l'hôpital Claude Bernard, Mme E. Cette dernière mourut huit jours plus tard. Son virus se trouve toujours dans nos congélateurs. Il a été séquencé par l'équipe pastorienne, ainsi qu'un autre virus isolé d'un jeune enfant zaïrois, MAL. Ce dernier, qui souffrait d'anémie liée à un paludisme chronique, avait été infecté par transfusion et en était au stade des adénopathies. Ses frères et sœurs ainsi que ses parents étaient séronégatifs, ce qui montrait que le virus ne se transmettait pas par les moustiques et autres insectes piqueurs, ni par les contacts de la vie courante.

La comparaison des deux séquences africaines avec BRU fut très instructive : les séquences divergeaient entre elles d'environ 25 % au niveau de l'enveloppe, et aussi par rapport à BRU. Ainsi, la variabilité des virus africains était bien supérieure à celle des virus européens ou nord-américains. Cette notion a été confirmée depuis. Il existe en effet des centaines de séquences effectuées de par le monde. Elles sont stockées dans des banques de données. Jerry Meyers à Los Alamos se consacre à leur comparaison systématique. Il a pu ainsi discerner six, puis neuf sous-groupes, la plupart en Afrique.

Mais une variabilité plus importante apparut dans mon laboratoire à l'automne 1985. Elle devait conduire à la découverte d'un autre type de virus associé au SIDA, le VIH2. Une microbiologiste de Lisbonne, Odette Santos-Ferreira, vint en stage dans mon laboratoire à cette époque. Elle suivait avec un clinicien, le Dr Jose-Luis Champalimaud, plusieurs patients qui avaient tous les signes du SIDA mais étaient séronégatifs. Ces patients étaient tous des Africains originaires de Guinée-Bissau, ancienne colonie portugaise. Odette Santos-Ferreira apportait avec elle des tubes de sang prélevé le matin même chez ses patients, afin que nous puissions rechercher un rétrovirus. Aussitôt dit, aussitôt fait. Entre les mains de ma collaboratrice expérimentée Denise Guétard, plusieurs cultures de lymphocytes produisirent effectivement un rétrovirus, qui avait la même activité transcriptase inverse que notre VIH. Ces virus furent analysés de deux manières : par leurs protéines et par leur ARN.

Les protéines avaient une taille un peu plus grande que celles du virus BRU, et les protéines *gag* étaient reconnues par les anticorps dirigés contre les *gag* de BRU. Mais la protéine d'enveloppe était si différente par ses séquences en acides aminés qu'elle n'était pas reconnue par les anticorps dirigés contre l'enveloppe du virus BRU. À l'hôpital Claude Bernard, un malade originaire du Cap Vert posait depuis des années la même énigme : il avait le SIDA mais était séronégatif. Françoise Brun-Vézinet isola le virus et il apparut qu'il était du même type que ceux des malades de Lisbonne. En fait, si ces patients avaient eu des anticorps contre les protéines *gag*, ils auraient au moins donné une réponse douteuse dans les tests de dépistage. Mais ils avaient perdu ces anticorps, ce qui arrive souvent dans la phase avancée du SIDA, et ne conservaient plus que des anticorps contre l'enveloppe du virus, beaucoup plus différente.

L'analyse moléculaire effectuée par François Clavel confirma ces données, et quelques mois plus tard, le clonage et le séquençage du virus de ROD (le patient de Claude Bernard) furent exécutés en un temps record par une partie de l'équipe de biologistes moléculaires qui avait déjà effectué le séquençage de BRU.

Restait à donner des noms aux deux types de virus. Robert Gallo n'avait jamais voulu retirer le nom de HTLV3, qu'il avait à tort donné au premier virus du SIDA. Selon l'usage, il revenait aux premiers découvreurs du virus de donner un nom au virus : nous avions LAV et IDAV et il était clair que HTLV3 = LAV = IDAV.

L'affaire s'était compliquée du fait qu'un collègue et ami de Gallo, Max Essex, avait baptisé HTLV4 un virus isolé chez des prostituées sénégalaises en bonne santé. Francis

Barin, à Tours, avait observé qu'elles avaient des anticorps plus prononcés contre un virus isolé par Ronald Desrosiers et son équipe, au Centre de primates de Nouvelle Angleterre, chez des macaques atteints d'une maladie analogue au SIDA humain. Ce virus de singe avait été baptisé STLV3 (S pour *simian*), sans doute pour faire plaisir à l'équipe du NIH. Bataille de noms qui tournera court, car dès que l'analyse des séquences moléculaires fut effectuées, Essex dut reconnaître que « son » HTLV4 n'était qu'une contamination du virus de singe isolé par Desrosiers. Mais les prostituées sénégalaises étaient bien infectées par un virus du même type que celui de Guinée-Bissau.

Un comité de nomenclature fut constitué, présidé par Harold Varmus, spécialiste des rétrovirus aviaires et actuel directeur du NIH. Il trancha en faveur du terme HIV pour *Human Immune Deficiency Virus*. Je m'y ralliai en obtenant de l'OMS que le terme eût sa traduction française, VIH. Je baptisai aussitôt VIH2 le virus portugais, par opposition au VIH1, qui recouvre tous les premiers virus analogues à BRU. Le virus du singe devint SIV pour *Simian Immune Deficiency Virus*. Une collaboration entre les équipes de Ronald Desrosiers et de Pierre Tiollais à l'Institut Pasteur permit d'effectuer rapidement la séquence du virus prototype.

Gallo et Essex bataillèrent quelque temps contre la nouvelle nomenclature, puis s'y rallièrent. Nous étions alors en plein conflit juridique entre l'Institut Pasteur et le NIH. Ce dernier avait pris des brevets sur le HTLV3, qui avaient été acceptés par les autorités américaines, alors que le brevet du LAV déposé bien avant, en décembre 1983, n'avait pas été accepté [19]. Il s'ensuivit une longue bataille entre cabinets d'avocats américains qui ne se termina qu'en mars 1987 par l'accord « historique » signé par les directions du NIH et de l'Institut Pasteur, et entériné par Ronald Reagan et Jacques Chirac. Les deux brevets devenaient la copropriété des institutions qui s'en partagèrent les royalties [20].

Une histoire des contributions respectives des deux équipes fut écrite par Robert Gallo et moi-même et publiée dans la revue *Nature*. Dans les discussions ardues qui précédèrent cet accord, plusieurs de nos collègues jouèrent un rôle de médiateurs, je voudrais mentionner et remercier particulièrement Jonas Salk.

Il y avait partage égal entre les institutions, mais pas entre les inventeurs. Les trois Américains, Robert Gallo, Mika Popovic et Sarang, touchèrent régulièrement chacun cent mille dollars par an (soit environ six cent mille francs). Depuis 1985, les Français ne touchèrent rien pendant plusieurs années, car on commença par déduire tous les frais d'avocats de leur pourcentage de royalties. Puis, quand, en 1991, arrivèrent les premiers soldes « positifs », la contrepartie financière attribuée aux inventeurs français fut loin d'être équivalente à celle de nos collègues américains.

La connaissance de la séquence du VIH1 et la découverte du VIH2 marquent rétrospectivement des étapes importantes dans nos recherches. Les bases des connaissances virologiques et moléculaires sont désormais posées. Forts de cet acquis, nous pouvons approfondir ces connaissances à la lumière de l'évolution de la maladie. Désormais, les équipes travaillant sur le SIDA, y compris la nôtre, se scindent en petits groupes travaillant sur des sujets de plus en plus pointus. L'étude du SIDA devient presque une discipline à elle seule. Deux voies nouvelles importantes se dessinent pour nous : comprendre tout d'abord pourquoi, avec si peu de lymphocytes infectés, le virus détruit le système immunitaire ; mieux connaître le rôle des cofacteurs et en particulier des mycoplasmes dans le développement de la maladie. Mais déjà on a quitté l'épopée des origines pour entrer dans une histoire plus banale, celle qui s'écrit au jour le jour. Elle repose sur des progrès moins spectaculaires, plus modestes en apparence. En apparence seulement.

Chapitre 3

Histoire d'une maladie

« Avant l'apparition du SIDA, un inventeur de jeux électroniques avait dessiné la progression du SIDA dans le sang. Sur l'écran du jeu pour adolescents, le sang était un labyrinthe dans lequel circulait le Pacman, un shadok jaune actionné par une manette, qui bouffait tout sur son passage, vidant de leur plancton les différents couloirs, menacé en même temps par l'apparition proliférante de shadoks rouges encore plus gloutons. Si l'on applique le jeu du Pacman, qui a mis du temps à se démoder, au SIDA, les T4 formeraient la population initiale du labyrinthe, les T8 seraient les shadoks jaunes, talonnés par le virus VIH, symbolisé par les shadoks rouges, avides de boulotter de plus en plus de plancton immunitaire [1]. » C'est ainsi qu'Hervé Guibert décrivait le processus qui conduit à la maladie. En fait, les choses sont nettement plus complexes qu'il ne pouvait l'imaginer.

Le SIDA est d'origine virale. Sa gravité vient du fait que l'agent infectieux qui en est la cause est un rétrovirus affectant surtout les cellules du système immunitaire. Maladie chronique, son évolution est en général lente : dix ans s'écoulent dans un peu plus de la moitié des cas entre la contamination et le moment où le patient, qui ne présentait jusque-là presque aucun signe clinique, développe la maladie. Dans l'intervalle, il est « séropositif ».

Qu'est-ce qu'un virus ?

Autrefois, le mot « virus » signifiait principe de virulence et s'appliquait à toute maladie. Lorsque à la fin du XIXe siècle, l'origine bactérienne des maladies infectieuses a été reconnue, le mot « virus » ou « virus filtrants » a été appliqué à des agents transmissibles qui sont invisibles au microscope et passent à travers les filtres de porcelaine qui retiennent les bactéries. C'est ainsi qu'on a démontré l'origine « virale » de maladies affectant des plantes, comme la mosaïque du tabac, puis de maladies animales et humaines, comme la grippe, la poliomyélite, la variole, etc. Mais ce n'est qu'à partir des années trente de notre siècle que des progrès décisifs ont été accomplis dans leur connaissance, grâce à la mise au point de procédés de culture cellulaire permettant l'analyse fine de leur cycle de multiplication. En outre, l'invention du microscope électronique a permis de les observer directement.

Sont-ils vivants ? Pas exactement. Car ils n'existent qu'à l'intérieur des cellules dont ils sont les parasites. On peut comparer leur action à celle d'une cassette contenant des informations. L'appareil de lecture, c'est la cellule. Le programme génétique est inscrit sur la bande magnétique que forme l'ARN ou l'ADN. Il est des centaines de milliers de fois plus court que celui qui porte le programme génétique si complexe de la cellule. Pour survivre à l'extérieur de la cellule, un virus est enfermé dans une coque protectrice de protéines (dite capside), parfois entourée elle-même d'une enveloppe de lipides. La capside, ou l'enveloppe, porte des protéines qui ont pour but de fixer le virus à la cellule réceptrice. Après cette fixation, les constituants internes du virus passent dans la cellule, et l'ARN ou l'ADN du virus commencent leur travail. Des enzymes spécifiques au virus produisent des milliers de copies qui sont autant de messages dirigeant la synthèse des protéines virales, lesquelles forment de nouvelles particules (dites virions) qui vont sortir de la cellule, par la lyse de cette dernière ou par bourgeonnement à la surface de la cellule.

Les rétrovirus, groupe auquel appartient le virus du SIDA, sont des virus à enveloppe qui mesurent un dix-millième de millimètre et qui ont la particularité de posséder un ARN qui, grâce à une enzyme spécifique, est transcrit en une copie d'ADN à l'intérieur de la cellule. C'est cette copie qui parvient à s'intégrer au sein des longs rubans de l'ADN cellulaire qui constituent les chromosomes. L'ADN du virus (on dit le provirus) comporte un ensemble de gènes qui sont à nouveau transcrits en ARN dits messagers, parce qu'ils induisent la synthèse des protéines du virus, qui s'assemblent pour former des particules virales qui bourgeonnent à la surface de la cellule. Le cycle peut alors recommencer.

La phase d'intégration du provirus aux chromosomes de la cellule peut être « muette » : la bande magnétique du virus peut ne pas être lue, et la cellule peut se diviser en transmettant les gènes viraux à sa descendance. Cependant, l'insertion des gènes viraux peut altérer la lecture des gènes cellulaires voisins. C'est ainsi que des rétrovirus modifient la cellule et la cancérisent. Beaucoup de rétrovirus des animaux sont en effet à l'origine de leucémies, certains causent des tumeurs mammaires, d'autres des sarcomes. Chez l'homme, on ne connaît pour l'instant qu'un seul rétrovirus associé à une forme rare de leucémie, le HTLV *(Human T Leukemia Virus)*.

Cependant, certains rétrovirus ne sont pas associés à des cancers, mais à des pathologies lentes et dégénératives : on les appelle de ce fait « lentivirus » ou « rétrolentivirus ». Leur prototype chez l'animal est le virus Visna du mouton, qui cause au bout de plusieurs années une pneumonie ou une encéphalite dégénérative chez cet animal. Le rétrovirus du SIDA appartient à ce groupe, mais comme ses cousins chez les singes, il a une affinité particulière pour certaines composantes du système immunitaire, les lymphocytes T4.

Le *VIH*

Les particules virales ont la forme de petites sphères et chacune porte environ quatre-vingts petites pointes arrondies en forme de patère. Chaque patère contient plusieurs molécules d'une grande protéine [2], la gp120, qui a une très haute affinité pour les récepteurs spécifiques des lymphocytes T4 (ou CD4). Associées à des protéines plus petites transmembranaires, dites gp41, les molécules de gp120 permettent, après l'accrochage initial du virus sur la cellule, la fusion de l'enveloppe du virus avec la membrane de la cellule et ainsi le passage des constituants internes du virus à l'intérieur de la cellule. Il est probable que cette fusion dépende d'un changement de structure de la gp120, lui-même lié à une fixation d'une de ses parties à un autre récepteur de la surface de la cellule.

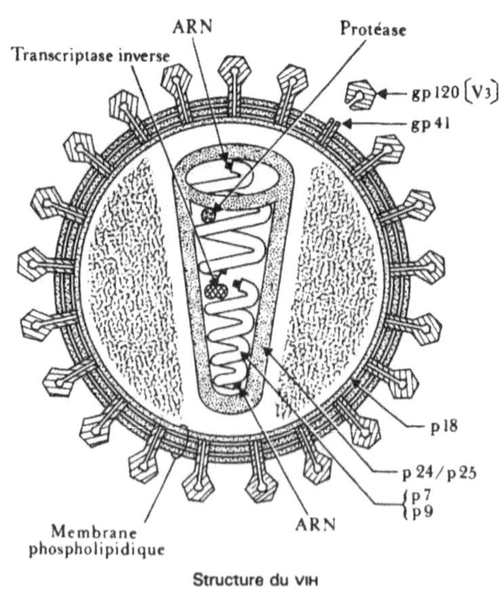

Structure du VIH
D'après Charles Dauguet.

Les composants internes du virus, ceux qui pénètrent dans la cellule, constituent la nucléocapside, faite de deux molécules identiques d'ARN et de protéines, parmi lesquelles la fameuse enzyme de réplication, la *transcriptase inverse*, et de protéines internes d'emballage dont les principales sont les p24 (encore appelées p25), p18, p7 et p9. Ces protéines internes sont codées par un gène appelé *gag* et d'abord synthétisées sous la forme d'un long ruban qui est ensuite découpé par une autre enzyme spécifique du virus, dite *protéase*. Beaucoup de recherches ont porté sur la mise au point des inhibiteurs spécifiques de ces deux enzymes, la transcriptase inverse et la protéase.

L'organisation du programme génétique du VIH est encore plus complexe. Il existe à l'extrémité des gènes une commande de leur expression dont la régulation est multiple : elle dépend à la fois de gènes viraux, dits de régulation, et de gènes cellulaires.

Les rétrovirus en général ont besoin, pour intégrer leur provirus dans l'ADN cellulaire, que cet ADN soit lui-même en voie de réplication, donc que la cellule soit en phase de multiplication active.

Le VIH n'a pas de besoins aussi stricts ; il peut intégrer son ADN proviral dans les chromosomes des lymphocytes T4, même si ceux-ci ne sont pas en train de se multiplier. Il suffit seulement qu'ils soient dans une phase préparatoire, dite d'activation. En fait, dans le système immunitaire, la plupart des lymphocytes, en particulier ceux qui circulent dans le sang, sont dans une phase de repos total. Le VIH peut y pénétrer, commencer la transcription inverse de son ARN en ADN, mais cet ADN n'est pas transporté dans le noyau ; il meurt sur place. En revanche, si le lymphocyte est activé, par exemple par un antigène spécifique, l'intégration de l'ADN proviral peut avoir lieu et son expression en ARN messager et protéines virales est possible. Certaines protéines cellulaires, synthétisées seulement dans les lymphocytes activés, peuvent en effet elles-mêmes activer la commande de l'expression des gènes du virus.

Un premier gène de régulation du virus, dit *tat*, est

essentiel. Il code pour une petite protéine qui, en se fixant sur le début des ARN messagers du virus, entraînera leur synthèse totale à un taux très important. La cellule va ainsi synthétiser dans son noyau des milliers de copies des messagers viraux.

Un autre gène de régulation, dit *rev*, permet le transport de certains de ces ARN messagers du noyau au cytoplasme ; ils dirigent la synthèse des protéines virales. Si *rev* ne fonctionne pas, seuls passent du noyau au cytoplasme les ARN messagers codant pour les protéines de régulation du virus, qui sont ainsi seules fabriquées, alors que les ARN messagers codant pour les protéines de structure sont bloqués dans le noyau.

Une autre protéine de régulation, *nef*, a un rôle encore plus subtil. Si de nouvelles particules virales sont synthétisées, elles tendent à se fixer sur les récepteurs T4 de la cellule encore disponibles ; ainsi, la cellule est perpétuellement réinfectée. La quantité de matériel viral est telle que la cellule ne peut la supporter et meurt très vite par un processus d'apoptose que nous décrirons plus loin.

Finalement, le paradoxe apparaît : plus la cellule meurt vite, moins elle produit de virus ; au contraire, si elle ne meurt pas, elle produit beaucoup plus de virus. Or, précisément, le virus a « inventé » le gène *nef*, qui code pour une protéine capable d'empêcher le recyclage des récepteurs T4 à la surface du virus. La cellule qui ne présente plus ce récepteur ne peut être réinfectée ; de ce fait, elle ne meurt pas aussi vite et produit davantage de virus. Il existe également d'autres « petits » gènes de régulation, qui ont leur utilité, mais dont les fonctions sont encore mal comprises (*vif*, *vpr*, *vpx*, etc.).

Il n'existe pas deux VIH identiques. Ce phénomène est dû au fait que la transcriptase inverse fait énormément d'erreurs. En général, les enzymes de réplication en font quelques-unes : par exemple, celle de l'ADN cellulaire se trompe une fois sur un milliard. La transcriptase inverse, elle, en commet environ une sur dix mille. Le cycle de réplication du virus est très rapide et le milieu cellulaire

DEUXIÈME PARTIE

Comprendre

ne comporte pas tous les composés nécessaires à la synthèse des protéines. L'enzyme se trompe parce qu'elle ne dispose pas des bons matériaux. On peut comparer cette situation à celle d'un imprimeur à qui il manquerait certaines lettres de l'alphabet pour imprimer un titre : ne disposant pas du a, il utiliserait par exemple le b. Qui plus est, le programme génétique du VIH ne dispose pas d'un système de correction des erreurs comme il en existe pour l'ADN cellulaire.

Les erreurs se font au hasard, mais seules les mutations compatibles avec la survie du virus persistent. Ce phénomène a lieu chez tous les êtres vivants, mais à un taux beaucoup plus faible. Ainsi, lors de la formation de l'embryon, presque toutes les erreurs génétiques conditionnant le développement sont éliminées puisqu'elles conduisent à la mort prématurée de l'embryon et à une fausse couche. Les maladies génétiques que l'on connaît sont compatibles avec la survie de l'embryon et de l'enfant après la naissance.

Si les erreurs de la transcriptase inverse sont trop nombreuses sur les parties *gag* ou *pol*, le virus ne peut exister en tant que tel : peu d'erreurs sont donc maintenues sur ces deux gènes. En revanche, à sa surface, le virus a « intérêt » à conserver les mutations pour échapper au système immunitaire. C'est ce qui explique la grande variabilité du gène *env*. Ainsi, le VIH se présente comme la *muleta* du torero devant le taureau : chaque fois, il offre au système immunitaire une passe différente qui le désoriente.

Tout cela met en jeu des systèmes complexes dont certains sont méconnus, mais cette variabilité s'inscrit parfaitement dans la stratégie du virus : persister le plus longtemps possible chez son hôte. C'est la raison pour laquelle le VIH varie en permanence chez une même personne et diffère encore plus d'une personne à l'autre. Cette variabilité génétique est une des difficultés propres à la mise au point d'un vaccin, car celui-ci doit, en théorie, être efficace contre tous les variants. Elle doit aussi être prise en considération dans le diagnostic de l'infection à VIH : il faut que les tests reconnaissent un maximum de parties conservées.

Les cellules cibles du VIH sont essentiellement les lymphocytes T4, qui portent une molécule (CD4) qui sert de récepteur au virus [3], mais aussi les macrophages, qui portent le même récepteur. Ces dernières cellules sont capables de phagocyter, d'avaler des particules étrangères et de présenter les fragments de la digestion aux lymphocytes T4 et T8. Quand elles ne sont pas activées, on les appelle monocytes. Des cellules dérivées des macrophages se trouvent dans de nombreux tissus, le cerveau, la peau, les ganglions lymphatiques ; elles peuvent également être infectées par le virus, ce qui explique la présence du virus dans de nombreux tissus et organes.

Grâce à la deuxième glycoprotéine de l'enveloppe, la gp41, une fusion de l'enveloppe du virus avec la membrane de la cellule cible se produit. Tout l'intérieur du virus pénètre dans la cellule, tandis que la glycoprotéine d'enveloppe reste à l'extérieur. Cette opération peut durer moins d'une heure. Sur un lymphocyte, il y a environ cinquante mille récepteurs CD4 auxquels peuvent se fixer des particules virales ou des enveloppes vides. Ces dernières, par simple contact avec les lymphocytes, pourraient induire leur mort prématurée.

Le VIH peut aussi infecter *in vitro* les lymphocytes B s'ils ont été transformés auparavant par une infection par le virus d'Epstein-Barr ou les lymphocytes T8 infectés par le HTLV1.

Le VIH se réplique toujours de la même manière dans la cellule qu'il infecte, selon un cycle commun à tous les rétrovirus. Les différentes étapes de ce cycle sont importantes à connaître car elles permettent de comprendre les mécanismes de l'infection. Surtout, chacune d'entre elles est une cible thérapeutique potentielle.

En résumé la réplication s'effectue en trois étapes :

– pénétration du virus dans la cellule : l'enveloppe du virus (gp110/gp 120) reconnaît le ou les récepteurs de la surface de la cellule à infecter, les membranes fusionnent et le virus pénètre dans l'ADN cellulaire ;

– insertion au hasard des gènes du VIH dans l'ADN de la cellule hôte, en deux étapes : par conversion de l'ARN viral en ADN grâce à l'enzyme transcriptase inverse, puis transport dans le noyau, intégration de l'ADN viral à l'ADN cellulaire des chromosomes grâce à une intégrase. Tout cela ne prend au virus que quelques heures si le lymphocyte est dans une phase d'activation favorable. Pour s'intégrer dans le matériel génétique d'une cellule, les rétrovirus ont le plus souvent besoin que la cellule soit activée, qu'elle se multiplie de manière intense. Il semblerait que, dans le cas du VIH, il suffise que l'ADN se prépare à la réplication. Si le lymphocyte revient à sa phase de repos, le cycle peut s'interrompre et le virus « dormir » jusqu'à une prochaine activation de la cellule ;

– expression de nouvelles particules virales si la cellule est à nouveau activée : transcription de l'ADN du virus intégré dans la cellule en ARN messagers, porteur passif de l'information génétique, qui quitte le noyau pour aller dans le cytoplasme ; synthèse des protéines du VIH à partir des ARN messagers ; assemblage des protéines virales qui se déplacent vers la surface cellulaire pour former des bourgeons et ainsi libérer dans le milieu des dizaines de nouvelles particules, prêtes à aller infecter d'autres cellules.

Comment détecte-t-on l'infection ?

Dès février 1983, nous avons mis au point dans notre laboratoire le premier test de détection des anticorps dans le sérum. Ce test (dit RIPA pour *Radio Immunoprecipitation Assay*), très sensible et spécifique, est toujours réservé aux laboratoires de recherche puisqu'il implique la culture de cellules infectées par le VIH et l'utilisation d'acides aminés radioactifs pour le marquage des protéines virales.

Cependant, il est aujourd'hui peu utilisé, d'autres techniques, aussi fiables et beaucoup plus aisées à pratiquer dans tous les laboratoires de biologie, ayant été élaborées.

Plusieurs types de techniques peuvent être pratiqués : on peut tout d'abord rechercher des anticorps sécrétés par un sujet infecté ; on peut aussi détecter le virus lui-même, l'ADN proviral et les protéines virales spécifiques dans le sang circulant.

La *recherche des anticorps,* la plus pratiquée, s'effectue dans le sérum, et éventuellement dans d'autres liquides physiologiques (la salive, les urines, le sperme, les sécrétions vaginales). Cette démarche sert aussi bien aux tests de dépistage qu'aux tests de confirmation.

Dans le cadre du *test de dépistage* ELISA (*Enzyme-Linked Immunosorbent Assay*), chaque sérum est déposé dans une cupule au fond de laquelle est fixé soit du virus entier, soit des parties du virus, soit des peptides synthétiques du virus. Des sérums contrôles positif et négatif sont systématiquement intégrés au test ; la lecture se fait à une certaine longueur d'onde et les résultats sont donnés par rapport au témoin négatif.

La législation impose en France l'utilisation de deux réactifs différents pour le dépistage. Si les deux tests sont négatifs, le sujet est séronégatif. En cas de positivité des deux tests ou de discordance entre eux, un test de confirmation Western Blot est nécessaire.

Dans le *test de confirmation Western Blot*, les protéines virales sont séparées selon leur taille puis transférées sur des bandelettes. Chaque bandelette teste un seul sérum ; des témoins, positif fort, positif faible et négatif, sont systématiquement inclus. La lecture des résultats se fait directement par la présence ou l'absence de bandes correspondant à certaines protéines virales. Le Western Blot permet de préciser les différentes protéines virales reconnues par les anticorps. L'Organisation mondiale de la Santé a formulé des recommandations précises pour l'interprétation des Western Blot qui sont utilisés internationalement. Une positivité est liée à la présence obligatoire d'anticorps contre les glycoprotéines externes gp160, gp120 et trans-membranaires gp41, et/ou d'anticorps contre les protéines internes. Un profil complet de Western Blot présente des anticorps contre les gp160, gp120, p68, p55, gp41, p40, p34, p24/25 et p17-18.

Le test ELISA donne une réponse du type « tout ou rien ». La grande majorité des sérums réagit de manière nette, au-dessus du seuil pour les positifs, au-dessous pour les négatifs ; mais certains sérums sont seulement très proches du témoin négatif, au-dessus ou au-dessous. Un test Western Blot montre alors quelles protéines virales sont reconnues par ces anticorps.

Lorsque le test ELISA est positif, ou limite, et que le Western Blot montre une seule bande ne permettant pas de conclure à une positivité avec les critères admis internationalement, un deuxième sérum est prélevé deux à trois semaines plus tard. S'il réagit de la même manière, sans évolution par rapport au premier, ou s'avère négatif, la personne est alors définitivement classée séronégative. On parle alors de « faux positif » par test ELISA. Par contre s'il s'agit d'une infection très récente, le deuxième test devient positif. Après une infection par le VIH, l'organisme a besoin de temps pour produire des anticorps : c'est ce que l'on appelle le temps de séroconversion. Dans cet intervalle, la personne est infectée, mais encore séronégative. Des cas bien documentés de contaminations professionnelles montrent une séroconversion entre trente-neuf et soixante-dix-sept jours après l'accident. Un consensus s'est établi pour l'estimer aux environs de trois mois. Scientifiquement, on ne peut exclure des séroconversions plus tardives, mais elles sont certainement très rares.

L'antigénémie (présence de protéines virales, donc de virus dans le sang) précède l'apparition d'anticorps décelables par les différentes techniques et révèle une infection qui peut être ou non accompagnée de signes cliniques. Elle est transitoire et disparaît quelques semaines après l'apparition des anticorps. Elle réapparaît de façon épisodique au cours de l'évolution de l'infection. Pour la *recherche de l'antigénémie*, un test ELISA spécifique permet de détecter la protéine virale p24/25 circulant dans le sérum des personnes infectées. Cette technique ne remplace pas l'isolement du virus, mais chez un séropositif, une antigénémie positive associée à une baisse d'anticorps anti-p24/25 semble avoir une signification péjorative pour l'évolution clinique du patient et peut aider à prendre une décision thérapeutique. La recherche de l'antigène est couramment pratiquée pour suivre les patients sous traitement anti-rétroviral, mais elle n'est pas toujours positive.

L'*isolement du virus* est une technique longue et onéreuse, réservée à des laboratoires de recherche équipés de pièces de haute sécurité. Le plus souvent, on utilise des lymphocytes du sang circulant mis en culture dans un milieu approprié, avec les facteurs de croissance nécessaires à leur multiplication. Les cellules sont ensuite cocultivées avec des lymphocytes de donneurs séronégatifs et entretenues pendant environ six semaines. Une technique récente permet de séparer et cultiver les lymphocytes T4 seuls, cible privilégiée du virus, l'isolement viral est ainsi facilité. La présence de virus est détectée par le dosage de l'activité de transcriptase inverse et la présence d'antigène p24/25 dans le surnageant de culture. Cette technique est utilisée pour le diagnostic précoce de l'infection chez le nouveau-né de mère séropositive. Dans de rares cas, elle est pratiquée pour confirmer un diagnostic chez des personnes pour lesquelles la sérologie est d'interprétation difficile et qui auraient pu être contaminées. C'est dans ce contexte que l'on isole de nouvelles souches virales qui sont des variants très éloignés des souches prototypes.

La *recherche de l'ADN viral par la PCR* (*Polymerase Chain Reaction*) permet d'amplifier jusqu'à cent mille fois une copie d'ADN ou d'ARN viral, qui peut ainsi être détectée. De grands progrès ont été réalisés pour standardiser la PCR. Mais elle reste encore réservée à des laboratoires très spécialisés. Elle est utilisée pour la recherche fondamentale, mais aussi par exemple pour préciser si un nouveau-né de mère séropositive est infecté ou non, en complément de l'isolement viral.

Les *méthodes de diagnostic rapide*, qui peuvent prendre quelques minutes, sont utiles en complément des tests classiques, dans le cas d'une réponse à donner rapidement, pour une greffe par exemple. En aucun cas, un résultat ne doit être donné au patient après utilisation de seuls tests rapides.

Des tests ELISA ont été adaptés pour la *recherche d'anticorps dans les urines*. Les résultats sont tout à fait satisfaisants, mais les urines doivent être conservées à +4° C. La *recherche des anticorps dans la salive* est plus facile : celle-ci est fixée sur un buvard gardé à température ambiante et peut être utilisée dans les trois semaines suivant le prélèvement. Ces deux approches différentes de la sérologie classique sont intéressantes dans la mesure où une prise de sang n'est plus nécessaire : on réalise donc des économies importantes, ce qui pourrait permettre aux pays en voie de développement de pratiquer des tests à moindre coût. Toutefois, leur facilité d'utilisation ne doit pas en faire des tests d'utilisation personnelle, sans contrôle médical, comme ceux du diagnostic de grossesse, en vente libre dans les pharmacies.

Des variants de virus échappent-ils aux tests ? La découverte du VIH2 permet de répondre. Certains patients, originaires de l'Afrique de l'Ouest, notamment de Guinée-Bissau, du Ghana, de Côte-d'Ivoire et des îles du Cap Vert présentaient tous des signes cliniques du SIDA, mais leur profil sérologique au Western Blot était incomplet : on ne pouvait conclure selon les critères internationaux en vigueur. L'isolement de virus à partir du sang circulant de certains de ces patients a permis de retrouver des anticorps contre toutes les protéines de ce nouveau groupe de virus, appelé VIH2. Les protéines du VIH2 sont de taille légèrement différente de celles du VIH1, et la majorité des tests ELISA permet de reconnaître les deux virus.

Dans des circonstances identiques, plusieurs laboratoires ont récemment isolé un virus à partir de patients atteints de SIDA, originaires du Cameroun ou partenaires sexuels de personnes en provenance de ce pays. Les protéines d'enveloppe diffèrent à 50 % de celles du VIH1, et davantage encore du VIH2.

Nous avons récemment isolé avec des collègues de l'hôpital de Reims et de la Pitié-Salpêtrière un virus de ce type à partir du sang circulant d'une patiente française. Ce virus et les autres isolats du même type constituent non pas un VIH3, mais un sous-groupe du VIH1 appelé VIHO. Certains tests, en particulier ceux qui utilisent des peptides de synthèse, détectaient mal ce nouveau sous-groupe. Ils ont été retirés du marché en France par l'Agence du médicament.

L'existence de nouveaux sous-groupes en Afrique suggère que les différents isolats de VIH auraient une origine ancienne distincte. Elle confirme que les VIH sont des virus présents chez l'homme depuis longtemps, bien avant que l'épidémie n'ait été détectée. La liste de tels variants n'est probablement pas complète. Avant d'affirmer l'absence de VIH chez un patient présentant les signes du SIDA, il est donc nécessaire d'effectuer tous les tests de détection actuellement existants.

Nous avons étudié plusieurs malades présentant tous les signes du SIDA mais chez lesquels nous n'avons pu trouver aucune trace de virus. Chez l'un d'entre eux, un mycoplasme, *Mycoplasma fermentans*, a été isolé sans qu'il soit possible de démontrer formellement le rôle causal de cet agent infectieux. Il faut se rappeler que l'homme, comme beaucoup de mammifères, héberge dans son matériel héréditaire des séquences de rétrovirus, dites endogènes, qui sont apparemment bien tolérées par l'organisme. On ne peut exclure que, dans certaines conditions pathologiques, la présence de leurs protéines en trop grande quantité puisse affaiblir le système immunitaire. Si cette éventualité existe, un tel « SIDA » ne serait pas transmissible. Des études épidémiologiques menées par l'OMS sur un certain nombre de cas n'ont pu mettre en évidence le caractère transmissible de ces « SIDA sans VIH ».

Le développement de la maladie

Chaque malade a sa propre histoire. Toutefois, les études réalisées sur des groupes de malades bien identifiés et suivis de très près ont permis de mettre en évidence certaines constantes dans l'évolution de la maladie.

Cette évolution est en général longue : après l'infection par le VIH, il s'écoule en moyenne une dizaine d'années avant que ne se manifestent des signes cliniques et biologiques. L'histoire naturelle de la maladie comprend plusieurs étapes bien définies : la primo-infection, la phase silencieuse et la maladie clinique. Dans un certain nombre de cas, la contamination se traduit par une infection aiguë dont les manifestations sont apparemment banales et qui dure de quelques jours à quelques semaines. La réaction de l'organisme à cette primo-infection est, on le sait aujourd'hui, déterminante pour l'évolution de l'infection. Ensuite vient une phase intermédiaire, silencieuse, qui peut durer de nombreuses années sans symptômes cliniques. Puis, au fil du temps, apparaissent des anomalies biologiques mineures qui s'amplifient petit à petit. Cette période était considérée il y a encore quelques années comme une phase de latence : le virus était supposé dormir dans les cellules qu'il avait infectées. On sait aujourd'hui qu'il continue d'être actif et se multiplie dans certaines cellules. Enfin, le système immunitaire est gravement perturbé et ne remplit plus ses fonctions ; des maladies opportunistes apparaissent, ainsi que certains cancers. Il s'agit alors du SIDA.

Cependant, les différences selon les individus sont importantes. Le groupe le plus ancien à avoir été suivi comprend 6 704 homosexuels et bisexuels de San Francisco, recrutés entre 1978 et 1980 pour un essai de vaccination contre l'hépatite B. 9 % d'entre eux sont infectés par le VIH : 1 % a développé la maladie au bout de deux ans ; 12 % au bout de cinq ans ; 51 % au bout de dix ans et 68 % au bout de treize ans et huit mois (dernière statistique connue). Cent treize séropositifs n'ont pas progressé vers le SIDA au bout de treize ans. L'évolution est assez semblable au sein de populations plus réduites, aussi bien chez les hémophiles [4], dont on connaît en général avec précision la date de contamination, que chez les toxicomanes, sur lesquels on a cependant moins d'informations. On peut donc penser que la durée d'incubation de la maladie est la même quelle que soit la manière dont la personne a été contaminée. Néanmoins, l'âge pourrait influencer la durée de vie : plus le sujet est âgé au moment de la contamination, plus l'évolution est rapide. On a également observé que plus le donneur de sang est avancé dans le SIDA, plus le transfusé qui a reçu son sang évolue vite vers la maladie. Il en va de même pour les mères séropositives qui contaminent leurs enfants : plus elles sont avancées dans la maladie, plus leurs enfants ont de risques d'être infectés. Dans les deux cas, une quantité importante de virus est transmise au moment de l'infection. Quant aux usagers de drogue intraveineuse, il est plus difficile d'obtenir des données fiables car la drogue elle-même porte atteinte au système immunitaire et les infections opportunistes peuvent être différentes de celles des homosexuels qui servent actuellement de base de référence. Ils souffrent en effet souvent de septicémies qui peuvent entraîner la mort. On ne peut dire aujourd'hui combien de personnes infectées seront encore en vie après vingt ans. Peut-être 5 ou 10 %. Nous manquons du recul nécessaire pour répondre à cette question.

Comment pareilles différences peuvent-elles s'expliquer ? En fait, plusieurs facteurs interviennent : ils sont liés à la nature même du virus, à son potentiel de variabilité, à la quantité reçue lors de l'infection, à la réponse de l'organisme, en particulier la réaction immunitaire au moment de la contamination, mais aussi peut-être à des cofacteurs infectieux qui peuvent intervenir en activant le système immunitaire, donc en augmentant le nombre de cibles du virus ou en activant les cellules qui gardent le virus à l'état latent. Quoi qu'il en soit, cette longue évolution d'une infection virale n'est pas particulière au SIDA humain. On la retrouve aussi chez les singes infectés par le SIV et chez des animaux infectés par d'autres rétrolentivirus, comme le Visna chez le mouton, le virus de l'anémie infectieuse chez le cheval, ou le virus de l'encéphalite chez la chèvre. Un autre rétrovirus humain, le HTLV, est à l'origine d'une leucémie qui apparaît plusieurs dizaines d'années après l'infection. Une maladie nerveuse dégénérative, la paraparésie spastique tropicale, semble également liée à l'infection par ce rétrovirus et survient après une longue période d'incubation.

La phase précoce

Les premières semaines qui suivent l'infection par le virus apparaissent aujourd'hui déterminantes pour l'évolution de la maladie, et ce quel que soit le mode de contamination, qu'elle soit sexuelle, sanguine, périnatale. Une infection aiguë, ou primo-infection, survient, qui dure quelques semaines. Le virus se réplique de manière soutenue dans les ganglions lymphatiques, premières barrières contre les agents infectieux, mais très peu dans le sang. C'est pourquoi il est difficile à isoler à ce stade.

Cette phase peut être cliniquement silencieuse, mais souvent elle se caractérise par les signes non spécifiques d'une infection virale aiguë, proche d'une grippe, de sorte que l'épisode passe fréquemment inaperçu. Plusieurs signes peuvent toutefois se trouver associés sur une période allant de une à plus de quatre semaines : une fièvre et des éruptions cutanées sont les manifestations les plus fréquentes, mais aussi des maux de tête, parfois des douleurs dans les muscles et les articulations, des diarrhées, un mal de gorge. Plus rarement, l'apparition de gros ganglions et de manifestations neurologiques témoignant du passage du virus dans le cerveau sont plus alarmants, mais ils régressent spontanément. Le malade consulte rarement à ce stade pour ces signes assez anodins, mais l'interrogatoire réalisé ensuite par le médecin peut permettre de dater la contamination. Des études récentes suggèrent que le délai d'apparition du SIDA-maladie est lié à la sévérité clinique de la primo-infection.

La réponse immunitaire à ce stade a lieu en plusieurs étapes, qui ne sont en rien spécifiques du SIDA. Tout d'abord, les macrophages interviennent ; puis on observe une sécrétion d'interféron, une réponse de l'immunité cellulaire, et enfin une réponse de l'immunité humorale avec apparition d'anticorps.

Les *monocytes,* cellules présentes dans la circulation sanguine, sont les premiers à accourir sur le lieu de l'infection pour rencontrer l'intrus. Ils se transforment alors en grosses cellules adhérentes, capables de phagocytose appelés macrophages. Par absorption puis digestion, ceux-ci essayent de détruire les cellules infectées. Le problème dans le cas du SIDA, c'est que le virus peut se répliquer également dans les macrophages : plus ceux-ci se multiplient pour digérer le virus, plus ce dernier se développe.

Très rapidement, on observe une *sécrétion d'interféron.* Il s'agit d'un groupe de protéines particulières qui servent à la défense contre tous les virus. N'importe quelle cellule infectée par un virus sécrète de l'interféron chargé de le neutraliser. Cela est vrai aussi des macrophages et des lymphocytes, qui sont les deux principales cibles de l'infection par le VIH.

Une à deux semaines plus tard survient la *réponse d'immunité cellulaire* : les cellules tueuses (en général des lymphocytes T8) apparaissent. Elles ont pour mission de détruire les cellules infectées. En fait, elles n'ont pas d'effet sur le virus lui-même, mais elles reconnaissent à la surface des cellules infectées la protéine d'enveloppe du virus et les protéines internes.

Il semblerait que ce soit la sécrétion d'interféron et la réponse d'immunité cellulaire qui soient les plus efficaces pour réduire la production de virus au moment de la primo-infection.

La dernière réponse immunitaire provient de la *sécrétion d'anticorps* par les lymphocytes B. Elle sert pour l'instant au dépistage, car il n'existe pas encore de moyens pratiques pour détecter facilement les autres réponses immunitaires ni la réplication du virus lui-même. Dans ces conditions, on comprend pourquoi l'infection ne peut être dépistée qu'au bout de quelques semaines, au moment où apparaissent les anticorps.

Le virus se multiplie dans les macrophages et dans les lymphocytes activés. Or, en temps normal, les lymphocytes sont au repos. Ils ne sont activés que lorsqu'une particule étrangère survient. Si le sujet, lors de sa contamination par le VIH, a une autre infection, les lymphocytes déjà activés facilitent l'infection par le VIH : c'est ce qu'on observe par exemple lors de contaminations sexuelles chez les femmes qui ont une infection génitale, puisque leurs muqueuses présentent une importante quantité de lymphocytes et de macrophages activés.

Au stade précoce de l'infection, le virus ne tue pas les cellules qu'il infecte. Si c'était le cas, il disparaîtrait avec elles. Il doit respecter l'intégrité de la cellule pour que celle-ci produise le plus possible de particules virales, lesquelles iront à leur tour infecter de nouvelles cellules. Le plus souvent, la personne est infectée par un mélange de particules virales dont certaines sont très virulentes et d'autres moins. Les plus virulentes disparaissent dans les premiers jours de l'infection. En effet, les cellules qu'elles infectent sont détruites en priorité par les lymphocytes T8 cytotoxiques ou bien meurent prématurément du fait de l'infection virale elle-même. Tout se passe donc comme si, au début de l'infection, *une sélection avait lieu contre le virus fort pour favoriser le virus faible*. En fait, c'est celui qui sait se multiplier sans tuer les cellules et qui peut se cacher du système immunitaire qui en bénéficie. C'est seulement lorsque le système immunitaire est détruit que réapparaissent les souches les plus virulentes, tueuses directes de cellules.

Pendant cette période, les examens biologiques mettent en évidence une diminution du nombre de lymphocytes T4 liée à la multiplication du virus. C'est le phénomène biologique majeur de l'infection à VIH. Dans le corps circulent environ un million de milliards de lymphocytes. Leur dosage est facile ; il est réalisé régulièrement par une prise de sang chez les séropositifs qui vivent ainsi au rythme de leurs fluctuations. Le nombre absolu de lymphocytes T4 est au départ compris entre 500 et 1 200/ mm³ de sang, c'est le taux normal ; il décroît ensuite progressivement chez les patients d'environ 60 à 100/ mm³ par an. En temps normal, nous avons deux fois plus de T4 que de T8 ; dès le début de l'infection, le rapport s'inverse pour aboutir à la disparition progressive des T4, à la phase du SIDA déclaré. De manière inconstante on a une trace objective de la multiplication du virus, la présence d'antigène p24/25 dans le sang. Quant aux anticorps, nous l'avons vu, ils apparaissent généralement au cours des trois mois qui suivent l'exposition au virus.

La phase asymptomatique

À la suite de la primo-infection, une période de plusieurs années s'installe, dite phase asymptomatique, intermédiaire ou chronique. Le sujet ne présente habituellement aucun signe clinique, mais il peut transmettre le virus. Il doit bénéficier d'une surveillance médicale régulière. On retrouve des anticorps mais peu ou pas de virus dans son sang. Dans la plupart des cas, des ganglions de la taille d'une noix persistent, comme ce fut le cas pour BRU.

Un ganglion joue un double rôle. Il est une barrière contre l'infection, mais il sert aussi de réservoir au virus, de même que tous les autres organes producteurs de lymphocytes : rate, amygdales et plaques de Peyer de l'intestin, etc. Dans ces tissus, certaines cellules dites dendritiques filtrent le virus, qui ainsi s'accumule. À ce stade, il se réplique lentement et se transmet sans doute de cellule à cellule à l'insu du système immunitaire. Petit à petit, les lymphocytes T4 s'infectent à leur tour, et le déclin du système immunitaire commence.

La phase asymptomatique est particulièrement importante pour nous chercheurs : mieux nous comprendrons ce qui se passe pendant ces années, plus nous reculerons l'apparition de la maladie. Car lorsque celle-ci se déclare, les possibilités thérapeutiques restent limitées.

Pendant longtemps, chercheurs et cliniciens se sont demandé si l'infection évoluait ou non réellement pendant cette période, autrement dit si le virus « dormait » ou non dans les lymphocytes. Au début des années quatre-vingt, la question se posait même de savoir si tous les séropositifs allaient développer le SIDA. Aujourd'hui, nous savons que presque tous les séropositifs évolueront vers le SIDA. En fait, des cellules sont en permanence infectées par le virus, notamment dans les ganglions lymphatiques.

Quels sont les facteurs qui peuvent influer sur la durée de la phase silencieuse ? Le virus lui-même joue certainement un rôle important : certaines souches ont un pouvoir réplicatif fort et d'autres faible. La charge virale pendant la phase d'infection aiguë doit également être prise en considération. D'autre part, l'importance de la réponse immunitaire lors de la primo-infection compte aussi : si une quantité importante de virus est produite dans le sang et dans les tissus lymphatiques, et si le virus continue à se répliquer dans ces tissus, l'évolution vers le SIDA est rapide. Si en revanche la réponse immunitaire a été très efficace, le virus disparaît totalement du sang et presque totalement des ganglions lymphatiques : la phase d'évolution est alors très longue.

Dans ce cas, la question n'en est que plus complexe encore. Qu'est-ce qui fait évoluer vers le SIDA ? Lorsque la réponse immunitaire est bonne, il ne reste que très peu de virus. Pourquoi, alors, le système immunitaire est-il mis en péril ? On le voit, même si le rôle du VIH dans le SIDA est aujourd'hui reconnu par tous ou presque, de nombreuses inconnues persistent dans l'histoire de cette maladie, dont on ne connaît pas d'équivalent chez l'homme. Pourquoi les malades dotés de statuts immunitaires comparables évoluent-ils de manière différente et répondent-ils ensuite de manière différente aux traitements ? Pourquoi retrouve-t-on peu de virus chez certains malades même sidéens ? Toutes ces interrogations suggèrent que différents cofacteurs pourraient intervenir au cours du développement de la maladie. Nous en reparlerons.

Les états apparentés au SIDA

Le passage de la phase asymptomatique au stade du SIDA est annoncé le plus souvent par l'apparition de signes cliniques mineurs et par la modification de certains paramètres biologiques : c'est souvent à la faveur d'atteintes de la peau et des muqueuses (candidose buccale, zona, leucoplasie chevelue de la langue, acné, impétigo) que les séropositifs découvrent leur état. Ces infections sont mineures mais gênantes, car elles récidivent malgré des traitements adaptés. Sans doute est-ce déjà dû à une déficience du système immunitaire sélective pour des agents ubiquitaires. Dans un organisme, l'effet des antibiotiques est normalement complété par l'action du système immunitaire. Or celui-ci est affaibli. Des manifestations allergiques, qui se traduisent par des éruptions cutanées et des démangeaisons, sont également possibles.

À ce stade, les examens biologiques témoignent d'une augmentation du nombre de lymphocytes T8, d'une augmentation des immunoglobulines sécrétées par les lymphocytes B et d'une activation générale du système immunitaire qui se traduit par des morts cellulaires par apoptose et par la libération de ß2 microglobuline, dont le taux augmente dans le sang, tandis que les lymphocytes T4 diminuent. L'interféron commence à circuler, mais contrairement à ce qui se passe au début de l'infection, il a désormais un rôle nocif. En effet, l'organisme n'est pas adapté à réagir à une infection virale chronique. L'interféron peut être comparé à un système de frein. Si on conduisait en permanence le pied sur le frein d'une voiture, un échauffement général se produirait. L'interféron est un bon frein pour un événement ponctuel, mais il n'est pas adapté à un phénomène chronique. Non seulement il perd son efficacité, mais il contribue à la dégradation du système immunitaire, de même que la sécrétion d'autres cytokines inflammatoires.

Les cofacteurs infectieux (cytomégalovirus, hépatite B, mycoplasmes, etc.) semblent jouer un rôle important à ce moment. La dépression immunitaire n'est pas encore générale, mais elle commence vis-à-vis des germes qui sont présents dans l'organisme de manière habituelle : les germes commensaux. En temps normal, le système immunitaire les régule parfaitement : ils se répliquent juste suffisamment pour se rappeler à la mémoire du système immunitaire qui peut alors les bloquer. Lors de l'infection à VIH, les lymphocytes activés par ces germes peuvent être sélectivement infectés et détruits par le virus, ce qui diminue l'immunité contre ces agents, qui seront plus tard à l'origine des maladies opportunistes (pneumocystose, toxoplasmose, cytomégalovirus, candidose, mycoplasme, etc.).

Les clignotants biologiques s'allument, de manière différente selon les patients. Ils indiquent que l'on se rapproche de la phase clinique. La charge virale dans les lymphocytes et le sang augmente. Des variants du virus apparaissent qui font fusionner les cellules infectées entre elles : le virus tueur ne peut plus être contenu par le système immunitaire.

Le SIDA

Le SIDA se révèle par l'apparition d'une ou plusieurs infections opportunistes : les plus fréquentes dans nos pays sont la pneumocystose et la toxoplasmose. En Afrique, c'est la tuberculose et la cryptococcose. Hémopathies, lymphomes ou sarcome de Kaposi peuvent aussi apparaître. Dans plus de 40 % des cas, on observe une atteinte du système nerveux par le virus lui-même ou par un agent opportuniste. Ces maladies signent la faillite du système immunitaire.

Par définition, une infection opportuniste ne se développe pas chez un sujet dont les défenses immunitaires sont normales. En cas de SIDA, plusieurs peuvent se développer en même temps. Elles peuvent même toucher le même organe, le cerveau par exemple. L'immunité cellulaire étant particulièrement touchée, ce sont souvent des germes intracellulaires qui sont à l'origine des infections.

Celles-ci se caractérisent par leur gravité et leur possibilité de récidive. Heureusement, de nombreux antibiotiques sont efficaces aussi bien pour les prévenir que pour les guérir. C'est ce qui a incité à mettre en place une prophylaxie pour certaines d'entre elles (toxoplasmose, pneumocystose et mycobactériose) avant même le premier épisode infectieux et ensuite pour prévenir le suivant.

La nature des infections opportunistes dépend de leur fréquence dans la population générale environnante. En Afrique, c'est la tuberculose qui domine [5]. Aux États-Unis, au Canada et en Europe, c'est la pneumocystose [6]. En France, la toxoplasmose est également fréquente : elle semble liée à la consommation de viande peu cuite [7]. En Asie du Sud-Est, un champignon (*Penicillium marneffei*) donne des infections dermatologiques graves. Toutefois, la prévalence relative de ces infections au cours des dernières années s'est modifiée du fait des traitements prophylactiques qui sont aujourd'hui proposés de manière systématique aux malades. Ils ont permis d'allonger leur durée de vie.

Le système immunitaire contrôle de nombreuses cellules prétumorales. Lorsqu'il s'affaiblit, les cellules se développent pour former un sarcome de Kaposi [8] ou des lymphomes [9], liés en particulier au virus d'Epstein-Barr.

Le système nerveux est aussi très souvent touché. Au moment de la primo-infection, cette atteinte se traduit parfois par une encéphalite, une méningite ou une atteinte des nerfs périphériques. Toutes ces manifestations régressent spontanément. On pense que certaines souches virales auraient une affinité plus grande pour les macrophages que pour les lymphocytes. Une fois infectés, les macrophages traverseraient la barrière méningée, qui protège le cerveau, et seraient à l'origine de petits foyers d'infection virale.

Au moment du SIDA déclaré, ces foyers seraient réactivés du fait de l'effondrement du système immunitaire. Une encéphalite se développe alors chez environ 20 % des patients. Les premiers signes sont des difficultés de concentration, des trous de mémoire, un ralentissement intellectuel. Puis, progressivement, en quelques semaines ou quelques mois, un état démentiel s'installe. Aux différents examens, le cerveau perd de sa substance blanche et devient parfois atrophique. Cette encéphalite est la complication neurologique la plus fréquente au stade du SIDA. 40 à 80 % des malades présentent ainsi des manifestations neurologiques plus ou moins sévères. Il existe une forme très grave de cette infection chez les nouveau-nés de mère séropositive qui ont un déficit immunitaire important. Elle est dans tous les cas d'un pronostic très sombre.

La question se pose de savoir comment le virus produit ces troubles alors qu'il n'infecte pas les neurones. On pense que ce sont par des mécanismes indirects. Les macrophages sécrètent des cytokines inflammatoires qui perturbent beaucoup le fonctionnement des cellules gliales, qui entourent les neurones, ou encore libèrent des produits d'oxydation, en particulier de l'oxyde nitrique. À petite dose, celui-ci est un messager entre les cellules nerveuses. À forte dose, c'est un poison qui empêche leur fonctionnement. Récemment, on a montré que le virus pouvait infecter des cellules gliales en culture, ces cellules sont nourricières des neurones. Leur atteinte pourrait ainsi altérer le fonctionnement de ces derniers directement ou entraîner leur mort par apoptose.

Le système nerveux est aussi le siège d'infections opportunistes : toxoplasmose cérébrale (dans 14 % des cas), encéphalite à cytomégalovirus, crytococcose neuroméningée (19 % des cas), lymphomes, ou encore leuco-encéphalite multifocale causée par un petit virus à ADN.

Des manifestations hématologiques variées peuvent également survenir au cours de la maladie : diminution du nombre des plaquettes sanguines avec troubles de la coagulation, altération des lignées souches sanguines, présence d'auto-anticorps dans le sang.

À cette phase de la maladie, tous les paramètres immunitaires s'effondrent. Les lymphocytes sont tués par le virus ou meurent d'apoptose. Une chute des lymphocytes T4 précède parfois la survenue d'une infection opportuniste. Quel est celui de ces deux facteurs qui détermine l'autre ? L'infection opportuniste, en stimulant les lymphocytes, augmente le risque d'infection par le virus.

De plus, dans toutes les cellules de l'organisme, un processus destructeur s'accélère : le stress oxydant. Les macrophages activés et infectés libèrent dans la circulation des quantités de plus en plus importantes de produits d'oxydation, des radicaux libres, qui sont toxiques pour les autres cellules. Ils induisent l'apoptose et des cassures d'ADN et modifient les membranes des autres cellules, qui deviennent de ce fait beaucoup plus fragiles. Ce mécanisme entraîne une destruction cellulaire très importante. Au stade terminal, il n'y a plus de lymphocytes T4 dans le sang alors que de grandes quantités d'antigène viral circulent. La mort peut survenir des suites de la récidive d'une infection, d'un cancer, d'une encéphalopathie ou encore par cachexie.

Cette dernière évolution est très caractéristique du SIDA. On assiste à une fonte musculaire énorme et la perte de poids s'accélère. À l'origine de ce phénomène : la malnutrition. Le virus, directement ou indirectement, affecte beaucoup le tube digestif : les produits de digestion sont moins bien absorbés par l'intestin. Pourtant, les cellules épithéliales en brosse, dont le rôle est d'absorber les aliments nécessaires au fonctionnement du corps, ne sont pas infectées directement par le virus. Mais elles souffrent du fait que les plaques de Peyer, situées juste sous elles, contiennent des lymphocytes infectés, lesquels sécrètent des cytokines qui perturbent beaucoup leur fonctionnement. Progressivement, les produits de la digestion ne sont plus absorbés. L'infection a aussi probablement un effet direct ou indirect sur les fibres musculaires avec atteinte des mitochondries, organites intra-cellulaires qui sont nécessaires à leur fonctionnement, puisqu'elles leur fournissent de l'énergie chimique. Les muscles s'atrophient, les premiers touchés étant ceux du visage.

L'observation des survivants à long terme, ou plus exactement des progresseurs lents, est riche d'enseignement. Ces personnes ont été infectées il y a plus de dix ou quinze ans pour certaines et ne présentent toujours aucun signe de la maladie. Leurs paramètres biologiques sont stables même si leur nombre de lymphosytes T4 baisse d'environ 65/mm^3 par an. Dans la cohorte de San Francisco, un tiers des séropositifs n'ont pas progressé vers le SIDA plus de treize ans après avoir été infectés [10]. Beaucoup de laboratoires s'intéressent à ces patients, afin de déterminer quels sont les facteurs qui empêchent ou retardent chez eux l'action pathogène du virus. Il semble que la réponse immunitaire à caractère cellulaire (cellules T8 tueuses des cellules infectées par le virus) joue un rôle important, à côté d'autres facteurs non encore identifiés.

Un processus inéluctable ?

Existe-t-il des cas où l'interaction de l'homme avec le virus est différente ? Peut-on se débarrasser totalement du virus ou être naturellement immunisé contre lui ? Cela paraît possible, mais de telles situations sont certainement rares et difficiles à étudier. Il existerait quelques cas d'infections dites abortives. On peut alors supposer que le combat du système immunitaire contre le virus a été victorieux et l'existence d'une telle situation, même si elle est très rare, conduit à penser que l'on pourrait la rendre plus fréquente par des thérapeutiques appropriées. En d'autres termes, un traitement très précoce, lié à une stimulation appropriée du système immunitaire, pourrait éradiquer l'infection.

Deuxième situation particulièrement encourageante : celle de partenaires sexuels réguliers de séropositifs qui restent séronégatifs, bien qu'ils ne prennent pas de précautions lors des rapports sexuels. Chez certaines de ces personnes et en premier lieu celles qu'ont décrites Gene Shearer et ses collaborateurs, on observe une réponse d'immunité cellulaire contre certains fragments de l'enveloppe du virus, sans apparition d'anticorps. Le fait que ces personnes restent longtemps séronégatives laisse penser que cette immunité cellulaire serait protectrice. Ces résultats font espérer qu'un jour on pourra contrôler cette immunité naturelle et la généraliser par une vaccination.

Chapitre 4

Histoire d'une épidémie

« Un excellent historien des maladies, William Beveridge, a publié en 1977, année où le SIDA couvait déjà sur les côtes américaines, un ouvrage intitulé *Influenza, the Last Great Plague* (« La grippe, la dernière grande pestilence »). Il s'est trompé tout en ayant en partie raison : la grippe est en effet la dernière des pestilences de type classique ; le SIDA, épidémie imprévue et imprévisible dans le cadre nosologique ancien, est la première des pestilences post-modernes.

Alors, le SIDA, maladie nouvelle ? Posée ainsi, sans nuances, cette question appelle des réponses équivoques et contradictoires. Oui, le SIDA est une maladie nouvelle dans la mesure où jusqu'aux années soixante-dix elle n'était même pas concevable. Une maladie se définissait soit par des symptomes soit par des lésions des structures anatomiques. Ni les uns ni les autres ne caractérisent le SIDA, maladie sans symptômes cliniques propres, marquée par des lésions subcellulaires invisibles et provoquée par un germe indétectable jusqu'aux moyens analytiques les plus récents. Oui, le SIDA est aussi une maladie nouvelle dans sa dimension pandémique actuelle. Et en même temps, non, le SIDA n'est pas une maladie vraiment nouvelle dans la mesure où son germe existe depuis bien longtemps et, derrière l'écran des autres maladies infectieuses, provoque des états pathologiques sporadiques ou même collectifs mais très limités dans le temps et dans l'espace [1]. »

Les études biologiques réalisées rétrospectivement sur des prélèvements sanguins collectés à partir des années soixante, ainsi que certaines descriptions cliniques, indiquent que le virus du SIDA était présent chez l'homme bien avant qu'on commence à parler de cette maladie. Il est difficile de remonter plus en arrière, mais il est aussi certain que des virus proches du VIH existaient auparavant chez les primates non humains. Comment expliquer qu'il se soit soudain mis à ravager des contrées entières au point de susciter une épidémie ? Qu'est-ce qui a déclenché ce processus ? Si le SIDA est bien, comme le soutient Mirko Grmek, « la première des pestilences postmodernes », comprendre l'origine du virus et celle de l'épidémie est essentiel. Aujourd'hui, le virus est isolé et les tests de dépistage sont au point. Traquer l'origine de l'épidémie compte donc moins qu'à l'époque où, suivant pour ainsi dire à la trace le parcours de la contamination, nous cherchions la piste du virus lui-même. Il ne s'agit pas d'incriminer un groupe, une ethnie, un pays, de trouver un responsable. Il importe surtout de connaître précisément l'origine du virus et les conditions qui ont déterminé son explosion pour éviter le développement de nouvelles épidémies de ce type. C'est pourquoi il convient de distinguer l'origine du virus et celle de l'épidémie.

L'origine du virus

Les virus sont des parasites très anciens, probablement autant que les cellules qui les hébergent. Les bactéries ont déjà leur virus : les bactériophages. Il existe deux théories, d'ailleurs non exclusives l'une de l'autre, expliquant leur origine. On peut tout d'abord penser qu'ils proviennent de la dégradation d'organismes plus compliqués, de petites bactéries qui vivaient en symbiose avec les cellules. Au cours du temps, ces bactéries auraient perdu certaines fonctions, notamment l'équipement structural et enzymatique nécessaire pour fabriquer des protéines à partir des ARN messagers. Cette théorie est probablement valide pour les plus gros virus, en particulier ceux de la variole et de la vaccine (variole bovine atténuée). Selon l'autre hypothèse, les virus proviendraient de l'autonomisation progressive de certains gènes cellulaires, en particulier ceux qui codent pour les enzymes de réplication des acides nucléiques. Les rétrovirus ont probablement cette origine. On sait d'ailleurs qu'il existe dans le génome des organismes supérieurs, dont l'homme, des séquences proches de rétrovirus parfaitement intégrées qui, par le va-et-vient de l'ARN en ADN, peuvent changer de place et emporter d'autres gènes avec eux : ce sont les rétrotransposons.

Le VIH appartient à un sous-groupe particulier des rétrovirus qui ne sont jamais transmis par voie héréditaire, mais uniquement par transmission horizontale d'un sujet à l'autre. On a isolé chez plusieurs singes africains des virus semblables, appelés par analogie virus de l'immunodéficience simienne (SIV). Mais les singes infectés naturellement par ces virus les supportent très bien et ne sont pas immunodéprimés, sans doute parce que la longue adaptation du parasite à son hôte a sélectionné des individus résistants et des virus à réplication modérée. Parmi les espèces infectées, il faut citer le singe mangabey, les singes verts, le singe mandrill. Le virus SIV qui infecte le singe mangabey de l'Afrique de l'Ouest est très proche du virus humain VIH2 mais ne produit pas de maladie, et il semble qu'il soit à l'origine d'un virus induisant le SIDA chez des macaques d'élevage. Les macaques, singes vivant en Asie, ne sont pas infectés à l'état sauvage.

La localisation géographique du mangabey correspond approximativement au foyer ouest-africain du VIH2. Mais très peu de singes vivant à l'état sauvage sont contaminés par le SIV. Souvent, dans les villages, ces petits singes ont été capturés à la mort de leur mère et ont été semi-apprivoisés. La contamination pourrait ainsi avoir eu lieu à l'occasion de jeux, par le truchement de morsures par exemple. On peut donc penser que le virus VIH2 chez l'homme provient d'un certain nombre de passages accidentels du virus de ces singes à l'homme. Mais il s'agit d'une hypothèse qui n'est pas définitivement prouvée.

Non seulement le virus du mangabey aurait pu contaminer l'homme, mais il semble qu'il aurait été transmis, de manière accidentelle également, à des singes macaques au début des années soixante-dix dans des élevages américains. Chez le macaque, le SIV attaque les mêmes lymphocytes que le VIH et les propriétés biochimiques et biologiques de ses protéines ressemblent beaucoup à celles du VIH. Il induit une maladie qui se manifeste par des infections opportunistes et des lymphomes : elle est donc assez semblable au SIDA humain.

Pourquoi le SIV donne-t-il une maladie chez le macaque et pas chez le mangabey ? Il n'existe pas de réponse claire à cette question. On peut penser que le mangabey est infecté depuis de nombreuses générations et qu'il s'est adapté. Une mutation du récepteur CD4 se serait produite chez certains individus et leur aurait permis de survivre à l'infection virale. Cela expliquerait le fait que les mangabeys soient en quelque sorte protégés. En revanche, lors d'une transmission accidentelle à d'autres primates (l'homme et le macaque), qui auparavant n'étaient pas infectés par le virus, celui-ci déclenche une maladie.

Le VIH2 est associé à des cas de SIDA, mais il est moins pathogène que le VIH1 et il se transmet plus difficilement de la mère à l'enfant et lors des contacts sexuels. En outre, sa période d'incubation est probablement plus longue. On sait aujourd'hui qu'il n'est pas seulement localisé en Afrique de l'Ouest : on a recensé une centaine de cas d'infection en Europe et aux États-Unis. Récemment, on a retrouvé un autre foyer dans la région de Bombay, en Inde : les prostituées ont été les premières touchées. Le virus a probablement diffusé à la faveur des relations humaines entre le Mozambique et l'ouest de l'Inde. Les pays lusophones ont en effet gardé des réseaux d'échanges commerciaux entre eux, et toutes les anciennes colonies portugaises, comme le Mozambique, ont été infectées par le VIH2, bien que l'épidémie ait éclaté après la décolonisation. On peut suivre le virus, depuis les îles du Cap-Vert, la Guinée-Bissau, les îles Principe et Santome au large de la partie équatoriale de l'Afrique de l'Ouest jusqu'à l'Angola, dont la population est infectée autant par le VIH1 que par le VIH2. Puis, on le retrouve au Mozambique, de l'autre côté de l'Afrique, d'où il a pu gagner l'Inde. Bien que ce virus soit moins virulent, il importe de surveiller sa progression épidémique. Une fois déclaré, le SIDA causé par le VIH2 n'est pas différent en gravité de celui que suscite le VIH1.

L'origine du VIH1 est encore plus mystérieuse. On serait tenté de rechercher un réservoir animal comme pour le VIH2, un primate qui serait infecté par ce virus mais ne serait pas malade. Pendant longtemps, aucun résultat n'a été obtenu dans ce sens : aucun des virus isolés des singes testés en Afrique n'était proche du VIH1. La situation a changé au début des années quatre-vingt-dix lorsqu'ont été isolés un premier virus et un deuxième chez des chimpanzés. On a appelé improprement ce type d'isolat SIV-CPZ (CPZ pour chimpanzé), alors qu'il aurait dû être appelé CIV, car il est beaucoup plus proche du VIH1 que du SIV.

Au Gabon, Elf Aquitaine et le gouvernement se sont entendus pour qu'une partie des royalties tirées des concessions de pétrole soit utilisée à la création et à l'entretien d'un centre de recherche situé à Franceville et chargé d'étudier expérimentalement les maladies sexuellement transmissibles à l'origine du taux de stérilité très important des femmes gabonaises. Ce centre héberge un grand nombre de primates. C'est là qu'un chercheur, Éric Delaporte, a isolé le premier SIV-CPZ, qui a ensuite été cloné et séquencé par l'équipe de Simon Wain-Hobson à l'Institut Pasteur. C'est à ce jour le virus de primate le plus proche du VIH1. Un autre isolat viral a été effectué chez un chimpanzé illégalement importé du Zaïre en Hollande. L'équipe de l'Institut de médecine tropicale d'Anvers a ainsi isolé un virus proche du premier CPZ.

On peut rechercher une corrélation géographique entre le chimpanzé et le VIH1, à l'instar de celle qui existe entre le singe mangabey et le VIH2. On observe qu'il existe deux localisations de chimpanzés sauvages dans ce qui reste de la forêt tropicale d'Afrique : un au Gabon, l'autre au Zaïre. Le virus que l'on retrouve chez les Zaïrois infectés aurait pu provenir des chimpanzés du Zaïre. Comment alors expliquer le fait que le Gabon soit encore peu contaminé par le VIH1, alors qu'il y a aussi des chimpanzés infectés ? Mais, il est vrai, ce pays est beaucoup moins peuplé que le Zaïre. Or, pour qu'une épidémie se développe, il faut que le virus se multiplie de manière intense et qu'un important brassage de population permette des passages multiples. Ces conditions étaient réunies au Zaïre, mais beaucoup moins au Gabon.

En fait, l'origine animale du virus est loin d'être prouvée. D'autres hypothèses sont possibles. On peut supposer que le virus a existé depuis très longtemps chez l'homme dans différentes régions du monde, à l'état sporadique, sans donner d'épidémie. Certaines souches pourraient venir d'Afrique, mais d'autres pourraient avoir une autre origine et s'être transmises de façon sporadique d'un individu à l'autre. On dispose aujourd'hui des séquences d'un grand nombre d'isolats provenant des différentes régions du monde. On peut donc classer les virus par homologie en comparant certaines parties de leur séquence, celle de l'enveloppe, par exemple. (La divergence est d'autant plus forte que le virus se multiplie et se diffuse. S'il n'est présent que chez quelques individus, il varie peu ; s'il est passé en chaîne chez un grand nombre de personnes, il change beaucoup. Ainsi la grande diversification du VIH1 n'est pas forcément le signe qu'il est très ancien ; c'est un signe de réplication intense.) Aujourd'hui, neuf grandes familles de virus ont ainsi été identifiées, mais la liste est loin d'être complète. On peut donc penser que le virus existait à l'état endémique sur plusieurs continents avant son développement épidémique.

Si l'on admet que le virus était présent chez l'homme depuis longtemps, en Afrique et probablement ailleurs, la question se pose de savoir pourquoi l'épidémie est récente. Pourquoi en quelques années est-on passé, avec le même type de virus, d'une infection sporadique à une épidémie explosive ?

L'origine de l'épidémie

Souvent le développement des épidémies, comme la peste ou le choléra, a eu lieu à l'occasion de transports. Un germe entre dans une population nouvelle pour lui et fait des ravages car le système immunitaire des personnes touchées n'est pas du tout adapté pour lui résister.

Une épidémie se développe d'autant plus facilement que la période d'incubation dure suffisamment longtemps pour permettre une transmission importante du germe à d'autres individus, en particulier si la transmission est sexuelle. De manière générale, le germe n'a pas « intérêt » à tuer son hôte trop facilement ni trop rapidement car, dans ce cas, l'épidémie s'arrêterait. Dans le cas du SIDA, qui se transmet essentiellement par les rapports sexuels, le fait que la période d'incubation soit longue permet de nombreuses transmissions. Les variants du virus qui pourraient induire un SIDA foudroyant sont éliminés, car les personnes infectées par de tels variants mourraient avant de pouvoir les transmettre par contact sexuel.

D'autre part, l'épidémie se propage d'autant plus facilement que de nombreux sujets sont en contact avec le germe. Pour le SIDA, les groupes d'homosexuels à partenaires multiples ont probablement eu un impact sur le développement de l'épidémie aux États-Unis de même que d'autres groupes charnières en Afrique.

La maladie semble antérieure à l'épidémie actuelle. Le plus ancien cas décrit, celui d'un Américain, date de 1952. D'après des tests effectués rétrospectivement ou par détecteur de l'ADN viral sur sérum congelé, on a également identifié un marin de Manchester en 1959 et un jeune adolescent du Missouri au États-Unis en 1968. Les premières observations de SIDA chez des malades venant d'Afrique ont eu lieu en 1981-1982 à Paris et à Bruxelles. Mirko Grmek mentionne des cas de sarcomes de Kaposi agressifs en Afrique Équatoriale à partir du milieu de ce siècle et surtout la présence, vers le début des années soixante, de sarcomes de Kaposi très malins et accompagnés de méningites et de pneumonies mortelles chez les ouvriers saisonniers qui descendaient des régions centrales jusqu'en Afrique du Sud. Toutefois, l'épidémie africaine ne s'est véritablement déclarée qu'à l'automne 1982. C'est à cette époque qu'on a commencé à s'y intéresser. En Ouganda, dans le village de Rakaï (cinq cents habitants), on a ainsi noté la mort de dix-sept contrebandiers victimes de troubles intestinaux. Des explications ont rapidement été données : le mal provenait d'étrangers, des Tanzaniens, et il était une punition divine pour des péchés.

Très vite, on le voit, ce sont les échanges de pays à pays et même de continent à continent qui ont été incriminés. Aux États-Unis, un patient « zéro » a même été identifié. Commissaire de bord pour Air Canada, « grand voyageur, beau garçon et peu avare de ses charmes, [il sema] la maladie et la mort tout au long de ses escales, à la cadence d'environ deux-cent cinquante partenaires par an », écrit Mirko Grmek. Il est douteux cependant que l'épidémie américaine ait pu se développer à partir d'un seul patient.

Pour les Occidentaux, il était tentant d'attribuer l'origine du VIH à l'Afrique via les transports aériens intercontinentaux. De même, au début de l'épidémie, on a beaucoup parlé du rôle des Haïtiens. Plusieurs milliers d'Haïtiens ont en effet séjourné au Zaïre au début des années soixante, puis sont repartis dans leur pays. L'hypothèse a ainsi été émise selon laquelle ils auraient rapporté le VIH dans leur île et l'auraient transmis aux touristes nord-américains. Cela paraît peu probable, car le virus ne semble être parvenu à Haïti que beaucoup plus récemment. Au Québec, on a noté deux vagues d'émigration haïtienne. Les Haïtiens de la première vague des années soixante ne sont pas contaminés par le virus, à la différence des émigrés venus durant les années quatre-vingt.

C'est en fait dans l'autre sens que la contamination a pu avoir lieu. Haïti, comme les autres îles des Antilles, a pu être infectée à l'occasion de la venue de touristes nord-américains. Le virus a ainsi pu directement voyager d'Afrique en Amérique du Nord : des annonces parues dans les journaux américains spécialisés proposaient aux *gays,* dans les années soixante-dix, des séjours touristiques au Zaïre, précisément à Kinshasa. Pour beaucoup d'épidémiologistes, le virus a été « sorti » de sa niche africaine par des facteurs sociaux et culturels.

L'origine de l'épidémie résiderait ainsi dans les transformations de nos sociétés : le virus du SIDA n'a pas changé, mais la population est devenue plus sensible. La médecine, contrôlant la plupart des maladies infectieuses avec le développement des vaccinations et des antibiotiques, a laissé le champ libre pour d'autres épidémies de même que la pratique des piqûres et des transfusions en favorisait le développement.

Mais surtout, les phénomènes sociaux liés aux brassages de populations ont permis sa rapide propagation par voie sexuelle. Dans les pays occidentaux, on peut mentionner la libération sexuelle, qui a suivi la diffusion de la contraception hormonale, et la reconnaissance de l'homosexualité ; dans les pays du tiers monde, la rupture des communautés traditionnelles liée au développement économique et social. Tous ces facteurs, d'ordre culturel et social, ont permis le passage en série et la sélection du virus.

Toutefois, ce type d'explication reste incomplet. On peut en effet se demander ce qui a rendu si virulent un virus qui existait déjà.

Il existe à cet égard une hypothèse biologique. La survenue d'une seule mutation augmentant la virulence est peu probable : il aurait fallu que tous les variants du VIH, y compris le VIH2, mutent en même temps de la même manière. C'est pourquoi il se pourrait qu'un facteur biologique, par exemple l'émergence d'une nouvelle espèce de mycoplasme, agisse en synergie avec le virus. Ce mycoplasme aurait pu apparaître dans certaines communautés d'homosexuels à partenaires multiples en résistant à des traitements antibiotiques prolongés. Il existe aujourd'hui des arguments épidémiologiques solides qui indiquent qu'une nouvelle espèce non reconnue auparavant (*Mycoplasma penetrans*) est présente à un haut niveau chez les séropositifs aux États-Unis, en Europe et en Afrique. Les touristes homosexuels américains auraient pu apporter ces mycoplasmes au Zaïre et en retour rapporter le VIH d'origine africaine. Si ce cofacteur est essentiel, on doit le retrouver dans toutes les régions du monde infectées par le VIH, car il doit être transmis avec le virus. Seule une étude épidémiologique approfondie permettra d'évaluer son rôle. Mais d'autres variétés de mycoplasmes ont pu avoir les mêmes effets. Il faut donc étendre l'enquête aux autres espèces ou rechercher un autre agent.

La contamination

Pourquoi la maladie s'est-elle déclarée surtout chez les homosexuels ? Si l'épidémie a pris une telle ampleur, c'est parce que les rapports homosexuels sont plus efficaces pour la transmission et surtout parce que certains homosexuels avaient beaucoup de partenaires au début des années quatre-vingt. Ce sont en effet les rapports ano-génitaux qui constituent le facteur de risque le plus important, mais toute manœuvre traumatisante pour la muqueuse anale augmente le risque de transmission. Celui-ci augmente avec le nombre de partenaires. L'utilisation de nitrite d'amyle (sous forme de *poppers*) a été au début de l'épidémie un facteur de risque, probablement par son effet vasodilatateur. La présence et les antécédents de maladies sexuellement transmissibles sont aussi des facteurs de risque important, en particulier les ulcères génitaux, la syphilis et la gonorrhée. Les rapports oro-génitaux entraînent moins de risques, mais ceux-ci ne sont pas nuls. On connaît des cas de transmission par fellation.

L'usage de drogues intraveineuses (UDIV) représente le deuxième vecteur de transmission de l'infection du VIH aux États-Unis et en Europe, par l'échange ou la réutilisation de seringues souillées par du sang contaminé. Il est très important en Italie et en Espagne, mais aussi en France, où il progresse. Dans notre pays, il y aurait environ cent cinquante mille toxicomanes, dont 70 % se droguent par voie intraveineuse. Chaque année, on dénombre environ vingt mille toxicomanes de plus. Il n'existe qu'environ six cents lits de postcure de désintoxication et quelques centaines de places dans les sept programmes de substitution par méthadone qui sont actuellement en place. Entre 1980 et 1985, par exemple à Bari ou à Milan, en Italie, le nombre de séropositifs parmi les toxicomanes est passé de 4 à 76 %. En France, plus de trente mille seraient séropositifs et les toxicomanes représentent 25 % du nombre de cas de SIDA déclarés [2].

La prévalence de l'infection chez les toxicomanes est supérieure à 50 % dans presque toutes les grandes villes occidentales. La toxicomanie par voie intraveineuse a été à l'origine du début de l'épidémie dans certains pays d'Asie du Sud-Est, la Thaïlande en particulier. De plus, il faut savoir que l'usage de drogues comme la cocaïne ou l'héroïne diminue l'immunité et favorise une sexualité non controlée : la contamination s'en trouve donc facilitée.

Pour réduire les risques, les traitements de substitution sont essentiels. Le plus connu est la méthadone, dérivé synthétique de l'opium, dont l'effet se prolonge deux jours et qui se prend en sirop, évitant ainsi l'usage de seringues. Ses détracteurs lui reprochent de substituer une dépendance à une autre : en fait, il faut prendre la méthadone pour ce qu'elle est, c'est-à-dire non pas un traitement radical contre la toxicomanie, mais un soutien et une façon de limiter l'usage de seringues. Les résultats le montrent : 70 % des usagers de drogues intraveineuses suivant un traitement cessent d'utiliser l'héroïne après six mois et 92 % après quatre ou cinq ans. Par ailleurs, ce type de programme favorise la réinsertion sociale et diminue la délinquance.

Il en est de même pour les programmes d'échanges de seringues, qui n'incitent pas à la consommation de drogue, comme le suggèrent leurs détracteurs. Le lien entre l'accès difficile aux seringues et le développement de l'hépatite B et du SIDA a été tristement mis en évidence en Grande-Bretagne dans les années quatre-vingt. Tandis qu'à Glasgow, l'accès aux seringues a été facilité de sorte que le taux d'infection par le VIH est passé de 4,8 % en 1987 à 1,1 % en 1990, à Édimbourg, où l'association des pharmaciens a recommandé à ses adhérents de ne pas vendre de seringues aux toxicomanes, l'infection a augmenté. En France, depuis la vente libre des seringues, décidée en 1987, 60 à 80 % des usagers de drogues intraveineuses ont renoncé à partager leurs seringues. De même, Médecins du Monde a installé des bus qui permettent de développer l'échange de seringues usagées contre des neuves et d'instaurer un dialogue entre toxicomanes et soignants. Ces politiques ont montré des résultats encourageants. Les risques d'infection restent cependant importants lorsque le toxicomane est marginalisé, exclu et doit se cacher.

Dans les prisons, toutes les enquêtes confirment le lien entre l'usage de drogue et la séropositivité. La délinquance semble précéder la toxicomanie. Malgré la difficile appréciation du lien entre ces différentes situations, le test de dépistage systématiquement proposé à l'arrivée dans une structure pénitentiaire doit être l'objet d'une attention particulière. Des enquêtes en région parisienne ont montré que le nombre de séropositifs parmi les détenus pouvait atteindre 10 à 15 %, ce qui impose des actions concrètes pour la prévention de la contamination en milieu carcéral, le respect de la confidentialité et l'accès aux traitements et aux soins.

La transmission hétérosexuelle est aujourd'hui le mode de contamination le plus important à l'échelle de la planète puisqu'il représente 90 % des cas répertoriés. Elle prédomine dans les régions tropicales et équatoriales, et se développe dans les pays occidentaux, même si les modes de transmission homosexuelle et la contamination par l'usage de drogues intraveineuses y restent majoritaires. Le VIH peut être présent dans le sperme, le liquide séminal chez l'homme et dans les sécrétions vaginales féminines, sans parler du sang menstruel. La transmission hétérosexuelle varie en fonction d'un certain nombre de paramètres : l'importance de l'infection dans le pays ou la région où on se trouve, la probabilité de rencontrer un partenaire infecté, le nombre de partenaires sexuels pour un temps donné. Grâce à des modèles mathématiques, ce taux de transmission par contact sexuel peut être évalué. À titre d'exemple, pour l'année 1993, il était pour les hommes de 0,001 aux États-Unis, c'est-à-dire un risque de un sur mille, contre 0,056 en Thaïlande, soit cinq sur cent. Ces chiffres doivent être multipliés par trois ou cinq en cas d'antécédents de maladies sexuellement transmissibles. D'autres facteurs interviennent : le degré d'infection du partenaire et la présence chez lui de maladies sexuellement transmissibles, les rapports pendant les règles, les rapports anaux, l'absence de circoncision chez l'homme et aussi la virulence de la souche virale.

Dans un couple, dès lors qu'un des partenaires est séropositif, se pose le problème de la transmission sexuelle du virus. Celui-ci se transmet deux fois plus facilement de l'homme à la femme que dans le sens contraire, sauf si la femme est à un stade avancé de la maladie ; dans ce cas, les risques sont égaux.

Le groupe européen d'étude sur la transmission du VIH a analysé pendant quatre ans 563 couples stables dont l'un des partenaires était séropositif. Cette étude, réalisée dans neuf pays, avait pour but de déterminer les facteurs de risque. À la fin, 12 % des hommes et 20 % des femmes ont été contaminés par le VIH, soit une transmission de l'homme vers la femme presque deux fois plus importante que de la femme vers l'homme, ce qui correspond au chiffre habituellement retrouvé dans les autres enquêtes (15 à 30 % pour les partenaires féminins des hommes infectés). Ces résultats sont d'autant plus accablants que ces couples étaient reçus tous les six mois par un médecin, qui les examinait, les informait des risques qu'ils encouraient et les incitait à pratiquer le *safer sex*, le « sexe sûr ». Aucune des femmes appartenant aux vingt-quatre couples dont le partenaire utilisait systématiquement des préservatifs depuis le premier rapport n'a été contaminée (cette étude montre bien l'efficacité du préservatif contesté par certains) ; en revanche, six femmes des vingt-quatre couples qui l'utilisaient de manière sporadique l'ont été.

Il y a quelques années, dix hommes dans le monde étaient infectés pour une femme séropositive. Ce rapport tend aujourd'hui à s'égaliser et même à s'inverser. En Afrique, la proportion de femmes séropositives varie de 5 à 30 % de la population totale selon les régions. On estime à quatre millions le nombre de femmes infectées et entre 1,1 et 1,6 million le nombre d'orphelins. C'est dans ces régions et dans certains pays asiatiques que l'épidémie se développe le plus vite, elle touche en particulier les jeunes filles et les jeunes femmes de moins de vingt-cinq ans. En Asie du Sud-Est, l'épidémie se développe depuis le milieu des années quatre-vingt. Elle a atteint successivement les toxicomanes, les prostituées, les clients de ces dernières et les femmes en général. En France, on estime aujourd'hui qu'il y a entre vingt-cinq et trente mille femmes séropositives et quatre mille nouveaux cas par an. Les femmes sont contaminées généralement lors de rapports sexuels, le plus souvent avec des usagers de drogues intraveineuses.

Plusieurs facteurs de risque de transmission de l'homme vers la femme ont été mis en évidence : la sodomie, qui, du fait de la fragilité de la muqueuse rectale, permet au virus de passer dans la circulation sanguine ou d'infecter les cellules cibles présentes sous la muqueuse ; l'état clinique de l'homme, le rapport étant d'autant plus infectant que sa maladie est avancée ; l'âge de la femme (après quarante-cinq ans, la muqueuse vaginale plus fine et plus fragile laisserait passer plus facilement le virus).

Le rôle des infections génitales est difficile à évaluer, car il varie selon les enquêtes. Plusieurs études occidentales et africaines insistent sur l'aspect ulcéreux de ces infections, d'où l'intérêt des traitements précoces des maladies sexuellement transmissibles. Il faut aussi sans doute ajouter aux maladies visibles les affections latentes non détectées (*chlamydiae, candida albicans,* mycoplasme) qui peuvent augmenter le nombre de cibles cellulaires offertes au virus ; de même, les rapports pendant les règles favorisent la transmission du virus.

Du fait de leur activité, les prostituées cumulent plusieurs facteurs de risque, partenaires multiples, infections génitales, toxicomanie pour certaines. Une étude effectuée à Paris en 1992 dans le centre et à la périphérie met en évidence les différences de séropositivité selon les pratiques sexuelles, l'usage du préservatif et la toxicomanie.

Séropositive ou non, une femme se pose toujours le problème d'une éventuelle maternité. Elle est toujours déconseillée chez la femme séropositive, mais il est plus facile d'en discuter avant le début de la grossesse qu'après. Le médecin doit informer des risques de transmission de l'infection et de la maladie à l'enfant. Il doit évaluer l'état de santé de la mère et celui de son partenaire (stade de la maladie, toxicomanie ancienne ou active) ainsi que l'environnement du couple qui pourrait être amené un jour ou l'autre à prendre en charge l'enfant. Dans certains cas, particulièrement difficiles, la femme est séronégative et l'homme séropositif.

Le virus est présent dans les cellules du sperme, essentiellement les cellules inflammatoires (lymphocytes, monocytes) sans que l'on puisse exclure leur présence dans les spermatozoïdes. On peut donc douter de l'intérêt des tentatives de purification des spermatozoïdes et de leur utilisation en insémination artificielle. Certains recommandent d'utiliser des préservatifs pour tous les rapports sauf pour ceux qui auront lieu au moment de la période d'ovulation, en espérant qu'ils ne seront pas contaminants. Le médecin en son âme et conscience ne peut recommander aucune de ces techniques ; elles comportent toutes un risque.

La femme apprend sa séropositivité dans plus de 40 % des cas lors du premier examen prénatal. C'est l'effondrement. Bien souvent, l'épisode contaminant est presque oublié et considéré comme peu important. Elle doit alors assumer simultanément sa séropositivité et le choix de cette grossesse.

La pression familiale et les motifs religieux jouent un rôle important pour le maintien de la grossesse dans de nombreux pays, en particulier aux États-Unis. La tradition et la culture ont aussi un poids. De fait, les femmes africaines séropositives vivant en France décident, en général, de poursuivre leur grossesse.

Le taux moyen de transmission materno-fœtale du VIH est de 20 % avec des valeurs plus faibles en Europe et plus importantes en Afrique. Dans la majorité des cas, la transmission a lieu en fin de grossesse, au moment de l'accouchement ou au cours de l'allaitement. (Le virus est présent dans le lait et le risque supplémentaire de contamination au cours de l'allaitement est estimé entre 10 et 20 %.) Il existe cependant 20 % de possibilités de transmission lors du deuxième trimestre de la grossesse.

Le mécanisme de contamination de l'enfant pendant la grossesse est inconnu, de même que le rôle exact du placenta dans la transmission de l'infection. Mais cette transmission est fonction de l'évolution de la maladie chez la mère. Le risque passe de 15 % si la mère est asymptomatique à 55 % en cas d'immunodépression sévère. Un âge maternel élevé est considéré comme un facteur de risque supplémentaire. Ces données sont très importantes car si une femme veut vraiment un enfant, il vaut mieux lui conseiller de le faire au début de la maladie et quand elle est jeune.

Le mode d'accouchement est aussi discuté. Lors de la naissance de jumeaux, le premier est plus souvent infecté que le deuxième. C'est surtout vrai si l'accouchement a eu lieu par les voies naturelles plutôt que par césarienne. Faut-il en conclure qu'il faut césariser toutes les femmes séropositives ? En tout cas, un certain nombre de règles simples doivent être respectées au cours de l'accouchement par voie basse : désinfecter les voies génitales au cours du travail toutes les quatre à six heures avec une substance virulicide du type chlorure de benzalconium, utiliser les forceps avec précaution et éviter les épisiotomies sanglantes, ne pas poser d'électrodes sur le crâne du fœtus, désinfecter le cordon avant de le couper, laver l'enfant immédiatement après pour enlever le sang de sa mère.

Il ne semble pas que la grossesse menée à terme ait un effet délétère sur la santé de la mère sauf si la femme a moins de 200 CD4/mm³ au cours du troisième trimestre. Quant au fœtus, de nombreuses divergences existent sur l'influence de la séropositivité maternelle sur son développement. Cela est dû au fait que d'autres facteurs interviennent indépendamment de ceux qui sont liés au virus lui-même et aux variabilités de souche : la poursuite de la toxicomanie, la consommation d'alcool, la bonne ou mauvaise insertion sociale, l'état nutritif de la mère et la présence ou non d'autres maladies infectieuses et de MST. La séropositivité elle-même ne paraît pas à l'origine de complications particulières au cours de la grossesse (du type avortement spontané, ou pour le fœtus malformation, retard de croissance). C'est une constatation surprenante sachant que certaines femmes prennent parfois jusqu'à cinq ou six médicaments qui sont en principe déconseillés pendant la grossesse.

À la naissance, le diagnostic n'est pas possible par les techniques usuelles, ELISA et Western Blot, car on retrouve chez le nouveau-né les anticorps maternels qui ont franchi le placenta. Ceux-ci ne disparaissent que progressivement. Le premier diagnostic ne peut être effectué par des techniques spécialisées (isolement du virus et PCR) que plusieurs semaines après la naissance. Tous les enfants infectés ont une culture positive à six mois, mais cette technique n'est pas généralisée. Ce n'est qu'à quinze mois que l'on a la certitude biologique que l'enfant est infecté, mais à cette date, bien des enfants ont déjà présenté les signes de la maladie.

Le diagnostic prénatal qui consiste à ponctionner le sang fœtal du cordon qui relie le fœtus au placenta pose problème pour le SIDA, contrairement à d'autres infections virales. Tout d'abord, la transmission du virus est tardive : un diagnostic positif à huit mois de grossesse ne peut entraîner une interruption de grossesse. Ce diagnostic ne serait véritablement indiqué que si l'on était sûr d'éviter la contamination de l'enfant par le sang maternel lors du prélèvement sanguin et si, d'autre part, on pouvait proposer un traitement efficace.

Dans ce contexte particulier, la PCR, aujourd'hui, n'est pas fiable car, paradoxalement, elle est trop précise. L'amplification génique est en effet si sensible qu'elle peut mettre en évidence sur le prélèvement sanguin aussi bien l'infection de l'enfant que de la mère.

Il reste beaucoup d'inconnues en ce qui concerne la transmission materno-fœtale. Cependant, les résultats d'un récent essai franco-américain ont montré que l'administration d'AZT lors de la grossesse à des femmes séropositives permettait de diminuer de manière significative cette transmission. Ces résultats encourageants vont donc modifier au cours des prochaines années l'approche de la grossesse. Cependant, du fait du rôle important de la femme dans la transmission du virus à ses partenaires ou à ses enfants, un effort mondial important et spécifique doit être accompli en matière d'information. Dans certains pays, tout un apprentissage du contrôle de la fertilité est en cours ; il faut poursuivre ce travail en favorisant l'éducation sexuelle, la prise en charge par les femmes de leur corps.

Le développement de l'épidémie

Le développement de l'épidémie du SIDA a connu trois vagues différentes dans l'espace et dans le temps.

Dans un premier groupe de pays constitués par les États-Unis, le Canada, l'Europe de l'Ouest, l'Australie, l'Afrique du Nord et en partie l'Amérique latine, la maladie s'est développée à la fin des années soixante-dix à la faveur des rapports homosexuels et bisexuels et de l'utilisation de drogues intraveineuses. Les contaminations hétérosexuelles étaient alors rares.

Dans une seconde phase, cette situation a changé : la progression la plus importante concerne désormais la population hétérosexuelle. En Afrique sub-saharienne, la plupart des personnes ont été contaminées par voie hétérosexuelle ; on a observé au début de l'épidémie autant d'hommes que de femmes séropositifs. Depuis quelques années, les femmes sont plus infectées que les hommes, de sorte que dans certaines régions d'Afrique six femmes sont infectées pour un homme. Ce phénomène est dû au fait qu'elles ont des rapports sexuels de plus en plus tôt, avec des hommes plus âgés. Leurs risques d'être infectées sont donc plus grands, d'autant qu'à leur jeune âge, les muqueuses sont plus fragiles.

La troisième vague se développe depuis le milieu des années quatre-vingt, en Asie, en Europe de l'Est et au Moyen-Orient, mais il apparaît dès à présent qu'en Asie du Sud-Est, l'épidémie sera très importante, du fait de son développement rapide au cours des dix dernières années, de la densité importante de la population et du taux très élevé de tuberculose latente dans les populations, la co-infection VIH-tuberculose s'étant révélée en Afrique un facteur important d'aggravation de la maladie.

En France, la surveillance nationale du SIDA proprement

dit impose la déclaration obligatoire et anonyme par le médecin traitant aux directions départementales de l'action sanitaire et sociale (DDASS) des cas de SIDA, c'est-à-dire des patients entrés dans la phase active de la maladie et des décès. Les résultats sont publiés tous les six mois par la direction générale de la santé dans le *Bulletin épidémiologique hebdomadaire*, qui comptabilise les cas cumulés, c'est-à-dire tous les cas survenus depuis 1982. On en compte fin 1994 plus de trente mille.

Plusieurs données statistiques et épidémiologiques permettent de quantifier l'épidémie. Elles convergent vers une hypothèse moyenne de cent cinquante mille séropositifs en France avec une fourchette de cent dix à cent soixante-dix mille.

L'importance de l'épidémie et son développement rapide au niveau mondial incitent à se demander si nous sommes arrivés au pic de l'épidémie. Dans toutes les épidémies que l'homme contrôlait mal, les débuts explosifs étaient suivis d'une phase stationnaire, en plateau, à laquelle succédait après un temps variable une courbe descendante liée à la sélection d'individus plus résistants et à l'apparition de germes moins virulents. Pour ce qui concerne l'épidémie mondiale du SIDA, nous nous trouvons encore dans la phase ascendante. Rien ne permet de prévoir aujourd'hui quand elle atteindra une certaine stabilisation en l'absence d'intervention humaine. Or nous avons, beaucoup plus que par le passé, la possibilité d'agir sur son développement, grâce aux connaissances acquises et à leur diffusion, aux solutions médicales qui se dessinent et aux moyens de communication qui permettent leur mise en œuvre.

On peut penser avec les responsables de l'OMS que l'épidémie ne pourra s'arrêter qu'avec la conjonction d'une politique de prévention globale et la mise à disposition d'un vaccin efficace accessible au Tiers Monde.

TROISIÈME PARTIE

Traiter

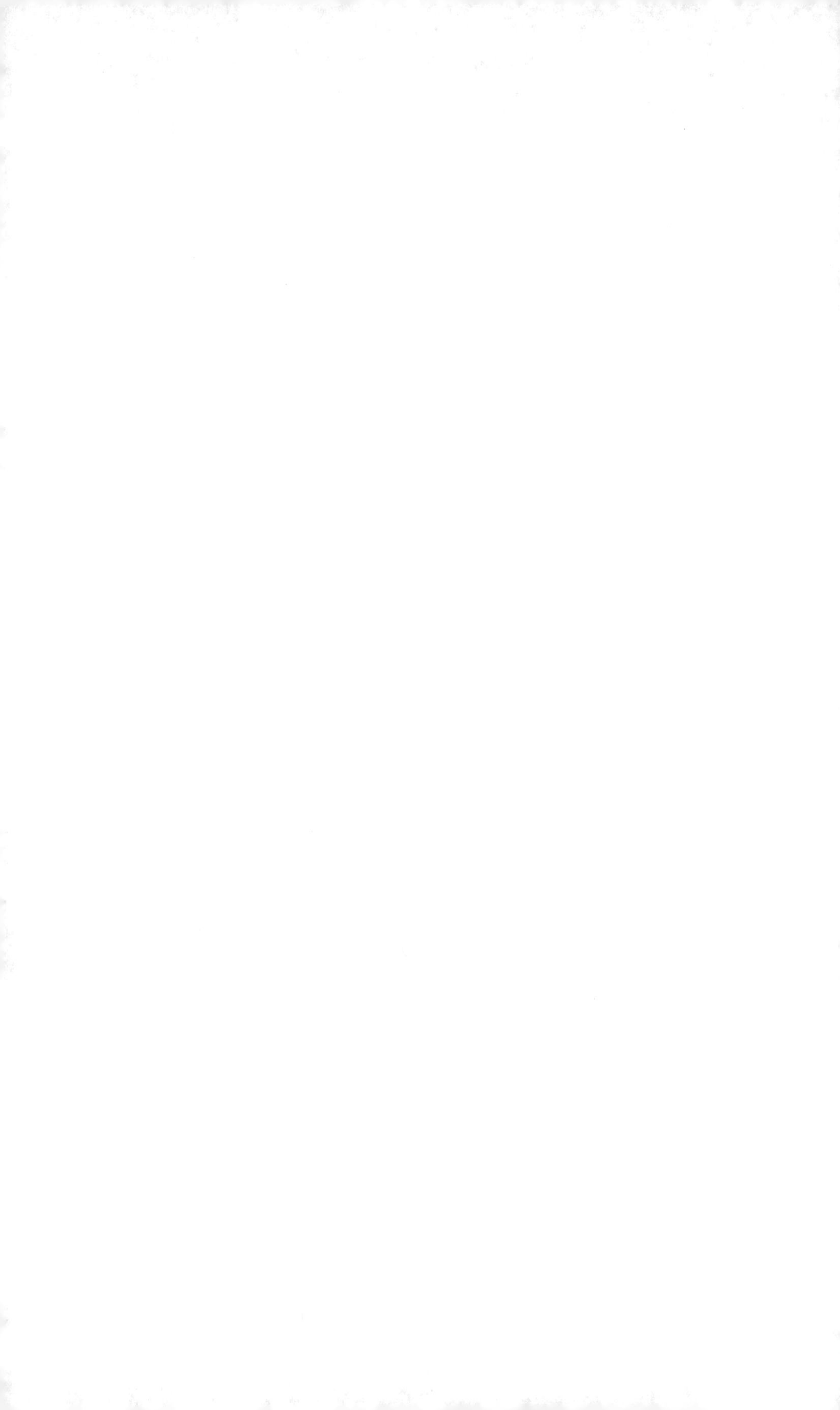

Chapitre 5

Vivre avec le virus

La division du travail est la règle dans la recherche médicale. Aux cliniciens le soin des malades, qu'ils considèrent un peu comme leur propriété. Aux chercheurs le travail de laboratoire. Et surtout que chacun reste dans son coin ! J'ai cependant pris le risque de transgresser ces usages, car je crois essentiel pour avancer dans cette maladie complexe qu'est le SIDA d'associer étroitement le malade, le clinicien et le chercheur. L'idéal serait d'être médecin le jour et chercheur la nuit, ou l'inverse. J'en suis loin ; ma formation médicale m'a cependant été fort utile.

De plus, de nombreuses personnes séropositives nous aident pour nos recherches, certaines depuis plus de dix ans. J'ai toujours suivi personnellement leur dossier avec les cliniciens qui en ont la responsabilité médicale. Je suis particulièrement reconnaissant envers ces patients qui ont accepté de participer avec générosité à nos recherches. Ils nous parlent d'eux-mêmes et nous donnent leur sang ; de notre côté, nous essayons de leur expliquer ce que nous recherchons, nos projets, nos perspectives. Avec eux, j'ai appris que l'infection à VIH n'était pas une infection virale comme les autres. Tout d'abord, il s'agit sans doute de la première maladie pour laquelle certains patients en savent autant que leur médecin. Ensuite, puisque l'évolution est lente, des problèmes de prise en charge médicale, sociale et psychologique se posent au cours du temps ; les services hospitaliers de même que la société tout entière ont compris qu'il fallait une approche pluridisciplinaire du malade qui tienne compte de son contexte de vie. Par la suite, cette nouvelle approche ne pourra que s'étendre à toutes les autres maladies chroniques de l'homme : cancer, maladies dégénératives, sclérose en plaques, etc.

Au cours de l'année 1993, le rapport « Le Sida et la société française » qui m'a été demandé par le gouvernement a été pour moi l'occasion d'analyser en profondeur l'état des recherches concernant cette maladie et de me rendre compte par moi-même de la situation des personnes infectées par le VIH. Lors de cette mission, j'ai visité de nombreux services hospitaliers et rencontré un grand nombre de cliniciens en province et à Paris. J'ai eu de longs entretiens avec des personnes séropositives ou des malades. Ces rencontres m'ont beaucoup appris sur les différents problèmes posés par cette infection et les deux prochains chapitres visent à résumer l'essentiel de l'évolution de nos connaissances sur les modalités de la prise en charge de cette maladie et sur le consensus qui s'est aujourd'hui établi sur les diverses thérapeutiques.

Apprendre qu'on est séropositif, c'est entrer dans un nouveau monde, dans un autre monde. On n'est pas malade. Et pourtant, déjà, la personne contaminée se sent « comme » malade. Elle éprouve les mêmes menaces, les mêmes risques de discrimination, les mêmes peurs que ceux qui ont atteint le stade de la maladie déclarée. En fonction de l'histoire de chacun, à son rythme, la vie quotidienne va désormais être jalonnée par les rencontres avec les médecins, par les examens, les visites à l'hôpital, les contacts avec des associations ou des assistantes sociales.

Au fil des ans s'est mise en place une approche globale des problèmes physiques, psychologiques et sociaux qui nécessitent une coordination des ressources hospitalières, extra-hospitalières et sociales. Les malades sont devenus les acteurs de ce processus par le biais d'associations qui, bien souvent, ont les premières identifié les besoins réels, s'en sont fait les porte-parole et, grâce à une collaboration avec les pouvoirs publics, ont répondu à la demande au niveau local et individuel. Beaucoup de chemin a été parcouru pour la prise en charge des séropositifs. Mais de nombreux problèmes persistent, en particulier celui de la confidentialité et de l'accès aux soins.

On estimait, en effet, en 1993 à environ cent dix mille le nombre de séropositifs en France et à soixante-dix mille seulement ceux qui connaissent leur statut. Qu'advient-il des quarante autres mille ? Tous doivent être suivis. Car les progrès cliniques accomplis depuis plusieurs années permettent aujourd'hui de prévenir l'apparition des infections opportunistes. C'est ainsi que, encore aujourd'hui, la pneumocystose pulmonaire témoigne souvent de l'entrée dans la maladie. Or une fois sur deux, elle survient chez des patients dépistés mais non suivis alors qu'un traitement antibiotique aurait permis une prévention efficace.

À quoi bon savoir, se demandent sans doute de nombreuses personnes qui pensent avoir toutes les raisons d'être contaminées ? Mieux vaut faire comme si, puisque, de toute façon, plus n'a rien d'importance. À quoi bon aller voir les médecins, se demandent de nombreux séropositifs, puisque la médecine ne peut rien ? Or ce n'est pas seulement contre la propagation de l'épidémie, contre le virus et le développement de la maladie qu'il faut lutter, mais aussi contre de tels sentiments, nés du découragement, du désespoir.

L'annonce de la séropositivité

Le monde vient de s'écrouler. Ce à quoi vous avez cru, ce qui donnait un sens à votre vie, à vos projets, tout cela semble soudain mis en cause par ce seul mot lu dans vos résultats d'analyses ou prononcé par un médecin : « positif ». Les repères s'effacent, l'angoisse vous envahit. « Pourquoi moi ? Quand cela s'est-il passé ? Qui m'a contaminé ? Qu'est-ce que je vais faire ? » L'air calme, un peu gêné, un médecin vous explique que vous devez avertir vos partenaires et les inciter à se faire tester, que vous ne devez pas désespérer car la recherche progresse, qu'il faut vous faire suivre... Mais vous n'écoutez pas. À quoi bon de toute façon ? Dans cet état de confusion, comment éviter de penser que votre vie est menacée ? « Je veux être seul, je veux partir... Personne ne peut comprendre. Personne ne peut m'aider... » Et la voix, en face de vous, reprend : il faut utiliser des préservatifs, mener une vie régulière, consulter dans un centre spécialisé, arrêter de vous piquer... Et vous vous retrouvez dehors, dans la rue, et vous réalisez que c'est à peine si le mot « SIDA » a été prononcé. Mais il envahit votre esprit : « J'ai le SIDA... J'ai le SIDA... » Et vous avez envie de le hurler, de le cracher à la figure des passants. Et vous vous sentez seul comme jamais...

Ce choc ouvre une période très critique, celle du doute, du repli sur soi parfois, du dégoût, de la honte aussi. « Je n'en ai parlé à personne. J'avais peur que mon ami me quitte. Je ne l'ai pas dit à mes parents, non plus : je ne voulais pas leur faire de peine et j'avais honte. Pendant trois semaines, je n'ai vu personne. À mon travail, j'ai essayé d'être le plus normal possible. Finalement, j'ai craqué : je l'ai dit à mon ami. Nous avons pleuré ensemble. » Apparemment, rien n'a changé. On peut encore « se raconter des histoires », nier la maladie qui menace ; ou même aller jusqu'au bout de comportements qui ont pourtant favorisé la contamination. « Foutu pour foutu, je continue comme avant. »

Un certain temps se passe avant qu'une nouvelle vie ne commence. Petit à petit, les examens, les rendez-vous avec les médecins viennent rythmer les mois et les semaines. Les visites à la pharmacie se font plus fréquentes. De plus en plus de médicaments envahissent l'univers domestique. Des rituels s'instaurent. Surtout, la perception de soi et des autres change. L'annonce de la séropositivité a sans doute été un choc. Mais c'est maintenant que se produit la rupture, progressive, insidieuse. Elle implique un réaménagement, aussi bien matériel que symbolique, de l'existence. C'est la vie quotidienne qu'il faut concevoir et organiser autrement, le travail, les relations avec les autres qu'il faut reconsidérer. Avec, au cœur, la peur de la maladie et celle d'être rejeté. Et ces questions, de plus en plus pressantes : à qui le dire ? À qui ne pas le dire ? À qui en parler ? À qui parler, tout simplement ?

L'écoute est donc essentielle. Celle des proches, bien sûr. Celle du médecin aussi. Elle sera toujours indispensable, jalonnée de moments de désespoir et de réconfort, de peur et de soulagement, de désir et de révolte, de solitude. Il importe par-dessus tout que le séropositif ne s'enferme pas dans sa maladie à venir, vécue pour l'instant seulement en pensée, et accepte, parfois après un moment de rejet, de retourner chez son médecin. Il y va de son équilibre psychologique, mais aussi de son état physiologique.

« Nombre de personnes déjà socialement fragilisées, quand elles apprennent leur séropositivité et à cause de la manière dont elles l'apprennent, à la va-vite, sans précisions, fuient le système de soins et mettent un temps infini à demander une aide », dit un médecin d'une association. « Faute de suivi, dit un autre, les gens nous arrivent malades, exsangues et surtout à l'extrême marge de la marge où ils se trouvaient déjà avant d'être séropositifs. Pour eux, il n'y a plus de confort du corps ; il est parfois bien tard pour faire autre chose que de les aider à mourir dans de bonnes conditions, avec moins de souffrances et surtout en instaurant le dialogue qu'impose le souci de la dignité humaine. »

Le suivi médical

L'essentiel du suivi médical repose sur l'établissement d'une relation de confiance entre la personne atteinte et son médecin. La qualité de la relation émotionnelle, le soutien psychologique, la précision des informations données, les relais proposés sont aussi importants que les aspects purement médicaux.

Le médecin de ville est en première ligne. Il informe, incite au dépistage et rend les résultats. C'est aussi lui qui doit servir de référent au cours de la longue histoire qui commence. Par les conseils qu'il prodigue, grâce à une surveillance régulière, il sera le lien et l'interlocuteur privilégié du malade et de l'hôpital.

Les médecins généralistes se comportent de manière très variable vis-à-vis de l'infection à VIH. Certains se sont mobilisés d'emblée et ont été à l'origine de la création des associations de soutien aux malades. Bien informés, souvent autant que les meilleurs praticiens hospitaliers, ils jouent un rôle de relais important pour diffuser l'information et faire pression sur les pouvoirs publics. 15 % des généralistes suivent ainsi l'ensemble des malades.

Cette tendance s'est confirmée avec la création des réseaux ville-hôpital qui rassemblent les médecins libéraux et hospitaliers de toutes spécialités désireux de s'investir dans la prise en charge des patients. Les médecins de ville vont à l'hôpital dans les services spécialisés enrichir leurs notions théoriques de l'infection, régulièrement, lors d'une réunion, ils suivent une formation continue qui leur permet d'échanger des idées et de mettre à jour leurs connaissances. Ces réseaux permettent ainsi aux malades d'être pris en charge à l'hôpital et en ville par la même équipe.

C'est au médecin ensuite de créer son propre environnement, dans son secteur d'exercice, avec des correspondants kinésithérapeutes, infirmiers, psychologues, travailleurs sociaux, laboratoires d'analyses biologiques effectuant certains examens spécialisés. De cette façon, le malade n'a recours à l'hôpital qu'en cas de nécessité. Il peut ainsi rester le plus longtemps possible chez lui, un système d'hospitalisation à domicile venant prendre le relais aux moments critiques de la maladie. La mise en place de cette formule a été difficile, tant la rupture entre l'hôpital et la médecine de ville était devenue importante. Cependant, il existe aujourd'hui une quarantaine de réseaux de ce type en France, qui sont subventionnés par les pouvoirs publics.

D'après une étude datant de mai 1993, 1 100 à 1 200 médecins généralistes suivraient ainsi environ quinze mille patients, dont la moitié sont pris en charge conjointement par l'hôpital et la ville. Un malade sur trois pris en charge était au stade de SIDA. Toutefois, une enquête réalisée par SIDA INFO SERVICE montre que 50 % des séropositifs n'auraient pas de médecin traitant ; cette situation est d'autant plus préoccupante que les malades sont de plus en plus marginalisés.

Le médecin doit pouvoir accompagner le patient et même son entourage tout au long de la maladie en garantissant le secret professionnel. Cette notion est capitale et ce principe ne peut pas être remis en cause aujourd'hui, bien qu'il conduise à des situations cornéliennes pour le médecin. Par exemple, ce dernier n'a pas le droit d'avertir le conjoint ou les partenaires d'une personne séropositive. Pourtant, dès l'annonce de la séropositivité, il doit inciter son patient à prévenir ses partenaires présents et passés, afin qu'ils puissent faire un test et prendre les précautions nécessaires. Certains séropositifs, pour des raisons psychologiques, ne peuvent se résigner à cette démarche. « Je suis bisexuel, j'adore ma femme et j'ai de temps en temps des relations avec mon ami. Quand j'ai appris ma séropositivité, j'ai pu l'annoncer quelques mois après à mon ami mais je n'ai rien dit à ma femme. J'ai de moins en moins de rapports avec elle et j'utilise toujours des préservatifs. Elle ne comprend pas pourquoi. Je lui dis que c'est à cause des MST. J'en parle avec mon médecin. Mais je ne sais pas si j'arriverai à lui parler un jour ; je suis très mal à l'aise dans cette situation mais je crois qu'elle ne comprendrait pas, elle me rejetterait. » C'est dans ce type de situation que le médecin a un travail relationnel fondamental à accomplir avec son patient.

Il peut s'ensuivre une certaine tension, qui peut pousser le patient à quitter son médecin. Il est donc à la fois très difficile de s'assurer que le séropositif a averti son partenaire, comme il est délicat pour le médecin de ne rien dire, par exemple lorsqu'il voit son patient avec son amie enceinte et insouciante. Le médecin est pris entre deux obligations contradictoires : respecter le secret médical et tout mettre en œuvre pour prévenir la contamination. Seule une relation de grande confiance mutuelle peut amener à dépasser ces difficultés. Lorsque nous disposerons d'un traitement des séropositifs permettant d'éradiquer le virus et la contamination, le principe du secret médical et celui du dépistage non obligatoire pourront être reconsidérés. En attendant, seul le dialogue, fondé sur une persuasion mêlée de compréhension, doit primer.

La vie quotidienne

Le VIH est un virus très fragile qui n'est transmissible que par voie sexuelle et sanguine. Le SIDA n'est pas contagieux. Les gestes et les objets de la vie quotidienne ne doivent donc pas être source de discrimination. Les couverts, le linge peuvent être les mêmes pour le séropositif et ses proches ; ils peuvent être lavés dans les mêmes machines. Il n'est pas nécessaire non plus de passer à l'eau de Javel l'évier, la vaisselle, la baignoire, les cabinets pour lesquels les règles d'hygiène habituelles sont suffisantes. Seuls le rasoir et la brosse à dents doivent rester personnels en raison des risques de blessure ou de petites plaies occasionnées sur la peau ou les gencives. Inutile donc de multiplier les précautions hors de propos : elles ne peuvent qu'accroître l'anxiété du séropositif et de son entourage.

Un séropositif ne doit pas continuer à s'exposer au virus en ayant des rapports sexuels non protégés avec d'autres personnes séropositives ou en échangeant des seringues s'il se drogue. Aucune étude n'a mis en évidence le rôle des réinfections à VIH dans le processus d'accélération de la maladie ; cependant, dans le doute il est prudent de les éviter.

Certaines substances sont immunosuppressives, en particulier les drogues dérivées des opiacées. Les usagers de drogue doivent donc s'efforcer d'arrêter l'usage de drogue ou si cela est impossible de participer à un programme permettant de substituer la méthadone à l'héroïne. Toutefois, se sachant séropositifs, beaucoup ont encore plus de mal qu'en temps normal à envisager un sevrage.

L'alcool et le tabac, quant à eux, favorisent *in vitro* c'est-à-dire dans des cultures de laboratoire, la réplication du VIH. Les études sur l'homme ne sont pas faciles à évaluer, mais mieux vaut s'arrêter, ou à défaut modérer sa consommation.

Il n'est pas question de dire brutalement « plus de sexe, plus de drogue, plus de cigarettes, plus d'alcool », mais d'adapter ces notions à chaque personne. D'une façon générale, il vaut mieux éviter les excès. Les groupes de soutien et de parole qui ont été mis en place dans les associations, en particulier AIDES, sont d'une grande utilité car ils permettent à chacun de s'exprimer et d'échanger ses expériences avec d'autres qui vivent aussi avec le virus.

L'alimentation joue également un rôle très important. Le patient doit veiller à l'équilibre quantitatif et qualitatif de son apport alimentaire. L'apport quotidien en protéines doit être suffisant pour éviter la fonte des muscles ; il ne faut pas non plus négliger les vitamines et les oligo-éléments. Le médecin est ainsi parfois amené à supplémenter l'alimentation dès la phase asymptomatique. Certains chercheurs ont mis en évidence un hypermétabolisme de repos, c'est-à-dire une consommation d'énergie au repos plus importante que chez les personnes en bonne santé. Il faut donc manger plus et mieux. Cela permet, le plus longtemps possible, de conserver son poids de référence et de prévenir l'instauration d'un cercle vicieux : anorexie, état dépressif, déficit immunitaire, atrophie des villosités intestinales. L'amaigrissement n'a pas seulement des conséquences physiques : il a aussi un impact psychologique sur le patient, qui se sent d'autant plus malade qu'il maigrit, et sur son entourage, qui ne peut plus le regarder autrement que comme malade.

De même, l'impact du moral est très important. Il n'est guère facile de préciser les liens qui unissent le stress et l'inquiétude au système immunitaire, mais les cas sont très nombreux où l'annonce d'une infection, du décès d'un proche, ou bien encore un épisode dépressif font chuter les lymphocytes T4. Il faut donc s'assurer d'un entourage bienveillant, de rapports de confiance avec quelques proches et avec son médecin, d'un soutien psychologique ou psychiatrique si nécessaire.

Les examens

Les différentes étapes du suivi médical ont été détaillées après un consensus d'experts dans différents pays. En France, c'est le rapport du professeur Jean Dormont qui, de manière claire, propose la conduite pratique à tenir et expose le pourquoi des questions en suspens.

Un examen général complet est pratiqué tous les six mois, plus souvent si nécessaire. Poids et température sont soigneusement notés. Les examens complémentaires évaluent les marqueurs de l'infection à VIH (lymphocytes T4 et T8, antigénémie p24, anticorps anti-p24, béta2 microglobulinémie) et recherchent les signes d'une possible co-infection (hépatite, syphilis) ou d'une infection opportuniste (examens des selles, anticorps de la toxoplasmose, intradermoréaction à la tuberculine et à la candidine, radiographies pulmonaires). De même, chaque infection, même minime, doit être diagnostiquée et traitée, qu'il s'agisse d'une maladie sexuellement transmissible ou de candidose, de zona. Chaque fièvre doit être explorée.

Les deux grandes décisions du suivi thérapeutique sont la prescription d'un traitement antiviral et la prévention des infections opportunistes. Ces traitements ont beaucoup amélioré et prolongé la survie des malades. De nombreux protocoles en cours laissent espérer des gains supplémentaires.

Entre cinq cents et deux cents T4, il n'y a pas à ce jour de consensus médical sur la conduite particulière à tenir. En l'absence de symptômes et sauf cas particulier, le malade n'est traité que pour des affections passagères et sans gravité. Des essais de traitements antiviraux en monothérapie ou en association à ce stade de l'infection ont donné des résultats moins encourageants que ceux escomptés, mais de nouvelles recherches se poursuivent dans ce domaine.

Lorsque les lymphocytes T4 sont inférieurs à $200/mm^3$ et/ou représentent moins de 15 % des lymphocytes, une prophylaxie contre la pneumocystose doit être proposée, ainsi qu'un traitement antirétroviral.

La prophylaxie de la pneumocystose reposait jusqu'à il y a encore quelques années sur des aérosols de pentamidine ; on donne aujourd'hui en première intention un traitement antibiotique par voie orale, essentiellement du Bactrim. Aujourd'hui, en France, alors que la pneumocystose peut être prévenue, 37 % des cas sont révélateurs de la séropositivité et 32 % surviennent chez des patients connus mais non suivis médicalement. On touche ici une des limites de la prise en charge médicale, car cette prophylaxie primaire, qui a vraiment marqué une étape très importante dans la survie des malades, n'est pas systématiquement prescrite. Ces pneumocystoses auraient pu être évitées par un traitement préventif adapté. On en vient à se demander si les résultats de la recherche clinique sont vraiment appliqués !

L'AZT est actuellement donné en première intention comme traitement antirétroviral. Il nécessite un suivi régulier et le traitement peut être adapté en fonction de la tolérance.

En cas d'aggravation de l'état immunitaire ou lorsque les T4 sont inférieurs à $150/mm^3$, une prévention primaire de la toxoplasmose doit être mise en place par le médecin si le patient a des anticorps antitoxoplasmes car il y a dans ce cas un risque de réactivation des anciens foyers du fait de l'immunodépression sévère.

Un examen ophtalmologique recherche aussi régulièrement des signes de rétinite à cytomégalovirus.

Certains examens complémentaires peuvent être indiqués en fonction de l'état clinique, d'autres sont demandés de manière systématique.

L'hôpital

L'hôpital joue un rôle central dans la prise en charge médicale des malades ; c'est un lieu d'accueil et d'orientation qui idéalement concentre l'information et le savoir. C'est pourquoi certains patients n'hésitent pas à faire des centaines de kilomètres pour être traités dans un centre particulier, malgré toutes les contraintes qu'implique un suivi régulier. L'hôpital est aussi un lieu de recherche clinique, avec en particulier la mise en place d'essais thérapeutiques et l'espoir pour certains d'être enrôlés dans un traitement qui sera peut-être salvateur. Il a su développer ses services pour les adapter aux besoins des malades (hôpitaux de jour, hospitalisation à domicile) et il s'est ouvert sur la médecine de ville à la fois par nécessité et sous la pression des malades et des associations.

Au cours des dix dernières années, le SIDA en tant que nouvelle maladie a poussé l'hôpital à se remodeler, à organiser de nouveaux rapports avec les malades et les médecins de ville, à créer de nouveaux outils informatiques d'évaluation aussi bien médicale qu'économique et administrative. Certes, cette réflexion était en cours depuis plusieurs années et l'augmentation régulière des dépenses de santé liées à l'hospitalisation était une préoccupation importante des gouvernements successifs, mais ce n'est qu'avec le SIDA que ces changements ont vraiment pris forme. Ils permettent par ailleurs d'envisager une planification à moyen terme lorsqu'on sait qu'à l'horizon de l'an 2000, le nombre de séropositifs devrait se stabiliser et même légèrement diminuer, mais que le nombre de cas de SIDA déclaré devrait atteindre environ seize mille par an, reflétant les contaminations des années quatre-vingt.

Sur les bases de la dernière étude effectuée au cours du second semestre 1992 par la Direction des hôpitaux, il semble qu'environ quarante-six mille personnes séropositives aient été hospitalisées au moins une fois dans un centre spécialisé. Ce chiffre est à mettre en rapport avec l'estimation des cent dix mille séropositifs. 72 % des sujets sont asymptomatiques et 28 % ont un SIDA avéré. L'âge moyen des patients est de trente-cinq ans.

Les recours à l'hôpital sont d'autant plus nombreux que la maladie approche ; les séjours en hospitalisation classique s'allongent alors. Un malade atteint de SIDA passe environ quarante jours par an à l'hôpital et il a en moyenne quatre pathologies associées, ce qui met bien en évidence la précarité de son état, la charge de travail demandée au personnel et les problèmes que pose la gestion de cette situation. L'organisation des services hospitaliers qui accueillent les malades est rendue difficile par le fait que le SIDA peut toucher de nombreux organes. Ces services ont su regrouper toutes les compétences nécessaires (équipement, formation). Les patients préfèrent le plus souvent se faire soigner dans ces lieux spécialisés où ils savent qu'ils bénéficieront des soins les plus performants et pourront être enrôlés dans un essai thérapeutique. Ces unités spécialisées servent en effet de lieu de recherche clinique et de formation. La solution humainement acceptable à la fois pour les malades et le personnel consiste à disposer d'unités de quelques dizaines de lits, avec possibilité, en cas de surcharge temporaire, d'hospitaliser les malades dans les structures de relais spécialisées, les lieux de convalescence (à ce jour très insuffisants) ou vers un autre type d'hospitalisation, hôpital de jour ou hospitalisation à domicile. L'Assistance Publique-Hôpitaux de Paris a été une des premières structures à reconnaître et à prendre en charge dans des services spécialisés les malades du SIDA. La région parisienne est en effet celle qui regroupe proportionnellement le plus grand nombre de personnes infectées.

Quels que soient les désirs et la bonne volonté de tous, la vie hospitalière comporte cependant des difficultés. Certaines sont directement liées au SIDA, d'autres ont seulement été révélées par cette maladie chronique qui entraîne un fort investissement des malades et de leur entourage familier ou hospitalier.

Des moments de surcharge surviennent toujours. En France, la période la plus critique est l'été : certains services ferment, le personnel est en vacances, tandis que les malades, habitués à être pris en charge par une équipe, sont parfois obligés d'aller dans d'autres hôpitaux.

Le personnel soignant a une charge de travail de plus en plus lourde à mesure que la maladie progresse ; l'engagement psychologique est très important et l'effort de formation doit être constant. Les infirmières et aides-soignantes font mon admiration. La plupart d'entre elles travaillent des années dans ces services avec une grande motivation. Cinq heures par jour de soins en moyenne pour un malade atteint de SIDA, à soigner le corps et à parler, à écouter, à observer !

Le personnel soignant, dans sa pratique quotidienne, court également le risque de se blesser avec du matériel souillé par du sang contaminé. Vingt-huit infections à VIH présumées professionnelles ont été déclarées jusqu'en 1992. Les mesures préventives préconisées par le service d'hygiène de l'hôpital (aiguilles jetées dans des conteneurs adaptés, évacuations des déchets, etc.) sont adaptées à une prévention efficace et doivent être utilisées de toute façon avec tous les malades quel que soit leur statut sérologique. Ceci est d'autant plus important que dans l'enquête réalisée en France en 1990, il ressort que 27 % des accidents avec exposition au sang sont survenus au contact d'un patient séropositif alors que ceux-ci ne représentaient que 7 % de l'ensemble des malades.

Les accidents arrivent souvent dans un contexte de surcharge de travail, d'urgence ou pendant le travail de nuit, lors d'une prise de sang, au cours de la pose ou de la dépose d'un cathéter. Après un tel accident, il faut faire une déclaration auprès du médecin du travail qui pratiquera immédiatement une sérologie de contrôle pour connaître le statut sérologique de l'accidenté, ce qui déterminera son suivi ultérieur.

Pour les chirurgiens, l'exposition accidentelle au sang dans le bloc opératoire concerne une intervention sur dix. Les mains sont essentiellement touchées par les piqûres et bien que le risque soit moindre si le chirurgien porte deux paires de gants, la plupart n'en portent qu'une. Les soignants utilisent le même matériel de protection qu'il y a vingt ans, alors qu'il est prouvé que l'utilisation d'un matériel plus performant diminue le coût de la protection. À titre d'exemple, l'utilisation d'aiguilles à protection automatique diminue de 90 % le risque de piqûres accidentelles.

On voit à quel point il est nécessaire que le personnel de santé, pour prévenir les accidents, reçoive une réelle formation technique, qui est encore trop souvent faite sur le tas. Cependant, dans les professions qui touchent la santé, il existe toujours un risque professionnel que personne ne peut exclure et qui est accepté. Il faut optimiser les mesures de prévention sans croire à une fausse sécurité.

Au risque de contamination du personnel par le virus du SIDA est venu s'ajouter celui des infections dites nosocomiales que l'on attrape à l'hôpital et qui concernent à la fois le personnel soignant et les malades qui sont dans le service. L'apparition de la tuberculose résistante aux traitements classiques a donné une acuité particulière à ce problème. Le SIDA rappelle que les règles d'hygiène élémentaires doivent être respectées afin d'éviter la propagation de tous les germes.

Un effort doit également être accompli pour préserver au maximum l'intimité des personnes, donner aux malades une alimentation compatible avec leurs troubles digestifs, diminuer les attentes et la multiplicité des lieux pour les différents examens. Il faut aussi créer des lieux conviviaux pour les patients et leurs visiteurs, assouplir les horaires de visite, humaniser l'hôpital qui n'est pas seulement un lieu de technicité médicale.

Depuis la fin des années quatre-vingt, l'hôpital de jour ou l'hospitalisation à domicile représentent le quart des prises en charge hospitalières. Lorsque l'état des patients demande des soins réguliers mais pas une hospitalisation, l'hôpital de jour permet au malade qui peut se déplacer d'assurer en une seule journée une consultation avec son médecin, des examens de sang, un traitement sous la forme d'une perfusion ou d'un aérosol ; il peut aussi obtenir à la pharmacie de l'hôpital sa provision de médicaments réservés habituellement à l'usage hospitalier. Le recours à cette forme d'hospitalisation augmente avec la progression de la maladie, mais dans une proportion moindre que l'hospitalisation classique.

L'hospitalisation à domicile (HAD) s'est aussi beaucoup développée au cours des dernières années ; elle est le résultat d'une concertation réussie avec le médecin traitant. Au début de l'épidémie, la majorité des soins à domicile était assurée grâce à l'entourage et à la grande efficacité des associations. C'est le médecin traitant, les infirmières, les kinésithérapeutes et autres soignants qui interviennent à domicile chez ces patients presque tous au stade du SIDA. La coordination est assurée par l'HAD, service auquel les malades téléphonent et qui est en contact direct avec l'hôpital. Ces patients ont le plus souvent besoin d'une aide à domicile et d'un soutien psychologique, ils peuvent alors rester chez eux dans de bonnes conditions.

Les soins palliatifs

Aux limites des pratiques de ville et de l'hôpital se trouvent les soins de la fin de vie. Chacun doit pouvoir mourir où il le désire. L'idéal peut être que les soins palliatifs soient effectués au domicile mais, bien souvent, l'isolement familial et amical ne permet pas un retour au domicile ; la lourdeur des soins et du « nursing » rend difficile la fin de vie en dehors de l'hôpital. Ce sont des soins actifs mis en place à tous les stades de la maladie quand elle n'est plus curable ; leur but est d'améliorer la qualité de vie jusqu'à la mort sans la provoquer ni la retarder, et de prendre en charge la personne dans son ensemble, son corps, sa souffrance physique, psychologique et spirituelle. Qu'ils aient lieu à l'hôpital ou au domicile, ils requièrent une assistance pluridisciplinaire venant des médecins, des psychologues, des soignants en général, mais aussi de la famille, des amis.

Les premières unités de soins palliatifs ont été créées à la fin des années soixante en Grande-Bretagne. Elles regroupaient en un seul lieu plusieurs lits d'accompagnement. Ces centres se sont beaucoup développés aux États-Unis et au Canada, un peu moins en Europe. Quelques centres ont été créés en France au cours des années quatre-vingt. Devant le besoin croissant de ces soins, des unités mobiles sont apparues dans certains hôpitaux ; le personnel médical se déplace alors dans les différents services pour répondre à la demande des patients ou de leurs interlocuteurs. Il apparaît aujourd'hui nécessaire que, dans les hôpitaux qui sont habitués à prendre en charge des pathologies lourdes, le personnel apprenne à assurer une meilleure fin de vie aux malades.

La présence humaine et la communication sont indissociables de ces soins. Il faut donc à la fois savoir apprécier les différentes étapes de la fin de vie, connaître les approches thérapeutiques pour les soulager et savoir que la répétition des décès est un facteur de stress important pour l'entourage.

Les premiers éléments sur lesquels on se doit d'agir sont les symptômes : le décalage est important entre la manière dont les malades ressentent leurs symptômes et l'évaluation qu'en donnent les médecins. Or ils peuvent tous être soulagés, surtout la douleur physique. On dispose de nos jours d'un arsenal thérapeutique efficace. Il ne faut pas craindre l'escalade thérapeutique pour soulager la douleur. La morphine soulage une douleur aiguë aussi bien que chronique, mais aussi les difficultés respiratoires, et les spécialistes recommandent de l'utiliser de manière précoce. Mais il existe aussi d'autres médicaments, d'une grande efficacité, qui ont leur indication à ce stade ; il ne faut en aucun cas assimiler soins palliatifs et morphine. D'autres symptômes doivent être pris en compte : la fatigue, l'angoisse, la tristesse, les insomnies. Il faut les traiter eux aussi.

Humaniser la vie

Les aspects médicaux ont une importance primordiale pour un séropositif, toujours à l'affût d'une meilleure information. Pourtant, une fois qu'il est sorti de l'hôpital, même avec un médecin qui le soutient et lui prodigue des soins, il se heurte à des problèmes humains et matériels d'autant plus lourds qu'il avance dans la maladie. Ils apparaissent souvent à l'occasion d'une rupture, à la mort d'un ami ou à son départ parce qu'il ne supporte plus la maladie, par suite d'un rejet par la famille, de la perte de l'emploi ou tout simplement de l'aggravation par le SIDA d'une situation déjà précaire. Ces circonstances nécessitent d'autres formes de prise en charge, qui font appel à différents intervenants qui n'ont pas l'habitude de travailler ensemble ; à ces difficultés peuvent s'ajouter des attitudes discriminatoires et des problèmes financiers.

Les associations ont joué un rôle central dans le développement et la mise en place des différents modes de prise en charge depuis le début de l'épidémie. Les premières, elles ont développé un système d'information grâce aux permanences téléphoniques. Beaucoup de séropositifs qui appellent veulent surtout soulager leur angoisse en demandant des informations sur la maladie, la signification de la séropositivité, les différentes pratiques sexuelles, les risques de contagion dans la vie quotidienne. Mais certaines demandes sont plus précises : le nom d'un médecin sûr, un problème de logement, un conseil juridique, l'attitude à adopter vis-à-vis du médecin du travail, le besoin d'une aide ménagère, la solitude. Répondant à ces demandes, les associations ont mis en place des structures d'accueil avec des conseillers psychologiques, juridiques et sociaux. Leurs bénévoles vont soutenir les malades à leur domicile et les aident dans leur tâche ménagère. À l'hôpital, ils ont ouvert des permanences. De nombreux patients continuent à travailler : des matinées d'absences répétées attirent la suspicion et certains finissent par refuser les rendez-vous avec le médecin. Des consultations ont donc été ouvertes le soir dans certains hôpitaux grâce aux volontaires de l'association AIDES, qui assurent bénévolement le secrétariat et les soins infirmiers. Des appartements thérapeutiques sont également apparus.

Ce sont ces associations qui ont pu appréhender les besoins réels des malades et faire le lien avec les pouvoirs publics. Avec eux, elles ont mis en place des programmes d'action financés aujourd'hui en majorité par des structures publiques (ministère, collectivités locales, caisse d'assurance maladie), alors qu'au début de l'épidémie, elles ne fonctionnaient qu'avec des dons privés et des bénévoles. Depuis leur création, elles ont gardé leur rôle novateur dans l'humanisation de la vie des malades, essayant toujours de trouver des solutions adaptées aux demandes les plus diverses et les plus difficiles.

Une étude effectuée en 1990 par le ministère de la Santé sur les problèmes de santé et les besoins en prestations des personnes atteintes d'infection à VIH a permis de quantifier ces difficultés. Même si ces chiffres ont quelque peu varié du fait de l'évolution de la maladie et des efforts décidés par les différents gouvernements, ils traduisent bien la situation et les problèmes qu'elle pose.

70 % des personnes suivies à l'hôpital ont un emploi,

mais toutes ont des difficultés à gérer leur emploi du temps pour faire face aux nécessités d'un suivi régulier à l'hôpital. Conserver durablement le secret sur sa maladie se révèle bien souvent difficile. De même, la prise en charge des soins à 100 % peut sembler suspecte chez un homme jeune, apparemment en bonne santé. Même si on ne montre pas sa carte de Sécurité sociale à tout le monde, elle devient une sorte de stigmate. Les visites médicales obligatoires et annuelles au sein de l'entreprise sont aussi très redoutées : la moindre tache rouge peut évoquer la maladie de Kaposi, par exemple. La recherche d'un emploi, de même que la souscription d'une assurance, est aussi un souci en soi ; il est aggravé par cette visite médicale et par la hantise d'une éventuelle prise de sang qui est censée évaluer les facteurs de risque cardio-vasculaire, mais qui sert aussi, bien souvent, en toute illégalité et à l'insu des sujets, au dépistage de l'infection à VIH. À l'occasion des premiers essais vaccinaux à l'Institut Pasteur les volontaires sains ayant reçu le candidat vaccin ont présenté comme prévu des anticorps, devenant ainsi séropositifs. Mais ils ne sont en aucun cas infectés par le virus. Au cours de cet essai, un volontaire cherchait un emploi et il a été récusé en raison de sa séropositivité. Les médecins de l'Institut Pasteur ont été obligés d'adresser à l'entreprise une attestation expliquant les raisons de cet état.

Parfois, les absences répétées obligent à abandonner le travail ou à en changer pour en trouver un autre, moins prenant et souvent de moindre prestige matériel ou symbolique. Il est indispensable d'être informé de ses droits. C'est la raison pour laquelle les associations ont mis en place des consultations juridiques.

Pour ceux qui n'ont pas d'emploi ou qui n'en ont jamais eu, l'infection à VIH révèle des situations de précarité. Comme le dit Pierre Lascoumes, de l'association AIDES, « il est fondamental sur le plan juridique de ramener l'épidémie du SIDA à ce qu'elle est, à savoir une maladie et rien d'autre [...]. Nous nous refusons à revendiquer pour les malades et personnes atteintes par le VIH des formes quelconques de privilèges ou de droits spécifiques ». La loi, rien que la loi. Dans cette perspective, les conseils juridiques sont importants pour aider les personnes en situation difficile qui peuvent être très perturbées par leur séropositivité. Tout comme il est essentiel d'aider à la réinsertion dans le monde du travail.

En 1990, 75 % des personnes séropositives disposaient d'un logement personnel fixe ; 15 % étaient hébergées de façon permanente au domicile d'un proche et 5 % en institution ; deux mille personnes étaient en situation précaire. Tout dépend en fait du degré d'autonomie du malade. S'il n'a pas de logement, il faut qu'il puisse accéder dans les mêmes conditions que n'importe quel autre malade à un logement public ou privé adapté à ses ressources et, si possible, près de l'hôpital où il est soigné.

Le plus souvent, ce sont les associations qui conseillent ou font les démarches nécessaires à cet égard. Pour les personnes qui ont besoin d'un hébergement collectif, avec l'aide des pouvoirs publics, différents relais existent, mais les places sont limitées. Les familles d'accueil sont indispensables pour les enfants séropositifs qui nécessitent des soins dans les services spécialisés. Mais elles sont encore peu nombreuses, malgré le travail accompli par des associations comme « Sol en Si ». De même, AIDES et « Gays pour les libertés » ont créé en 1986 des « Appartements de relais thérapeutique et social », plus connus sous le sigle APPARTS, pour l'hébergement temporaire des malades du SIDA se trouvant sans logement. Chaque appartement accueille trois résidents qui sont encadrés par un « coordinateur psychomédical » chargé de la vie quotidienne et du suivi des malades et d'une assistante sociale.

Pour la majorité des patients, l'arrivée dans l'appartement est à la fois vécue comme un « moment de repos », mais aussi comme une confirmation de la maladie, ce qui est parfois très difficile à accepter. Le partage du quotidien peut être ressenti comme une solidarité et peut créer des liens d'amitié ; il peut être aussi rejeté car l'omniprésence de la maladie devient vite étouffante et angoissante. La

cohabitation est alors difficile au sein du même appartement. Le but initial, la réinsertion sociale, s'est avéré plus
difficile à atteindre que prévu ; de même, la durée de séjour,
qui était au départ limitée à deux ou trois mois, a atteint
dans les faits sept à neuf mois. APPARTS est devenue une
solution de dernier recours car, à leur sortie, les malades
ne savent pas où aller. Cette expérience, financée à 78 %
par les pouvoirs publics, met clairement en évidence les
difficultés qui viennent s'ajouter à la maladie : solitude,
problème de logement, de travail, de ressources, et contribuent à aggraver la marginalisation des malades.

Un autre type d'hébergement, les « maisons phares »
(*Lighthouse*), existe déjà à Londres, aux États-Unis et au
Canada. Il s'agit de maisons situées en pleine ville où sont
accueillies pour quelques semaines les personnes malades.
Elles ont la particularité d'être adaptées aux malades
souffrant souvent de pathologies assez invalidantes, mais
aussi d'être très ouvertes sur la ville ; un restaurant permet
aux parents, aux amis et même aux passants de venir
prendre un repas. Il s'agit de relais pour des patients sortant
de l'hôpital, en attente d'un futur hébergement ou dont
l'entourage ne peut pas temporairement assurer les soins.
En France, une première maison sera fonctionnelle en 1994
en Provence, et un projet est en cours à Paris.

En plus des problèmes de confidentialité, de travail, de
logement, l'aide à la vie quotidienne et le soutien psychologique sont deux difficultés importantes qui ne sont pas
encore suffisamment prises en charge. Elles dépendent
beaucoup du degré d'isolement du malade, de son entourage
direct, de sa famille, de ses amis. Mais bien souvent, c'est
au personnel soignant qu'il revient de faire face à cette
souffrance psychologique par l'écoute et la parole, les cas
plus lourds devant, bien sûr, être adressés aux spécialistes.

Les handicaps de la vie quotidienne sont multiples :
pouvoir se lever et marcher, se nourrir, se laver, s'habiller,
entretenir sa maison, faire ses repas. Le degré d'incapacité
à vivre seul est d'autant plus ressenti que l'entourage
immédiat est restreint. Les soins à domicile nécessitent une

présence souvent assurée par les associations pour certains malades isolés, qui ne bénéficient d'aucune aide. C'est pourquoi certains jeunes malades retournent chez leurs parents.

Le SIDA, maladie longue et complexe, a bien mis en évidence les évolutions sanitaires et sociales de ces dernières décennies. La médecine est devenue compartimentée, spécialisée, technique, du fait du progrès des connaissances. Le malade risquait de devenir seulement l'objet d'un intérêt scientifique que les comités d'éthique récemment créés tendaient à réhabiliter. C'est avec l'arrivée de cette maladie qu'une prise de conscience collective a révélé certaines dérives de notre société. Elle a concerné les malades et leur entourage, les médecins d'hôpital et de ville. Le meilleur de la technique doit être conservé, mais il faut tenir compte de l'homme, de sa détresse face à la maladie, de ses douleurs, de sa solitude... L'approche doit être globale : tous les paramètres de l'infection et toutes les composantes de la vie doivent être pris en compte pour assurer un mieux-être, à défaut d'une guérison.

Heureusement, de nouveaux rapports se sont instaurés entre les médecins et leurs patients. Les séropositifs et les malades sont jeunes. Ils sont souvent autant au fait de leur maladie que leur médecin et suivent avec compétence la littérature scientifique sur leur infection. Ce nouveau type d'interaction est fondamental et irréversible. Le malade devient un acteur de sa maladie et ce processus s'étendra aux autres maladies longues et chroniques que la médecine n'arrive pas à vaincre. De même, pour les associations, qui ont fait la preuve de leur capacité d'innovation, de leur efficacité, de leur esprit de solidarité, et qui ont désormais pris une place importante dans notre système de soins.

Chapitre 6

Les traitements actuels

Il n'existe pas pour l'instant de traitement définitif du SIDA. Pour autant, des progrès certains ont été réalisés depuis le début des années quatre-vingt. Ils ont permis d'allonger la durée de vie et d'augmenter le confort des malades.

Lorsque le SIDA est apparu, les médecins se sont trouvés démunis. La découverte du virus a permis d'utiliser avec espoir les quelques molécules antirétrovirales connues pour lesquelles nous avions déjà une expérience clinique. En effet, dans les années soixante-dix, certaines avaient été utilisées, sans succès, dans le traitement des leucémies qui, pensait-on, pouvaient être associées pour certaines à des infections rétrovirales. Dès 1984, nous avons testé leur efficacité chez les patients atteints de SIDA. À l'époque, Jean-Claude Chermann travaillait sur une molécule minérale, le HPA23, et avait démontré son efficacité sur la transcriptase inverse. Nous disposions également d'une expérience clinique de ce produit comme traitement de la maladie de Creutzfeld Jacob, maladie dégénérative liée à des prions. Le HPA23 fut donc administré à des patients atteints de SIDA, notamment de jeunes hémophiles. Malheureusement, cette molécule et bien d'autres ensuite n'ont pas confirmé *in vivo* leur activité antirétrovirale démontrée *in vitro*.

Cependant, des tests rapides ont permis d'évaluer en un temps record la capacité d'inhiber la production virale de milliers de molécules déjà synthétisées par les grands laboratoires pharmaceutiques. C'est ainsi que Hiroaki Mitsuaya et ses collègues du National Institute of Health ont découvert l'effet antirétroviral remarquable *in vitro* d'un produit des laboratoires Burroughs Wellcome dont le nom de code était BW 509. C'était l'AZT, un analogue de nucléoside synthétisé en 1964. Ses propriétés antitumorales s'étaient révélées médiocres ; de plus, cette molécule était toxique chez l'animal. Elle était donc restée avec bien d'autres sur une étagère jusqu'au jour où le laboratoire décida de la tester pour son effet sur le VIH. Fait remarquable, l'AZT passa très vite du laboratoire aux premiers essais thérapeutiques. Mais l'enthousiasme des cliniciens dut quelques années plus tard être pondéré. Nous verrons plus loin pourquoi. De nombreuses molécules analogues, des nucléosides, furent alors synthétisées et testées. Certaines sont aujourd'hui utilisées, telles la ddI, la ddC, le 3TC, le D4T, après avoir reçu leur autorisation de mise sur le marché ou dans le cadre d'essais thérapeutiques.

D'autres approches ont été utilisées : le blocage du récepteur cellulaire au virus, le CD4 soluble, et paradoxalement des immunosuppresseurs comme la cyclosporine, après quelques jours de traitement et malheureusement quelques jours avant le décès des malades. Le fracas médiatique qui s'en est suivi a masqué l'intérêt que présente le fait de traiter la composante auto-immunitaire et l'activation du système immunitaire au cours de la maladie. Cette liste d'approches et de molécules différentes est loin d'être complète. Même s'il n'y a pas de miracle, les espoirs sont nombreux. Mais pour démontrer l'efficacité d'une molécule, il est nécessaire d'effectuer des essais cliniques d'autant plus longs et rigoureux que l'effet du médicament est faible et difficile à mettre en évidence.

Pour lors, c'est surtout grâce au travail des médecins, à leurs observations quotidiennes, à leur collaboration avec les chercheurs et avec les malades, à la coopération internationale en matière d'essais cliniques que, petit à petit, des mois ont été gagnés pour la survie des malades. Et c'est grâce à une meilleure connaissance des mécanismes de la maladie que l'on arrivera à la juguler. Certains médicaments permettent aujourd'hui de retarder la réplication du virus. Mais on a surtout affiné la prévention et le traitement des infections opportunistes.

On s'oriente, c'est en tout cas ce que je propose, vers une approche globale de cette maladie, qui tient compte du virus, des infections opportunistes, des cofacteurs et de l'état immunitaire. La recherche clinique mondiale tente de développer les différents essais thérapeutiques, d'évaluer les meilleures associations médicamenteuses possibles et de déterminer les moments les plus opportuns pour les mettre en route. Nous allons rappeler quels sont les traitements qui sont généralement appliqués. Tous les malades devraient pouvoir en bénéficier aussi bien dans les pays en voie de développement que dans les nôtres.

Le traitement des infections opportunistes

Il y a treize ans, le SIDA s'est révélé au monde entier par la pneumocystose pulmonaire, qui ne survient que chez des personnes immunodéprimées, elle était alors rarement diagnostiquée. Aujourd'hui, c'est l'infection opportuniste la plus connue et celle sur laquelle on agit le mieux par la prévention.

Les infections de ce type sont dites opportunistes parce qu'elles profitent de la baisse de surveillance du système immunitaire. Elles sont dues à des germes qui circulent dans l'environnement ou sont hébergés à l'état latent dans l'organisme mais ne donnent pas lieu à une maladie. C'est lorsque le système immunitaire s'affaiblit qu'ils en viennent à proliférer et à représenter un danger. Il en est de même des tumeurs, maladie de Kaposi et lymphomes, pour lesquels on invoque souvent une origine virale.

La liste de ces infections opportunistes a été complétée au cours des dix dernières années. Leur apparition au cours du SIDA a été appréciée, les moyens de diagnostic mis en place, et des traitements efficaces codifiés. Pour bon nombre d'entre elles, une prévention primaire et secondaire s'est développée, primaire lorsque l'on agit avant le premier épisode infectieux, secondaire lorsqu'on l'utilise pour éviter la survenue éventuelle d'une récidive.

Ces traitements ont permis de reculer la survenue de ces infections et de faciliter le confort des malades en leur ménageant une activité sociale et professionnelle plus longue. De plus, la durée de vie moyenne d'un malade atteint de SIDA déclaré est passée de huit mois en 1981 à au moins trois ans en 1994, mais du fait de l'allongement de la durée de vie de ces malades, certaines pathologies sont devenues plus fréquentes à cette phase tardive de l'infection (infection à *Mycobactérium avium*, infection à cytomégalovirus et candidose œsophagienne). La prévention efficace de certaines de ces infections a modifié la fréquence relative de ces maladies.

Lorsque le taux de lymphocytes T4 dans le sang se situe entre cinq cents et deux cents T4/mm³, trois pathologies surviennent fréquemment. La candidose digestive, due à un champignon banal, se manifeste au début au niveau de la bouche ; elle est traitée facilement mais les rechutes peuvent survenir. Les zonas dus au virus varicelle-zona sont bien traités et prévenus après le premier épisode par l'acyclovir, molécule antivirale efficace sur les virus herpès. La leucoplasie chevelue de la langue régresse aussi parfois avec l'acyclovir ; il semble qu'elle ait une origine virale (virus d'Esptein-Barr).

La tuberculose représente un élément préoccupant de l'épidémie actuelle de SIDA. Les souches du bacille de Koch multirésistantes aux antibiotiques se multiplient. Douze foyers de tuberculose multirésistante ont été rapportés dans les hôpitaux et prisons de New York, Miami et San

Francisco. À New York, en 1991, 33 % des souches étaient résistantes à au moins un antituberculeux et 15 % à l'isoniazide et à la rifamicine, qui sont les deux médicaments les plus efficaces pour la prévention et le traitement de la tuberculose. L'apparition de ces souches résistantes est souvent liée à un traitement incomplet ou interrompu trop tôt par le patient.

Outre les mesures préventives d'hygiène hospitalière, plusieurs recommandations sont faites aujourd'hui pour la prévention des tuberculoses multirésistantes : bonne observance du traitement de la tuberculose active malgré sa durée et la possible apparition de phénomènes allergiques ; développement et généralisation des techniques rapides permettant de mettre en évidence les bacilles résistants et d'antibiotiques efficaces.

On discute actuellement de l'indication d'un traitement préventif pour la tuberculose, alors que ce n'est plus le cas pour la pneumocystose. La survenue de cette infection opportuniste témoigne aujourd'hui d'une insuffisante prise en charge des malades.

La prophylaxie primaire de la pneumocystose est mise en place quand les lymphocytes $T4$ sont inférieurs à 200/mm³ ou représentent moins de 15 à 20 % des lymphocytes totaux. Chaque malade est un cas particulier et cette décision dépend du médecin de chacun d'entre eux. En effet, du fait de la gravité de cette infection, on peut commencer cette prophylaxie si on observe une chute rapide des $T4$ ou si le sujet est déjà en phase symptomatique, d'autres infections survenant, de même qu'une altération de l'état général ou un lymphome. Il y a quelques années, on recommandait les aérosols de pentamidine : effectués une fois par mois, ils déposent le principe actif au sein des alvéoles pulmonaires. On tend aujourd'hui à remplacer ce traitement par la prise orale de Bactrim, médicament associant deux antibiotiques. La Dapsone est aussi une alternative dans la prophylaxie primaire et secondaire, notamment en cas d'intolérance au Bactrim. Une prophylaxie secondaire s'impose nécessairement après toute pneumocystose déclarée, quel que soit le taux de lymphocytes.

La toxoplasmose peut survenir en général à un stade plus important d'immunodépression que la pneumocystose. Elle provient d'une infection récente ou de la réactivation d'un foyer ancien. Dans ce cas, la personne a dans le sang des anticorps antitoxoplasme : il faut donc instaurer une prophylaxie primaire si ce n'est pas déjà le cas pour la pneumocystose, car il semble que le Bactrim soit efficace sur ces deux infections. Mais l'intérêt de la prophylaxie primaire contre la toxoplasmose n'est pas encore aussi clair que pour la pneumocystose.

La toxoplasmose touche, en France, 15 à 30 % des malades. Sa fréquence la place juste après la pneumocystose et elle récidive dans 50 à 80 % des cas. La prophylaxie secondaire est donc systématique.

Les infections opportunistes contribuent pour une part importante à la gravité de la maladie ; la mise en place de traitements préventifs a donc permis de prolonger la période asymptomatique et le stade où le SIDA est déclaré. Mais ces traitements agissent sur les conséquences de la maladie, non sur la maladie elle-même. Les traitements dirigés contre le virus lui-même sont donc une nécessité. À cet égard, nous sommes moins bien armés

Les traitements antiviraux

Trois produits bénéficient actuellement en France d'une autorisation de mise sur le marché : l'AZT, la ddI et la ddC. Ces trois médicaments agissent en bloquant la transcriptase inverse, enzyme indispensable à la réplication du virus. Ils empêchent la copie de l'ARN viral en ADN. Ils diminuent donc l'infection de nouvelles cellules par le virus, mais ils ne peuvent éliminer le virus déjà intégré dans les cellules cibles.

L'efficacité de l'AZT (azidothymidine) sur le virus du SIDA a été reconnue dès 1987. Plusieurs études à grande échelle ont alors commencé aux États-Unis. La première a montré que l'AZT augmentait la durée de vie des patients sidéens. En 1990, deux autres études d'une durée d'un an ont révélé que l'AZT prescrit chez des patients asymptomatiques qui avaient moins de cinq cents T4 pouvait freiner la baisse de ces lymphocytes et retardait la survenue de la maladie. Malheureusement, les essais à plus long terme ont été moins encourageants. On pouvait toutefois espérer qu'un traitement précoce freinerait l'évolution de la maladie, sachant que le virus se multiplie aussi pendant la phase asymptomatique.

C'est dans ce contexte que l'essai franco-britannique, le fameux essai Concorde, a débuté en 1988 sur 1 749 sujets qui ont formé la plus grande cohorte à ce jour. Les résultats préliminaires ont été publiés en avril 1993 : ils mettaient en évidence l'absence de bénéfice d'un traitement précoce par l'AZT chez les sujets évoluant lentement vers le SIDA. L'annonce brutale de ces résultats préliminaires a eu un effet catastrophique chez les patients qui avaient participé à cet essai et chez tous les sujets séropositifs asymptomatiques. Leurs espoirs se voyaient détruits.

L'analyse plus détaillée de cet essai, publiée un an après, a confirmé qu'il n'y a pas de bénéfice à long terme à prendre de l'AZT lorsque l'on est séropositif asymptomatique avec un système immunitaire normal ou modérément déficitaire, que l'AZT ne ralentit pas l'évolution de l'infection et n'augmente pas la durée de vie. L'efficacité de l'AZT est réelle, mais limitée et transitoire. Un tel résultat s'explique aujourd'hui à la lumière de nos connaissances sur l'AZT et sur le mode de persistance du virus dans la cellule qu'il infecte. L'AZT, pour être active sur la transcriptase inverse du virus qui vient d'entrer dans la cellule, a besoin d'être phosphorylée (c'est-à-dire qu'elle doit prendre dans la cellule des atomes de phosphore). Or les lymphocytes au repos ne possèdent pas l'enzyme capable de cette réaction chimique, à la différence des lymphocytes fortement activés ; c'est uniquement dans ces cellules que l'AZT est efficace. Si l'ADN du virus est déjà inséré dans la cellule, il n'a aucun effet. De plus, la variabilité du virus entre en jeu, par la modification de certains acides aminés sur le gène de la transcriptase inverse, ce qui le rend résistant à l'AZT. Ces données expliquent pourquoi cette molécule n'a qu'un effet limité et transitoire sur le VIH. Elle ne peut éradiquer cette infection.

En outre, malgré sa sélectivité pour l'enzyme du virus, la transcriptase inverse, l'AZT a aussi des effets inhibiteurs sur les enzymes de synthèse de l'ADN des cellules ; elle est donc toxique. Cet effet est particulièrement marqué pour les cellules souches de la moelle osseuse, en particulier celles qui sont à l'origine des globules rouges, et sur les mitochondries des fibres musculaires. L'AZT peut ainsi causer des anémies d'intensité variable selon les individus et aussi des douleurs et des atrophies musculaires. Ces effets surviennent parfois dès le début du traitement et conduisent à l'arrêter et à utiliser d'autres molécules.

Néanmoins, cette molécule est considérée aujourd'hui comme le traitement antirétroviral de référence. Elle est habituellement utilisée en première intention chez les patients asymptomatiques qui ont moins de deux cents T4 ou moins de 15 % de T4. Si le patient refuse, il peut bénéficier d'abord d'un traitement par la ddI. Chez les patients atteints de SIDA déclaré, même si le taux de T4 est supérieur à ce chiffre, on peut commencer le traitement lorsqu'on observe une chute rapide des T4 ou des lymphocytes totaux ou une augmentation de l'antigène p24. Toutes les décisions doivent être prises par le médecin traitant.

Les effets secondaires sont en général proportionnels aux doses prescrites, au stade de la maladie et à la durée du traitement. Dans les premières semaines, on peut observer des nausées et des maux de tête, qui le plus souvent disparaissent avec la poursuite du traitement. On note cependant dans un très petit nombre de cas des intolérances digestives nécessitant l'arrêt précoce du traitement. L'AZT, comme on l'a vu, peut être toxique pour les cellules souches des lignées sanguines. Elle peut être alors à l'origine d'une diminution du nombre de globules rouges et peut parfois aussi induire une diminution de la synthèse des globules blancs (dont font partie les lymphocytes), indispensables à la défense de l'organisme. Toutes ces éventuelles complications nécessitent une surveillance sanguine régulière. En cas d'anomalie, le médecin peut être amené à diminuer ou à interrompre le traitement. On arrête aussi l'AZT de manière temporaire lors du traitement d'attaque de certaines infections opportunistes pour lesquelles certains antibiotiques sont aussi toxiques pour les cellules sanguines.

Au bout d'un certain temps, l'AZT perd de son efficacité sur le virus. On utilise alors d'autres molécules antivirales qui n'ont pas les mêmes effets secondaires et qui gardent une efficacité sur les particules virales résistantes à l'AZT. Il est également intéressant d'utiliser ces autres molécules antivirales en association avec l'AZT. De cette manière, on peut réduire l'apparition de souches résistantes ou réduire cette même résistance.

La ddI (di desoxy Inosine ou didanosine) agit comme l'AZT sur la transcriptase inverse *in vitro,* mais elle est moins active que l'AZT ; cependant, *in vivo,* elle pourrait avoir un meilleur avenir pour les traitements précoces, parce qu'elle peut pénétrer et atteindre des concentrations inhibitrices du virus dans les lymphocytes peu ou pas activés. Des médicaments, comme l'hydroxyurée, pourraient augmenter son efficacité. Elle est par ailleurs bien tolérée par les cellules sanguines. Mais elle peut engendrer dans certains cas une pancréatite et des neuropathies périphériques qui se manifestent par des sensations anormales des extrémités des membres, des picotements, une diminution des forces.

Il n'est pas prouvé à ce jour que, prescrite d'abord, la ddI soit plus efficace que l'AZT. En revanche, certains essais suggèrent qu'en relais ou ajoutée à l'AZT, elle retarderait la survenue d'événements cliniques. Quand et dans quelles conditions prendre ce relais ? Si le patient est intolérant à l'AZT ou si, malgré le traitement, son état clinique ou biologique s'aggrave. Des études récentes montrent qu'un relais systématique peut être proposé au bout de six mois de traitement par l'AZT.

La ddC (ou di desoxyCytidine) a le même mécanisme d'action que l'AZT et la ddI, mais elle présente une toxicité neurologique comme la ddI. Bien qu'elle ait reçu une autorisation de mise sur le marché en monothérapie, les recherches récentes plaident pour son utilisation précoce avec l'AZT.

Ces trois molécules, AZT, ddI et ddC, ont fait la preuve d'une certaine efficacité, elles sont en quelque sorte des références pour les nouvelles molécules actuellement en cours d'essais cliniques. Mais elles ont aussi montré leurs limites. Aucune n'a réussi jusqu'à ce jour à bloquer totalement l'infection virale ; leur emploi est limité en particulier par leur toxicité, par leur effet transitoire et par l'apparition de résistances. Ces problèmes se sont déjà posés dans le cas de la tuberculose. D'une manière générale, les antibiotiques ne sont efficaces, pour bloquer une infection, qu'avec le soutien du système immunitaire. La situation du SIDA est rendue plus complexe du fait de la défaillance de ce système. L'exemple de la tuberculose suggère que l'association de plusieurs antibiotiques pris de manière simultanée peut être plus active et peut empêcher ou retarder l'apparition de mutants résistants. Dans le cas de l'infection à VIH, les mutations qui sont à l'origine de la résistance à la ddI ne sont pas exactement les mêmes que celles de l'AZT et le virus ne peut supporter d'être modifié dans trop d'endroits à la fois. Attaqué de différents côtés, il devient beaucoup plus vulnérable. L'association de tels médicaments est donc logique. De plus, en diminuant les doses de chaque médicament, on réduit certains effets toxiques. On a donc intérêt à utiliser des molécules ayant des cibles d'actions différentes et complémentaires. La logique voudrait qu'on les donne aux patients le plus tôt possible et d'une façon continue, mais il reste à démontrer leur efficacité en pratique. Nous y reviendrons.

L'évaluation à court terme de ces associations de traitements est aujourd'hui encore difficile et nécessite de nouveaux outils. La conduite à tenir s'est encore compliquée du fait de l'apparition de nouvelles molécules dont les mécanismes d'action sont différents et qui sont actuellement en cours d'essais cliniques. L'association d'un traitement antiviral à une prévention de la pneumocystose a déjà beaucoup ralenti le passage au stade du SIDA. Les résultats encouragent à rechercher des moyens d'attaque nouveaux à l'aide de molécules en combinaisons appropriées. C'est donc en multipliant les approches originales et avec de nouvelles molécules que la lutte contre la maladie doit se poursuivre.

Il n'existe pas de traitement standard à long terme. Les malades, à juste titre, souhaitent donc être soignés là où ils ont les meilleures chances de bénéficier du meilleur traitement. Bien souvent, ils désirent être enrôlés dans des essais thérapeutiques, avec tous les problèmes éthiques et financiers que cela pose. La question importante aujourd'hui n'est donc pas seulement celle du bon traitement ; elle est aussi celle de l'accès aux soins. Le traitement annuel d'un patient séropositif par l'AZT, l'antirétroviral actuellement le plus prescrit, coûte environ cent mille francs. En France, tous les sujets séropositifs sont pris en charge à 100 % ; ils ne payent donc pas ce médicament. Cette mesure constitue un pas important car elle permet d'assurer à tous une certaine égalité de soins et de prise en charge thérapeutique. De nombreux pays n'ont cependant pas de législation sociale de ce type, sans parler des pays en voie de développement. On le voit, pour lutter contre le SIDA, l'effort ne doit pas être seulement scientifique : il nous appartient aussi de combler ce fossé entre les pays riches et les pays pauvres.

QUATRIÈME PARTIE

Chercher

Chapitre 7

De nouvelles pistes

Les cofacteurs infectieux

Il est très important, pour agir sur la transmission et sur le traitement de la maladie, de savoir si le virus agit seul ou s'il a des complices, en d'autres termes s'il existe des cofacteurs qui amplifieraient son action.

C'est une question que je me suis posée dès 1983 et que je me pose encore aujourd'hui. En effet, l'origine de l'épidémie reste mystérieuse, le virus semblant plus ancien que l'épidémie. D'autre part, il faut expliquer la différence dans la rapidité de la transmission hétérosexuelle entre pays du Nord et pays du Sud, mais aussi la longue période de latence qui sépare la primo-infection de la survenue de la maladie clinique, phase très variable selon les individus et qui peut dépendre de l'interaction du virus et du système immunitaire avec des cofacteurs infectieux.

Dès 1983, après l'isolement du virus, un paradoxe sautait aux yeux : les rétrovirus, d'une façon générale, ont besoin pour s'installer dans la cellule que celle-ci multiplie de manière active. En effet, l'ADN proviral est fabriqué dans le cytoplasme grâce à la transcriptase inverse et pour s'intégrer dans l'ADN de la cellule, il doit passer dans le noyau. Ce n'est possible qu'au moment de la division cellulaire. Or la plupart des cellules du système immunitaire sont au repos et ne se multiplient pas.

En fait, on sait aujourd'hui que cette multiplication n'est pas absolument nécessaire en ce qui concerne l'ADN du VIH et celui des autres lentivirus : l'ADN du VIH peut être transporté du cytoplasme au noyau même dans des cellules qui ne se divisent plus, comme les macrophages, et dans les lymphocytes en phase d'activation, ce qui ne conduit pas nécessairement à une multiplication cellulaire. En revanche, lorsque les lymphocytes sont totalement au repos, l'ADN du virus reste dans leur cytoplasme, il « meurt » sur place, c'est-à-dire est rapidement dégradé. Le lymphocyte au repos a en fait un cytoplasme très peu développé et manque de sources d'énergie.

La très grande majorité des lymphocytes du système immunitaire sont au repos, notamment ceux du sang circulant. Les lymphocytes activés sont en général localisés dans les tissus, notamment les ganglions lymphatiques. Chaque lymphocyte constitue un clone, possédant un récepteur spécifique pour un antigène donné. Nous avons ainsi tout un répertoire de cellules T capables de réagir à des millions de molécules étrangères (antigènes) différents.

Lorsqu'un antigène étranger, lié à une infection virale ou bactérienne par exemple, pénètre dans l'organisme, il est d'abord assimilé, « découpé » par une cellule du type macrophage. Cette cellule présente ensuite cet antigène à un lymphocyte T possédant le récepteur correspondant. Il en résulte une cascade de signaux aboutissant à « activer » le lymphocyte. Son cytoplasme s'élargit, son noyau se gonfle, il sécrète des facteurs de croissance et se prépare à se multiplier. Ainsi naît toute une génération de lymphocytes, issue d'un clone, possédant tous le même récepteur T et répondant efficacement à l'antigène. Ces cellules, à leur tour, activent des lymphocytes tueurs, capables de tuer des cellules infectées par le microbe ou le virus, ou bien des lymphocytes B sécréteurs d'anticorps. Mais en même temps, ce lymphocyte T4 activé devient une cible de choix pour le virus.

On voit tout de suite – c'était déjà notre postulat de 1983 – que plus il y a de lymphocytes activés au début de l'infection, plus le virus peut les infecter et s'installer durablement dans l'organisme. Le nombre de lymphocytes activés dépend lui-même de l'importance des infections intercurrentes. Nous sommes tous environnés de germes, notre système cellulaire est en perpétuelle alerte, mais à des degrés divers.

Dans les régions tropicales, le nombre de germes est très important ; il existe souvent des infections latentes chroniques, paludisme, parasitoses variées, champignons et bactéries. Le nombre de cellules en état d'alerte est très élevé, et c'est probablement une des raisons pour lesquelles la propagation du VIH est plus rapide dans les pays du Sud que dans les pays du Nord.

Nous savons d'ailleurs que certains facteurs bactériens renforcent la virulence des lentivirus animaux. Par exemple, le rétrovirus de l'arthrite et de l'encéphalite de la chèvre, proche du virus Visna du mouton, infecte en France des troupeaux, notamment les jeunes chevreaux. Lorsque ceux-ci sont également infectés par un mycoplasme, l'infection virale conduit à des pneumonies mortelles. De même, un rétrovirus leucémogène, le virus de Rauscher, induit, lorsqu'un mycoplasme est présent, des leucémies mortelles dans des races de souris normalement résistantes.

Mycoplasme, le nom est lancé. Examinons plus en détail la possibilité qu'un mycoplasme nouvellement apparu, ou ayant connu une expansion récente, ait favorisé l'épidémie du SIDA.

Mais d'abord, que sont les mycoplasmes ? Ce sont des petites bactéries qui ont évolué vers un parasitisme plus ou moins grand, en perdant certaines fonctions génétiques. Ainsi, elles ont perdu le gène codant pour la synthèse d'une paroi rigide. Elles ont donc simplement une paroi flexible, analogue à celle de nos cellules ; d'ailleurs, leur membrane « colle » relativement fort à la membrane des cellules parasitée ce qui leur permet d'utiliser des métabolites venant de la cellule. Elles ont la taille d'un gros virus (deux à trois cents nanomètres) et peuvent former de longs filaments pouvant faire penser à des champignons microscopiques (d'où leur nom de mycoplasmes). Mais ce ne sont pas des virus, puisqu'elles ont gardé l'appareil de traduction (ribosomes) des ARN messagers en protéines. Leur parasitisme n'est pas strict et il est possible de les faire se multiplier dans un milieu nutritif riche, mais sans cellules.

Quel rôle jouent-elles dans les maladies humaines? Il n'est pas négligeable : 20 % des pneumonies sont causées par *Mycoplasma pneumoniae,* des arthrites, des urétrites et infections vaginales sont causées par *Mycoplasma hominis* et un *Ureaplasma.* Mais souvent les infections sont inapparentes et nous en hébergeons plusieurs espèces dans notre bouche, nos muqueuses, sans nous en apercevoir. Les animaux domestiques et d'élevage sont également lourdement infectés par les mycoplasmes avec des dégâts plus apparents. Ce tableau laisserait à penser que les mycoplasmes étant ubiquitaires, il est peu probable qu'ils soient les agents déterminants d'une nouvelle maladie. Ce serait cependant négliger le fait que des espèces rares ou nouvelles ont été isolées à partir de patients atteints de SIDA.

Comme dans l'histoire des rétrovirus, leur découverte a été parsemée d'erreurs. En 1987, un jeune Américain d'origine formosane, Shi-Lo, décrit une nouvelle espèce de mycoplasme qu'il aurait isolée d'un sarcome de Kaposi : il recherche en fait un nouveau virus qui serait l'agent du sarcome de Kaposi. Il extrait l'ADN de la tumeur et fait pénétrer cet ADN dans des cellules de souris. Expérience classique d'ADN « infectieux ». Effectivement, le cytoplasme de ces cellules est rempli de particules qui ressemblent à de gros virus, il l'appelle VLA pour *Virus Like Agent.* Ce VLA semble infecter d'autres cellules *in vitro*, et donner une maladie chez des singes en six ou sept mois.

Lo et ses collaborateurs travaillent à l'Institut des forces armées de Washington, spécialisé dans l'anatomopathologie. Beaucoup d'analyses de tissus de patients morts de

SIDA y sont pratiquées. Parfois, l'équipe de Lo retrouve le même VLA dans le rein et le foie de ces patients. Les premières publications paraissent dans des journaux spécialisés assez obscurs. Mais Lo se rend assez vite compte de son erreur : il n'a pas affaire à un virus, mais à un mycoplasme intra-cellulaire. Il croit cependant qu'il s'agit d'une nouvelle espèce, qu'il appelle *Mycoplasma incognitus*.

En fait, les experts en mycoplasmes analysent la nouvelle espèce et trouvent qu'elle est identique, à quelques détails près, à *Mycoplasma fermentans,* mycoplasme robuste capable de fermenter le glucose et l'arginine, au rôle pathogène incertain.

Dans les années soixante-dix, William Murphy l'avait déjà trouvé en association à des leucémies chez la souris et chez l'homme et avait postulé qu'il pourrait être l'agent d'initiation des leucémies, en induisant une prolifération anormale des lymphocytes. Puis les rétrovirus avaient supplanté les mycoplasmes dans la tête des chercheurs, et on ne parlait plus de cette théorie.

Une approche toute différente amena mon laboratoire à s'intéresser aussi aux mycoplasmes dans le SIDA. En 1987 commença une collaboration entre mon laboratoire et la société Rhône-Poulenc pour la recherche de nouveaux médicaments contre le VIH. Un test simple de « criblage » de produits potentiellement actifs fut mis au point, fondé sur l'inhibition de l'effet « tueur » du virus sur des cellules tumorales humaines, les mêmes qui étaient utilisées pour produire le virus en masse pour les tests de diagnostics. Lorsque les cellules n'étaient pas tuées, c'est que le produit testé avait une activité sur le virus. Ce test permit d'analyser plusieurs milliers de produits au hasard, à raison de cent à deux cents par semaine, produits synthétisés par Rhône-Poulenc ou remis à cette société.

C'est ainsi qu'un universitaire madrilène envoya plusieurs produits qui étaient proches d'antibiotiques connus, les tétracyclines. Ils se révélèrent actifs en inhibant l'effet « tueur » du virus. Mais une analyse ultérieure montra que la multiplication du virus elle-même n'était pas inhibée. En fait, les cellules infectées n'étant pas tuées, elles produisaient davantage de virus.

Les tétracyclines du commerce avaient le même effet, ce qui laissait supposer qu'elles agissaient par leur effet antibiotique. Or les antibiotiques n'ont pas d'effet sur les virus, mais uniquement sur les bactéries. Cela m'amena donc à penser que cet effet pouvait être dû à l'inhibition de mycoplasmes contaminant la lignée cellulaire utilisée dans le test. Effectivement, l'équipe Rhône-Poulenc/Pasteur montra que la lignée était contaminée par une ou deux espèces de mycoplasmes et qu'il y avait une sorte de synergie entre le virus et le mycoplasme pour tuer rapidement la cellule.

La prochaine question qui se posait était de savoir si la même synergie existait chez les patients infectés et si elle avait un rôle dans l'aggravation de la maladie. Existait-il des espèces nouvelles de mycoplasmes, ou une prolifération d'espèces existantes chez les patients atteints de SIDA? Pouvait-on par un traitement aux tétracyclines, antibiotique connu pour être très actif sur les mycoplasmes, améliorer l'état clinique du patient?

J'ai ainsi lancé à partir de 1989 tout un programme de recherches pour essayer de répondre à ces questions, avec l'aide de quelques collaborateurs expérimentés et enthousiastes, ce qui déclencha d'ailleurs l'ébahissement des autres et le scepticisme, voire le sarcasme, de beaucoup de mes collègues. Mais, sur ce dernier point, j'avais l'habitude! Comme chez Lo, ces recherches amenèrent beaucoup d'espoir, puis de déception, puis d'espoir à nouveau. Nous essayâmes à la fois d'approfondir la relation virus-mycoplasme dans les cellules en culture, de mettre au point des tests de détection de mycoplasmes dans les lymphocytes de patients, enfin de rechercher si un traitement anti-mycoplasme avait quelque effet sur le SIDA.

Parallèlement, Lo et ses collaborateurs continuèrent leurs recherches et finirent par isoler à partir d'homosexuels séropositifs une nouvelle espèce, véritablement inconnue jusqu'alors, qu'ils appelèrent *Mycoplasma penetrans*. En effet, ce mycoplasme doit son nom au fait qu'il est capable d'envahir les cellules, de pénétrer dans le cytoplasme comme les virus, au lieu de vivre calmement à la surface des cellules. Cette propriété est également partagée par deux espèces que nous avons isolées de lymphocytes de patients, *Mycoplasma pirum* et *Mycoplasma fermentans*. Cette fois, nous n'avons pas trouvé de corrélations entre l'infection par ces deux espèces et le SIDA, pas plus que les quelques autres équipes qui étudièrent *Mycoplasma fermentans*.

En revanche, Lo montra le premier qu'une importante proportion (40 %) de sujets infectés par le VIH – essentiellement des homosexuels – avait des anticorps spécifiques contre *Mycoplasma penetrans,* ce qui signifiait qu'ils étaient infectés de façon notable par ce mycoplasme, alors que ce n'était pas le cas d'une population séronégative. Nous avons essentiellement confirmé ces résultats, en montrant en outre que des patients non homosexuels séropositifs pour le VIH étaient également infectés et avaient des anticorps contre ce mycoplasme.

Quant aux essais de traitement par des antibiotiques, ils donnèrent des résultats mitigés : certains patients furent immédiatement améliorés, d'autres non. Aujourd'hui, nous savons qu'un tel traitement ne peut éradiquer une infection à mycoplasme chez des patients immunodéprimés. Les antibiotiques sont cytostatiques, c'est-à-dire qu'ils empêchent, tant qu'ils sont présents, les mycoplasmes de se multiplier, mais ils ne les tuent pas. Et comme dans le cas du virus et de l'AZT, des variants résistant aux antibiotiques finissent par apparaître. En fait, comme dans d'autres infections, si le système immunitaire n'est pas là pour finir le travail, les antibiotiques ne suffisent pas à éliminer complètement l'infection à mycoplasme.

En outre, un traitement antibiotique isolé peut même être dangereux. En effet, si des lymphocytes sont doublement infectés par le virus et le mycoplasme, la décroissance du mycoplasme diminue l'effet tueur du virus, donc les cellules peuventt vivre plus longtemps en produisant davantage de virus. Paradoxalement, l'antibiotique pourrait augmenter la production de virus ! Il conviendrait donc de toujours associer un traitement contre le virus à un traitement antibiotique. Mais nous pensons aujourd'hui que si les mycoplasmes jouent un rôle dans le SIDA, ils agissent d'autres façons : en induisant des cytokines inflammatoires, telles les TNFα, en stimulant les lymphocytes T de façon anormale, enfin et surtout en induisant un stress oxydant, par la libération de produits d'oxydation extrêmement nocifs pour les cellules, la pénétration intracellulaire du mycoplasme pouvant aggraver ces effets. Peut-être même y a-t-il « transport » du virus par le mycoplasme. Tout est possible. Aujourd'hui, nous ne savons pas encore si *Mycoplasma penetrans* est vraiment ce cofacteur qui pourrait expliquer la virulence du VIH, mais il en a les caractéristiques attendues : faible prévalence dans la population non infectée par le VIH, présence fréquente chez les séropositifs. Peut-être y a-t-il d'autres espèces, encore non identifiées, qui sont présentes chez les patients non infectés par *Mycoplasma penetrans* et jouent un rôle analogue à ce dernier ?

Le scénario de l'épidémie de SIDA pourrait alors être le suivant : la libération sexuelle, l'augmentation des pratiques homosexuelles auraient entraîné, dans certains groupes de populations des pays occidentaux, une expansion et un passage d'une famille de mycoplasmes, et en premier lieu *Mycoplasma penetrans,* d'une localisation muqueuse recto-intestinale à une autre (génitale) puis à des infections sanguines (systémiques). De telles infections seraient restées silencieuses, bien tolérées, sans la survenue du VIH, endémique en Afrique.

Ce virus lui-même était, en infection isolée, relativement bien toléré. Mais l'infection par le VIH d'un sujet préalablement infecté par le mycoplasme va entraîner une expansion considérable de ce dernier, qui va en retour favoriser le développement du VIH, en augmentant l'activation des lymphocytes, la sécrétion de cytokines, le stress oxydant. Notons que cette hypothèse s'applique à n'importe quel agent générateur d'infections opportunistes. Dans le cas des mycoplasmes, il s'agit d'une infection silencieuse, donc non détectée et négligée, peut-être plus précoce que les infections généralement diagnostiquées. Ainsi, l'épidémie de SIDA serait née de la rencontre géographique du rétrovirus africain et d'un germe d'origine plutôt américaine, rencontre qui aura pu s'effectuer aussi bien à New York qu'à Kinshasa.

Les mêmes mystères et peut-être le même genre d'explication existent pour des épidémies du passé, comme la syphilis. Le « mal de Naples » (pour les Français) ou « mal français » (pour les autres) apparaît brusquement en Europe, après l'expédition de Colomb en 1492, et se répand de façon explosive dans les armées d'Europe et les villes traversées par ces armées. On incrimine un germe importé d'Amérique, mais on s'est aperçu récemment que des lésions syphilitiques existaient chez des squelettes d'Européens vivant bien avant la date fatidique. Peut-être là aussi ce qui a été rapporté d'Amérique n'a pas été le tréponème, mais un cofacteur bactérien ou viral augmentant sa virulence ou sa transmissibilité.

Dans le cas du VIH, bien entendu des cofacteurs autres qu'une espèce nouvelle de mycoplasme pourraient être incriminés. Il semble qu'un virus du groupe Herpès, le HHV 6, puisse également *in vitro* potentialiser l'infection par le VIH, et il n'est pas impossible que ce virus – bien qu'ubiquitaire – connaisse lui-même une expansion chez les personnes infectées par le VIH. De même, un autre virus herpès, le CMV, peut également aggraver l'infection par le VIH.

Toutes ces hypothèses, pour être vérifiées, demandent un long et patient travail de corrélation épidémiologique. En ce qui concerne le *Mycoplasma penetrans,* nous manquions jusqu'à récemment des réactifs adéquats. Nous disposons maintenant de ces réactifs grâce à une collaboration avec la firme Diagnostic Pasteur.

Certains chercheurs mettent en avant une argumentation contraire à la présence de cofacteurs. Un virus analogue au VIH, le SIV, d'origine africaine, cause un SIDA chez le singe macaque, singe asiatique. Apparemment, le virus issu d'un clone moléculaire, c'est-à-dire d'une seule molécule d'ADN, peut causer la maladie. Ceci semble exclure la possibilité qu'un cofacteur soit nécessaire. On peut cependant répondre que le singe peut à l'état naturel héberger des espèces de mycoplasmes similaires – mais non identiques – à celles de l'homme, mais qui jouent le même rôle vis-à-vis du virus. Dans ce cas, un traitement antibiotique massif, *précédant* l'inoculation du virus, ou une immunisation anti-mycoplasme, pourrait ralentir la maladie.

On voit que de telles hypothèses ne sont pas de simples spéculations de l'esprit, mais conduisent à des approches vaccinales et thérapeutiques nouvelles. Il faut déplorer qu'encore à ce jour, le nombre de chercheurs qui s'y intéressent dans le monde, ne dépasse guère les doigts des deux mains.

Y a-t-il d'autres hypothèses? Probablement. Mais leur nombre n'est pas illimité, et mon imagination, à partir d'observations, m'en dicte particulièrement une autre : le VIH vecteur de prions.

On entre ici dans un monde mystérieux d'agents mal identifiés, mais dont le public connaît déjà certains effets redoutables : la maladie de Kreutzfeld-Jacob chez l'homme, la maladie des vaches folles, la tremblante du mouton. Dans tout virus classique, l'information génétique qui permet de le reproduire du code est portée par un acide nucléique, ARN ou ADN. Les agents « non conventionnels » ne contiennent apparemment pas d'acides nucléiques, mais seulement une protéine. Cette protéine est bien codée par un gène, un acide nucléique de la cellule. Mais une seule mutation suffit apparemment à modifier sa configuration et à la rendre « infectieuse ». La protéine modifiée, injectée à un animal, va propager la modification et la rendre pathogène. Ce changement de conformation serait « contagieux », un peu comme un jeu de dominos qui s'écroulent tous après l'impulsion initiale. Ou bien c'est toute la protéine modifiée qui est capable de s'autorépliquer, hypothèse fort audacieuse puisqu'elle contredit le dogme central de la biologie moléculaire : selon ce dogme, les protéines sont des structures passives, incapables de se recopier les unes les autres, mais synthétisées par un processus complexe, extrêmement fiables de traduction du code porté par l'acide nucléique, l'ARN, lui-même une « transcription » du code porté par l'ADN des chromosomes.

Après tout, ce qui nous paraît aujourd'hui très hérétique, contraire à la vie génétique dont sont issus tous les êtres vivants sur cette terre depuis trois milliards et demi d'années, y compris nous-mêmes, était peut-être la règle avant ces trois milliards et demi d'années. On peut imaginer qu'existait alors une vie « non génétique » où coexistaient des polymères variés, chacun étant indépendant de l'autre et tâchant de se reproduire en maintenant ses « inventions ». Dans cette compétition, les protéines avaient un avantage, car elles pouvaient assurer, par la combinaison de différents acides aminés, des fonctions différentes, un peu comme avec un Lego un enfant peut construire des instruments variés. Ces protéines auraient donc acquis la capacité de s'autoreproduire, un enchaînement particulier d'acides aminés entraînant la synthèse dans son voisinage d'un enchaînement identique, grâce peut-être au support local apporté par le solvant, l'eau.

Puis, la compétition amena la sélection de systèmes organisés plus complexes, où la mémoire plus fidèle fut apportée par une chaîne d'acide nucléique, probablement l'ARN. L'ARN limité dans sa capacité à contenir des informations très longues, fut ensuite complété par un polymère légèrement modifié, l'ADN, qui, moins rigide, permettait le stockage d'une très grande longueur d'information sur un fil moléculaire capable de s'enrouler pour former une structure compacte.

« Notre » vie commença alors. Peut-être les prions d'aujourd'hui sont-ils les reliques du système primitif d'auto-réplication des protéines, échappant au moins pour un temps, à l'obligation de la matrice nucléique. Toujours est-il que les prions actuels sont extrêmement résistants à la chaleur, même de l'autoclave, aux détergents, aux agents fixateurs. Seule la soude les détruit, et l'urée très concentrée les inactive.

On ne connaît actuellement que des prions impliqués dans des maladies dégénératives du système nerveux qui évoluent lentement, mais inexorablement vers la destruction des cellules nerveuses, qui peuvent être transmises par des extraits d'organes atteints, des instruments en contact avec une rétine infectée, ou avec du tissu nerveux contaminé. Après tout, qui nous prouve qu'un processus dégénératif similaire n'est pas à l'origine des plaques d'athérome dans les artères, du vieillissement des organes et tissus ?

Cette hypothèse, que nous explorons actuellement dans notre laboratoire, si elle se trouve un jour vérifiée, a de profondes conséquences philosophiques : le vieillissement et la mort ne sont pas le résultat d'un programme génétique déterminé, mais l'aboutissement – jusqu'à maintenant toujours dans le même sens – d'un combat entre la vie génétique et la vie non génétique des prions. La reproduction génétique, donc la sexualité, a été inventée par la vie génétique, pour surmonter la victoire que les prions gagnent finalement sur chaque être organisé et qui aboutit à sa mort. Si nous savions neutraliser les prions, peut-être pourrions-nous atteindre ces neuf cents ans des patriarches bibliques, peut-être beaucoup plus ?

Mais quel rapport avec le SIDA ? J'ai toujours été frappé, en voyant des malades sidéens dans une phase avancée de la maladie, de leur aspect d'êtres prématurément vieillis. L'écrivain Hervé Guibert décrit ce parallélisme entre SIDA et vieillissement dans le livre qu'il écrivit peu avant sa mort sur sa propre dégénérescence, *Le Protocole compassionnel*. Rendant visite à sa tante nonagénaire, il éprouve les mêmes difficultés qu'elle à se mouvoir, à monter dans un taxi, à sortir de sa baignoire, à énoncer des phrases. J'ai vu des hommes jeunes acquérir ainsi en quelques mois la voix chevrotante, la démarche talonnante du grand vieillard. Je me suis donc demandé si l'immunodépression observée dans le SIDA n'était pas simplement une accélération du déclin immunitaire qu'on observe également dans le vieillissement, les deux pouvant avoir une origine commune, les prions du vieillissement. Dans le cas du SIDA, le rétrovirus VIH aurait simplement acquis au cours de ses multiples passages la capacité de transporter les prions du vieillissement.

On voit que les chercheurs ne sont jamais à court d'hypothèses peu orthodoxes. Mais parfois la réalité dépasse la fiction la plus audacieuse.

Les phénomènes immunologiques et l'apoptose

Maladie du système immunitaire, le SIDA a d'abord été étudié par les immunologistes. C'est grâce à une invention fondamentale d'immunologie, les anticorps monoclonaux, que l'on a compris les caractéristiques de l'immunodépression : la chute du nombre des lymphocytes T4 et la perte de leur fonction. T4 définit un type de récepteur présent à la surface de certains lymphocytes, il est aussi porté par d'autres cellules, tels les monocytes également infectables par le VIH. Le récepteur T4 est impliqué dans la reconnaissance de l'antigène. On tend à remplacer T4 et T8 par CD4 et CD8 (CD pour *Cluster of Differenciation*).

Très peu de temps après l'isolement du virus, on s'est aperçu que le virus se fixait avec une grande affinité sur les molécules CD4 qui sont effectivement ses récepteurs spécifiques.

Le VIH et les rétrovirus apparentés ont connu une longue évolution au cours de laquelle ils ont acquis ce tropisme. Il s'agit sans doute d'une modification ancienne puisqu'elle est partagée par tous les rétrolentivirus existants chez les primates. Cet acquis est fort utile pour le virus puisqu'il lui permet de parasiter les cellules clés chargées d'organiser la défense de l'organisme contre sa propre agression.

À la base du fonctionnement du système immunitaire, on trouve trois principes. Tout d'abord, la perception clonale de l'étranger moléculaire ; à chaque molécule étrangère nouvelle correspond un clone cellulaire T pour l'activation des autres cellules et la destruction des cellules portant cet antigène, et un clone cellulaire B responsable de la sécrétion d'une molécule spécifique, l'anticorps, dont le rôle est de se fixer à l'antigène et ainsi de l'inactiver ou de permettre sa destruction. Ensuite, la coopération entre diverses populations cellulaires grâce à des molécules solubles les cytokines et les lymphokines. Enfin, la reconnaissance du soi et du non-soi.

Des cellules meurent à chaque instant dans notre organisme. Elles libèrent différents produits. Pourquoi ces molécules ne sont-elles pas génératrices d'anticorps ou de cellules cytotoxiques? En fait, ce potentiel existe bien, mais les clones cellulaires spécifiques de ces cellules sont normalement éliminés, en grande partie dans le thymus de l'organisme jeune, ou réprimés. Il existe cependant des anticorps dits « naturels » qui reconnaissent aussi le « soi », mais ils sont peu nombreux et de faible affinité. Ce n'est que dans les maladies auto-immunes, tels le lupus ou la polyarthrite, qu'ils peuvent présenter un danger. En fait, le système immunitaire n'est pas totalement « aveugle » aux molécules du soi, mais il s'agit d'un bruit de fond, une sorte de pénombre qui ne gêne pas une vision aiguë fulgurante du « non soi », de l'étranger.

Notre système immunitaire est construit pour des courtes batailles, des *Blitz* en quelque sorte. Il est moins préparé aux guérillas, aux guerres de tranchées, comme celle que lui livre le virus du SIDA. Dans ce cas, ses réactions sont même nuisibles et amplifient les dégâts causés par le virus. Celui-ci persistant, les réponses immunitaires « patinent » et les confusions de signaux peuvent aboutir à des réactions de type auto-immunitaire : les cellules immunitaires se détruisent entre elles ou les lymphocytes B produisent des anticorps qui s'attaquent vigoureusement aux protéines du soi.

Paradoxalement, la découverte du virus et l'armée de virologistes qui se sont engouffrés dans la brèche ont remis au second plan ces aspects immunologiques, pourtant fondamentaux. À l'inverse, c'est un phénomène mystérieux qui a suscité beaucoup d'intérêt et d'explications différentes.

En 1988, je réalise avec Denise Guétard une expérience très simple. Nous comparons la survie des lymphocytes de patients séropositifs avec celle de lymphocytes de donneurs séronégatifs dans un même milieu de culture qui ne permet pas leur activation. Les lymphocytes de sujets normaux survivent très bien pendant trois ou quatre jours sans se multiplier. En revanche, les lymphocytes des séropositifs, même à un stade précoce de l'infection par le VIH, meurent très vite : 15 à 40 % de morts après trois jours de culture. Seule l'addition à la culture d'un facteur de croissance, l'interleukine 2, semble empêcher la culture de mourir.

À quoi pouvait être due cette fragilité lymphocytaire? Cette mort n'avait rien à voir avec le virus, tout au moins directement, car seule une fraction infime de lymphocytes T4 du sang circulant (0,1 %) est infectée par le virus durant la phase silencieuse de la maladie et, de plus, les lymphocytes T8 qui ne peuvent être infectés par le virus meurent également.

Mon collaborateur, René Olivier, a quantifié le phénomène avec un analyseur de cellules fluorescentes à laser. Puis, Marie-Lise Gougeon et son équipe ont montré que les cellules mouraient d'apoptose, ce qui a rapidement été confirmé par d'autres laboratoires.

Apoptose. Que signifie ce mot auquel ses racines grecques donnent beaucoup d'élégance? Il a été forgé en 1972 par une équipe britannique d'Édimbourg, celle de Kerr, Willie et Curie, pour définir une mort active, programmée des cellules, analogue à la « chute des feuilles des arbres à l'automne, ou des pétales d'une fleur ». À côté de la mort passive ou nécrose (la cellule meurt d'une agression extérieure), la cellule peut « décider » de sa propre mort dans certaines circonstances.

Comme Monsieur Jourdain faisait de la prose, nous faisons tous de l'apoptose sans le savoir. Ainsi, au cours de la formation de l'embryon, dans la genèse des formes, des cellules se multiplient, mais d'autres doivent mourir d'apoptose. Dans l'ébauche de la main chez l'embryon, la formation des doigts est liée à l'apoptose dans les espaces interdigitaux. De même, les cellules de la muqueuse utérine meurent d'apoptose au moment de la menstruation chez la femme. Dans le système immunitaire, c'est encore par apoptose que sont éliminés dans le thymus les clones cellulaires autoréactifs, ceux qui reconnaissent les protéines du soi.

Les processus cellulaires et moléculaires qui conduisent à l'apoptose sont en partie connus. Plusieurs enzymes spécifiques sont induites ou activées, en particulier une endonucléase. Elle coupe l'ADN des chromosomes dans ses régions les moins protégées, c'est-à-dire entre les perles où l'ADN s'enroule avec des protéines basiques, les histones.

On peut suivre le processus au microscope électronique et voir l'ADN et les histones se condenser, puis s'échapper du noyau. Le début du processus est réversible, les coupures de l'ADN peuvent être réparées, mais à un certain moment cette destruction de l'ADN est irréversible et la cellule meurt. Au niveau moléculaire, un certain nombre de gènes, parmi lesquels des oncogènes, interviennent pour déclencher ou au contraire empêcher l'apoptose.

Des altérations dans l'expression de ces gènes peuvent conduire à des processus pathologiques. Si par exemple des gènes qui empêchent l'apoptose sont davantage exprimés que normalement, la cellule produit une descendance qui ne mourra jamais d'apoptose : elle donne naissance à une lignée immortelle, début d'un cancer ou d'une leucémie.

Mais le cas inverse peut se produire. Les cellules normales, pour se multiplier, ont besoin d'une interaction avec des molécules circulantes spécifiques, qu'on appelle facteurs de croissance. Si pour une raison quelconque, ces facteurs viennent à manquer, alors que la cellule commence à entrer dans un cycle de multiplication, elle déclenche sa propre mort par apoptose.

Que se passe-t-il dans le SIDA ? Lorsqu'on met en culture des lymphocytes de patients séropositifs, même à un stade précoce comme au moment de la séroconversion, une grande proportion meurt très vite d'apoptose, et cela concerne aussi bien les cellules T8 que les cellules T4. Ce phénomène peut être encore amplifié par la stimulation des cellules (par des antigènes bactériens, des ions comme le calcium). Nous avons d'ailleurs mis au point des tests de laboratoire précis pour le mesurer.

Comment ce phénomène est-il corrélé avec la maladie et quels sont ses mécanismes? On le retrouve chez tous les patients séropositifs évolutifs et à des degrés divers. On a remarqué qu'il était étroitement lié avec les effets pathogènes *in vivo* du virus, en particulier la diminution des lymphocytes T4 observée chez les patients. Ce phénomène est présent, mais moins important chez les patients infectés par le VIH 2. Il existe également chez les macaques infectés par le SIV, qui évoluent vers le SIDA, mais pas chez les signes mangabey qui font une infection inapparente ni chez les chimpanzés inoculés avec les souches les plus virulentes des VIH 1, qui comme nous l'avons déjà vu, supportent l'infection sans être malades.

L'existence de ce phénomène ne peut être mise en doute. Le fait que les cellules meurent très vite d'apoptose *in vitro* indique que chez les patients elles étaient déjà « préparées » et que ce processus se produit aussi au sein de l'organisme.

Malgré tout, de nombreux chercheurs travaillant dans le domaine du SIDA, et non des moindres, ne l'ont pas compris ou ont nié son importance. Pour le virologiste pur et dur, le virus tue les cellules T4 qu'il infecte, et toute la maladie en découle. C'est là une conception naïve et simpliste qui témoigne d'une certaine rigidité intellectuelle ou simplement d'une ignorance de tout ce qui est en dehors d'un domaine étroit de spécialisation.

Chez les patients, on trouve des signes d'apoptose dans les ganglions lymphatiques, siège principal de la réplication du virus. Il est remarquable que ce ne soit pas les cellules directement infectées par le virus qui meurent d'apoptose, mais les cellules saines qui les entourent.

Nous pouvons expliquer ce paradoxe : c'est l'interaction

de la glycoprotéine de surface du virus (associée à des anticorps), avec le récepteur T4 (CD4) des lymphocytes T non infectés qui induirait un programme de mort cellulaire qui se déclencherait lorsque ceux-ci seraient activés par un antigène. Cette hypothèse a été émise par Jean-Claude Ameisen et André Capron, à l'Institut Pasteur de Lille, et vérifiée expérimentalement par d'autres chercheurs à l'aide de préparations purifiées de glycoprotéine du virus. Parfois, dans des conditions un peu différentes, ces cellules ne meurent pas d'apoptose mais sont comme paralysées, incapables de répondre au stimulus d'activation et de tenir ainsi leur rôle dans la réponse immunitaire. On dit qu'elle sont devenues anergiques. Un tel processus semble bien exister dans l'organisme, car au stade du SIDA, chez beaucoup de patients, le récepteur CD4 de leurs lymphocytes est masqué par une molécule qui, très probablement, n'est autre que la protéine de surface du virus.

Naturellement, ce mécanisme, s'il peut expliquer l'apoptose des cellules T4, ne peut s'appliquer à celle des cellules T8 qui ne possèdent pas le récepteur au virus. Leur apoptose doit donc avoir d'autres origines.

Elle pourrait s'expliquer par exemple par le fait que beaucoup de cellules subissent une activation chronique qui ne peut se prolonger du fait d'un déficit en certains facteurs de croissance comme l'interleukine 2. Un programme d'apoptose se déclencherait alors dans ces cellules.

Cependant, chez les patients séropositifs, le phénomène concerne toutes les populations lymphocytaires, y compris les lymphocytes B. Il pourrait donc avoir une cause plus générale et être lié à un autre phénomène dont nous n'avons pas encore parlé : le stress oxydant.

Le stress oxydant

De quoi s'agit-il? Nous avons appris depuis longtemps, et toute la vie sur terre avant nous, à vivre dans une atmosphère qui contient un gaz extrêmement toxique et réactif : l'oxygène. Beaucoup de réactions chimiques de notre métabolisme, tout comme les radiations, libèrent ou induisent des espèces chimiques encore plus réactives, les super-oxydes, les radicaux libres, l'oxygène atomique, qui peuvent causer des dommages irréversibles aux constituants de nos cellules, les protéines, les lipides, les acides nucléiques.

Les organismes ont donc mis au point un certain nombre de parades chimiques, enzymatiques pour détoxifier ces molécules : c'est ce qu'on appelle des anti-oxydants. Nous avons nos propres anti-oxydants, mais les plantes sont bien meilleures que nous à cet égard. Elles nous donnent les vitamines C, E, A, que nous sommes incapables de fabriquer, et qui sont de puissants antioxydants.

Que se passe-t-il chez les patients atteints de SIDA ? On observe un déficit important en antioxydants : le glutathion baisse dans les lymphocytes, des lipides suroxydés apparaissent dans le sang, les protéines sont également oxydées et de ce fait subissent une lyse enzymatique très rapide. Le phénomène est massif et précoce. L'équipe allemande de W. Dröge l'a observé également chez des macaques qui venaient d'être infectés expérimentalement par le SIV. Les globules blancs polynucléaires du sang, les macrophages, sont des sources importantes de ces produits oxydants quand ces cellules sont activées par des germes infectieux.

Outre le virus, tous les agents opportunistes peuvent contribuer au stress oxydant, mais aussi, dès le début de l'infection, les mycoplasmes, qui manquent notamment d'une enzyme clé, la catalase, laquelle détoxifie les produits oxydants. Une infection à mycoplasme, même latente, peut donc, en conjonction avec le virus et d'autres germes, être un facteur important de ce stress.

On sait que les produits de ce stress peuvent déclencher l'apoptose cellulaire. D'ailleurs, un des gènes qui bloque l'apoptose code précisément pour une protéine qui diminue le stress oxydant. Cela nous a conduit à commencer des essais cliniques avec des anti-oxydants et à étudier leur effet sur l'apoptose et l'évolution de la maladie. Les premiers résultats, obtenus avec la N-acétyl-cystéine, un précurseur du glutathion, sont encourageants.

Mis à part quelques pionniers, Wulf Dröge en Allemagne, Leonard et Lena Herzenberg aux États-Unis, très peu de chercheurs se sont intéressés à ce phénomène, pourtant fondamental.

Même s'il a une origine infectieuse au départ, il peut par lui-même amplifier les effets de l'infection par le VIH ; par conséquent, il convient de le traiter en tant que tel. Certes, beaucoup de patients séropositifs se traitent euxmêmes, à la suite d'informations passées de bouche à oreille, par des antioxydants, vitamine C, E, β carotène, etc. Mais ils le font de façon empirique et à l'aveugle. On dispose aujourd'hui de tests de laboratoire qui permettent de mesurer avec précision les différents paramètres du stress oxydant, ils peuvent varier d'un patient à l'autre et aussi au cours de la maladie, ils doivent donc être mesurés régulièrement chez chaque patient, et un traitement correcteur doit être institué en conséquence. Des résultats préliminaires, obtenus avec nos collègues de l'hôpital de la Pitié-Salpêtrière, indiquent qu'une augmentation brusque d'un de ces paramètres (lipides péroxydés) se produit juste *avant* le déclenchement d'une infection opportuniste. Cela pourrait permettre d'instituer un traitement préventif par antibiotique à bon escient. On le voit, l'étude du SIDA nécessite une interaction entre spécialistes de nombreuses disciplines.

Chapitre 8

Le vaccin

« Vaccin » est un mot magique car il évoque la victoire sur les grandes maladies infectieuses. Des milliers de fois, on m'a posé la question : quand pensez-vous qu'il y aura un vaccin contre le SIDA ? Personne aujourd'hui ne peut le dire car, malgré les nombreuses recherches dans ce domaine, les difficultés liées au VIH sont importantes. Pour autant, les scientifiques ne se sont pas découragés et les recherches ne manquent pas. On teste déjà plusieurs vaccins sur l'homme. Après des années de tâtonnements et d'incertitudes, il semble même que l'on puisse raisonnablement reprendre espoir. Certes, l'heure n'est plus à la confiance des débuts. Mais le pessimisme qui lui a succédé n'est déjà plus de mise.

Un vaccin protège de manière préventive contre la survenue d'une maladie infectieuse. Il mémorise dans le système immunitaire les traces d'un agent infectieux sous la forme d'anticorps ou de cellules tueuses, de sorte que si ce même germe se présente, le système immunitaire déclenche une réaction protectrice immédiate. Un vaccin prévient le développement d'une nouvelle infection ; il ne faut pas le confondre avec la vaccinothérapie, dont le but est de stimuler une mémoire immunitaire défaillante chez une personne déjà infectée.

De la vaccination en général au VIH en particulier

C'est Edward Jenner qui, en 1796, a vu le profit que l'on pouvait tirer du virus de la vaccine, maladie bénigne de la vache. Il a en effet constaté que les fermiers qui trayaient les vaches atteintes par ce virus n'attrapaient jamais la variole, maladie fréquente et redoutable à l'époque. Tout se passait donc comme si le contact avec la vaccine protégeait l'être humain contre la variole. La jennerisation a consisté à induire une réponse d'immunité cellulaire par scarification de la peau chez l'homme avec une préparation de virus de la vaccine. C'est du fait de la parenté entre les deux virus que cette inoculation protège aussi contre la variole. En moins de deux siècles, grâce à la généralisation de cette vaccination dans le monde entier et à un effort remarquable de l'OMS, la variole a été éradiquée. Il n'en existe plus un seul cas au monde.

Pour autant, c'est Pasteur, grâce à ses vaccins contre les maladies animales, le charbon, le choléra des poules et surtout la rage humaine, qui a jeté à la fin du XIXe siècle les bases scientifiques de la vaccination. En hommage à la vaccine jennerienne, il a inventé le mot « vaccin ». Il a ouvert pour cent ans une ère de recherches très fructueuses dans la prévention des maladies infectieuses grâce, la plupart du temps, à des vaccins efficaces et bon marché. Le vaccin de Pasteur contre la rage utilisait un virus inactivé de manière très empirique. Sa particularité était qu'il pouvait être utilisé même après l'infection, car le virus de la rage chemine lentement par les fibres nerveuses jusqu'au cerveau avant de déclencher la maladie, ce qui laisse le temps au système immunitaire d'organiser une réponse efficace.

La troisième grande étape de la vaccination a été la mise au point de deux types de vaccins contre la poliomyélite, maladie redoutable conduisant à des paralysies définitives et causée par un petit virus à ARN transmis par voie digestive. C'est la culture de virus sur des cellules de reins de singe, réussie par John Enders, qui a permis la production en masse du virus pour en tirer un vaccin. Jonas Salk mit au point un vaccin à virus tué ; de son côté, Albert Sabin utilisa un virus vivant mais atténué par des passages en culture de cellules.

Le principe de la vaccination est désormais bien connu et identique quel que soit le germe. Le système immunitaire reconnaît dans un premier temps comme étrangères les protéines du virus, notamment celles qui sont présentes à sa surface. Il déclenche alors une réponse spécifique : les lymphocytes B fabriquent des anticorps qui vont se lier, soit au virus lui-même et l'empêcher ainsi d'infecter des cellules saines, soit à des cellules déjà infectées ; cela permet alors leur destruction par les cellules tueuses, en général des lymphocytes T. Ces lymphocytes B et T spécifiques persistent très longtemps dans l'organisme et constituent ainsi la mémoire vaccinale de ce virus, de sorte que si l'organisme est exposé au virus virulent, ces lymphocytes B et T se multiplient, sécrètent des anticorps, produisent des cellules tueuses et préviennent ainsi la survenue de la maladie.

De nos jours, il existe deux grands types de vaccins : les vaccins à virus vivants (rougeole, fièvre jaune) et les vaccins à virus tués (grippe, polio). Pour ces derniers, on tend de plus en plus à remplacer le virus entier par des fragments fabriqués par génie génétique. C'est ce qu'on appelle les vaccins à sous-unités. Ainsi, on fait aujourd'hui produire la protéine de surface du virus de l'hépatite B par des cellules de hamster ou par des levures où l'on a inséré le gène correspondant. Ces vaccins sont plus sûrs car ils ne risquent pas de garder des traces de virus infectieux comme ce peut être le cas lorsqu'on procède par inactivation chimique.

Le choix des sous-unités est délicat parce que tous les éléments d'un virus ne sont pas de bonnes cibles pour le système immunitaire, qui ne peut pas les détecter. Pour augmenter leur visibilité, il faut les associer à des agents qui augmentent leur immunogénicité, des adjuvants [1].

Quelle forme prendra le vaccin du SIDA ? Faudra-t-il dire « le vaccin » ou « les vaccins » ? Il serait déraisonnable de trancher dès aujourd'hui. D'autant plus qu'au point où nous en sommes, ce sont toutes les directions de recherche qu'il faut approfondir car les obstacles à la mise au point du vaccin sont nombreux.

D'une façon exagérément optimiste, Margaret Heckler, secrétaire d'État à la Santé des États-Unis, lorsqu'elle annonçait en 1984 la redécouverte du VIH par l'équipe de Robert Gallo, parlait d'un délai de deux ans pour la mise au point d'un vaccin efficace. C'était méconnaître que le VIH est un rétrovirus particulier pour lequel il n'existait aucun précédent de vaccin même chez ses cousins des maladies animales. En 1994, nous n'avons toujours pas de vaccin contre le VIH.

Les difficultés

Le problème fondamental à résoudre pour la mise au point d'un vaccin dirigé contre le VIH tient à sa nature rétrovirale. Les rétrovirus introduisent leurs gènes dans les chromosomes des cellules qu'ils infectent. Ces gènes peuvent être exprimés, c'est-à-dire être actifs ou non. S'ils sont exprimés, la cellule infectée produit des particules virales ; elle est alors reconnue par le système immunitaire qui la détruit. En revanche, si ces gènes ne sont pas exprimés, la cellule reste apparemment normale et n'est pas reconnue. C'est ce qui explique la difficulté à éradiquer l'infection même à son tout début.

Mais ce n'est pas la seule difficulté. Le VIH est aussi très variable. Cette variabilité touche en particulier sa protéine d'enveloppe, la protéine gp120, celle-là même qui sert à la fixation du virus sur les cellules du système immunitaire. Sur cette protéine d'enveloppe, on trouve cinq régions très variables dont la séquence d'acides aminés varie d'un patient à l'autre et chez le même patient au cours du temps. Une de ces régions, la boucle V3 (appelée ainsi car elle correspond à la troisième région hypervariable), est indispensable à la pénétration du virus dans la cellule ; elle induit une forte réponse immunitaire incluant des anticorps neutralisants. C'est pourquoi cette région a été utilisée dans de nombreux candidats vaccins. En neutralisant ce site, on pouvait espérer bloquer la pénétration du virus dans la cellule. Mais pour échapper à ces anticorps neutralisants, il suffit au virus de muter un seul de ses acides aminés, et il ne se prive pas de le faire. On a relevé plus de mille souches différentes de virus correspondant à huit ou neuf grandes familles. Faudra-t-il donc neuf vaccins ? Et que se passera-t-il si ces neuf familles deviennent vingt ?

La région de la protéine de surface du virus qui se fixe au récepteur CD4 ne varie pas. Elle pourrait être un bon candidat pour induire des anticorps neutralisants. Malheureusement, elle est cachée dans un repli de la molécule de surface et n'est pas visible pour le système immunitaire.

La troisième difficulté vient du fait que le vaccin doit protéger contre la transmission sexuelle qui est de loin le mode de transmission le plus important dans le monde. L'immunité locale urogénitale est encore mal connue et on a peu d'expérience de vaccins induisant une telle réponse. De plus, la transmission se fait non seulement par le virus lui-même, mais aussi par l'intermédiaire de cellules infectées. Les candidats vaccins actuellement testés commencent seulement à tenir compte de cette deuxième possibilité.

Une autre difficulté tient au fait que le virus infecte les cellules du système immunitaire, précisément celles qui sont impliquées dans la réponse vaccinale.

Enfin, nous ne disposons pas de bons modèles animaux de la maladie faciles à étudier. Seul le chimpanzé est sensible au VIH1, et il devient séropositif mais pas malade. C'est donc un modèle imparfait. Les essais vaccinaux ne peuvent tester chez lui que la prévention de l'infection et non celle de la maladie. Le macaque rhésus, lui, est insensible au VIH, mais le SIV, proche du VIH2, détermine chez lui une infection et une maladie proche du SIDA de l'homme. Les vaccins testés peuvent donc apporter des informations à la fois sur les deux étapes de prévention de l'infection et sur le ralentissement de l'évolution de la maladie, mais il est difficile d'extrapoler à l'homme.

Après dix ans d'efforts, le bilan de la recherche peut paraître maigre, mais nous avons beaucoup appris.

Les différentes approches

Le fait d'avoir identifié un virus comme agent d'une maladie infectieuse pouvait laisser espérer la mise au point d'un vaccin par une des différentes approches déjà expérimentées dans ce domaine. Comme tous nos collègues, nous avons passé en revue ce que l'on pouvait attendre d'un virus tué, d'un virus vivant atténué, des différents vecteurs des vaccins sous-unités, des liposomes.

L'utilisation de virus tué est une voie classique qui a fait ses preuves pour d'autres vaccins. On inactive le virus par un agent chimique (formol, propiolactone) ou photochimique avant de l'injecter. Malheureusement, la réponse immunitaire a été faible chez les chimpanzés qui ont reçu de tels vaccins. Aujourd'hui, Jonas Salk poursuit des essais de vaccinothérapie en inoculant la partie interne du virus inactivée à des séropositifs afin de stimuler leur immunité.

Un virus atténué se réplique suffisamment dans l'organisme pour induire une réponse immunitaire humorale et cellulaire. Ronald Desrosiers au Centre de primates de

Nouvelle-Angleterre a observé que des macaques préalablement inoculés avec un mutant du virus SIV étaient protégés contre l'infection par du virus virulent. Pour l'instant, aucune transposition au VIH n'a été faite car il existe de fortes objections dont nous parlerons plus loin.

Pour utiliser un agent biologique comme vecteur, on introduit un des gènes du virus, par exemple le gène codant pour l'enveloppe dans un autre virus, vaccine, canary-pox, virus polio atténué, adénovirus non pathogène, ou dans une bactérie comme le BCG ou les shigelles. Après inoculation de ces virus ou bactéries, les protéines du VIH sont synthétisées en même temps que celle(s) de l'agent porteur. Cette méthode a l'avantage d'induire une immunité humorale et cellulaire qui peut renforcer la protection.

La fabrication des vaccins à sous-unités repose sur les techniques de génie génétique, qui permettent de faire produire en grande quantité une ou plusieurs protéines du virus par des bactéries, des levures ou des cellules animales. Ces protéines sont ensuite purifiées et inoculées avec un adjuvant pour induire des anticorps et une immunité cellulaire. Pour le VIH, c'est essentiellement la protéine d'enveloppe qui a été utilisée. Seules les cellules d'organismes supérieurs peuvent la fabriquer correctement dans une conformation proche de celle qui lui est naturelle, car elle est glycosylée (elle comporte des chaînes sucrées, ce qui la rend plus complexe). Une variante de cette approche consiste à utiliser, non la protéine entière mais un fragment de celle-ci, par exemple la boucle V3.

Ce sont ces vaccins qui donnent désormais les résultats les plus prometteurs chez le chimpanzé et qui sont actuellement en phase I d'essai clinique chez l'homme.

Beaucoup d'efforts ont été accomplis par ailleurs pour induire une protection par les muqueuses. Le mode de présentation des protéines du vaccin au système immunitaire est dans ce cas encore plus important. Par exemple, on peut inclure ces protéines dans des particules (microsphères) qui peuvent être absorbées par la bouche, mais qui résistent au suc digestif de l'estomac. Elles ne libèrent les protéines vaccinantes que dans l'intestin. Celles-ci rencontrent alors les lymphocytes présents en grande quantité dans la muqueuse intestinale (plaques de Peyer) et induisent des anticorps spécifiques des muqueuses qui peuvent également être protecteurs pour les autres muqueuses, en particulier génitales. On peut aussi utiliser des liposomes qui sont bien reconnus par les cellules immunitaires des muqueuses.

Des équipes aux États-Unis et en Europe ont entrepris de mettre au point des vaccins utilisant l'une ou l'autre de ces différentes voies et parfois plusieurs. Les enjeux et les sommes investies sont tels que personne ne veut passer à côté de ce qui sera peut-être un jour le vaccin du SIDA. Toutes les grandes firmes pharmaceutiques qui ont choisi de travailler sur ce sujet développent donc plusieurs approches simultanément. On peut détailler ici à titre d'exemple l'effort français, qui est loin d'être négligeable. Il repose sur la collaboration entre l'Institut Pasteur, Transgène, Pasteur Mérieux Sérums et Vaccins, et plus récemment des équipes de l'Agence nationale de recherche sur le SIDA (ANRS).

Les recherches françaises

Dès 1984, nous avons commencé à collaborer avec Transgène pour développer des tests et des vaccins fondés sur le génie génétique. La société de biotechnologie Transgène a été créée à Strasbourg au début des années quatre-vingt avec la participation de biologistes de renom comme Pierre Chambon et Philippe Kourilsky. Notre choix s'est naturellement orienté vers cette société, car il en existait très peu en France, alors qu'il y en avait déjà des dizaines sur la côte ouest des États-Unis, en particulier dans la Silicon Valley. Elles sont toutes apparues sur le même modèle : quelques chercheurs de valeur exploitent un ou deux brevets et, en cas de succès, la compagnie est rachetée par une grande société pharmaceutique. Transgène a été ainsi rachetée par l'Institut Mérieux/Rhône-Poulenc, qui a aussi acquis d'autres sociétés aux États-Unis. Transgène avait trouvé en le regretté Jean-Pierre Lecoq un directeur scientifique dynamique, disparu prématurément dans l'accident d'avion du Mont Sainte-Odile, près de Strasbourg. C'est mon collègue pastorien Marc Girard qui a dirigé nos projets de vaccination chez l'animal, puis chez l'homme, avec efficacité et enthousiasme. Il en a été l'animateur constant depuis 1985, en situation charnière entre la recherche fondamentale et industrielle et les organismes de recherche.

Nous avons d'abord choisi d'utiliser le virus de la vaccine comme vecteur des gènes du VIH. L'ADN de ce virus est en effet suffisamment long pour permettre l'insertion de longs gènes, comme celui de l'enveloppe du VIH, sans que cela modifie sa réplication. De plus, sa multiplication induit une immunité cellulaire importante. On aurait pu penser qu'une telle immunité allait se développer aussi contre les protéines du VIH. Cette préparation vaccinale fut injectée à des chimpanzés, mais ce fut un échec. Ceux-ci étaient bien immunisés contre la vaccine et sans doute la variole, mais pas contre le VIH.

Cependant, tous ces travaux utilisant le virus de la vaccine, même s'ils n'ont pas donné beaucoup de résultats pour les vaccins, ont été très précieux pour la mise au point de tests diagnostiques très spécifiques. Le virus de la vaccine a permis de fabriquer en quantité importante les protéines spécifiques du VIH, comme la protéine d'enveloppe, qui ont été utilisées dans les tests diagnostiques dits de deuxième génération.

D'autres groupes ont utilisé cette approche vaccinale, comme Daniel Zagury en France, en collaboration avec des chercheurs du National Institute of Health, et aussi un autre groupe à Seattle. D. Zagury n'a pas hésité à se vacciner lui-même. Mais le virus de la vaccine peut être lui-même dangereux et peut provoquer des encéphalites. Cette voie a donc été abandonnée. Une variante plus prometteuse, utilisée aujourd'hui en France et aux États-

Unis, consiste à travailler sur un virus proche de la vaccine, le canary-pox. Ce virus se multiplie chez les oiseaux, mais sa réplication avorte chez l'homme. Cependant, elle suffit pour induire une assez bonne immunité, en particulier cellulaire, contre les protéines du VIH lorsque les gènes de ce dernier sont insérés dans le vecteur.

Une autre voie de recherche que nous avons explorée dès le début consistait à utiliser du VIH inactivé chimiquement et injecté à des chimpanzés, comme dans les vaccins traditionnels. Elle a été totalement abandonnée parce que les chimpanzés n'ont pas été protégés contre le virus.

C'est alors que l'équipe de Marc Girard et de Transgène a utilisé le génie génétique pour fabriquer en grande quantité des protéines purifiées, notamment des protéines d'enveloppe, des morceaux de la protéine d'enveloppe du virus, dont la boucle V3. Comme nous n'avions pas en France de centre d'élevage de chimpanzés, les tests des vaccins furent effectués dans un centre privé près de New York, en collaboration avec Patricia Fultz qui travaillait au Centre de primates de Yerkes, près d'Atlanta et est aujourd'hui professeur à l'Université d'Alabama à Birmingham ; des protocoles d'expérimentation sur les animaux furent définis. Les chimpanzés sont très chers à l'achat et à l'entretien. C'est une espèce protégée. Il faut donc les utiliser au mieux de nos intérêts mais avec parcimonie. Après les injections et les prélèvements qui sont effectués sur eux, ils sont continuellement surveillés et aucun n'est sacrifié.

Après plusieurs tâtonnements, des résultats positifs ont été obtenus en inoculant la protéine de surface complète du virus, puis le peptide de la boucle V3, en présence d'un bon adjuvant synthétique. Les chimpanzés ainsi vaccinés étaient protégés contre une injection intraveineuse de virus, de la souche qui avait servi à préparer le vaccin au laboratoire (c'est-à-dire notre fameuse souche LAI) et également de souches voisines. Cette protection a aussi été observée si l'on injectait non pas du virus libre, mais des cellules infectées par le virus. Des résultats analogues ont été obtenus par la firme Genentech aux États-Unis.

Ces résultats encourageants, aussi bien en France qu'aux États-Unis, nous ont permis de passer aux premiers essais chez l'homme.

Les premiers essais chez l'homme en France

Tout a commencé à Paris, en juin 1992, à l'hôpital de l'Institut Pasteur et à l'hôpital Cochin : quarante-cinq volontaires ont alors participé à deux essais coordonnés par l'ANRS. Les candidats vaccins étaient d'une part la protéine de surface ainsi que la boucle v3, et d'autre part le virus vecteur canary-pox, exprimant lui aussi la protéine d'enveloppe du virus. Cette dernière construction a été mise au point par la société Virogenetics, aujourd'hui filiale du groupe Pasteur-Mérieux dans l'État de New York.

Tous les essais vaccinaux suivent le même protocole, qui comprend quatre phases : dans la phase I, on évalue la tolérance et on surveille les effets secondaires ; la phase II permet d'affiner les modes d'administration et les doses afin d'obtenir une meilleure efficacité. Ces deux premières étapes ont toujours lieu sur un petit nombre de volontaires sains ou de malades, selon les cas. La phase III compare un groupe beaucoup plus important de personnes vaccinées à un groupe non vacciné et mesure le pouvoir protecteur du vaccin. Après la commercialisation, la phase IV consiste à recueillir les éventuels effets secondaires passés inaperçus ou tardifs qui peuvent survenir au sein de la population générale.

Dans un premier temps, il s'agit d'évaluer la tolérance de la préparation vaccinale, sa non-toxicité et la réponse immunitaire. Il faut tester le vaccin sur un échantillon assez large pour que celui-ci soit représentatif : cinquante personnes au moins. Les volontaires sont soigneusement sélectionnés sur des critères médicaux et psychologiques, ainsi qu'en fonction de leur disponibilité. Les contraintes sont les mêmes pour tous les essais vaccinaux, mais dans le cas du SIDA, les volontaires ne peuvent tirer aucun bénéfice de ce vaccin, qui ne les protégera pas contre une éventuelle infection et va les rendre artificiellement séropositifs. Ils doivent donc avoir un mode de vie qui n'expose pas au virus. Malheureusement, cette précaution n'a pas été suivie dans certains essais américains et plusieurs volontaires se sont infectés durant la période de test du candidat vaccin, non à cause du vaccin lui-même, mais par transmission sexuelle.

À la fin de la sélection, les volontaires ont été informés des principes de l'essai vaccinal et nous leur avons donné une carte indiquant qu'ils participaient à cet essai et que leur séropositivité serait artificielle.

Un premier bilan de tolérance a été établi au bout de dix mois : il s'est révélé concluant. Certains volontaires ont eu des réactions légères et temporaires, telles qu'on en observe lors de l'administration de tous les vaccins. Comme prévu, les quarante-cinq personnes sont devenues séropositives. Cette séroconversion a été parfois source d'angoisse : certains se sont inquiétés pour leurs futurs enfants, d'autres avaient peur de contaminer leurs partenaires. Cependant, la structure d'accueil mise en place par quatre psychiatres, avec répondeur et assistance téléphonique, a été très peu utilisée.

Les anticorps retrouvés chez tous les volontaires étaient hétérogènes. Tous les volontaires ont développé des anticorps neutralisants, parfois à des titres assez élevés, mais l'immunité cellulaire a surtout été induite par le vaccin utilisant le canary-pox. Ces réponses ont été quelquefois de courte durée, et l'on ignore si elles étaient suffisantes pour neutraliser durablement la souche virale qui servait de préparation du vaccin, et a fortiori les autres variants du virus. C'est en fait le grand problème qui demeure. Le vaccin doit tenir compte de la grande variabilité du virus. Ainsi, dans des essais américains récents, les anticorps induits chez des volontaires par une préparation utilisant l'enveloppe d'un virus de laboratoire n'ont pas neutralisé soixante souches virales isolées récemment à partir de patients. De plus, l'infection par voie sexuelle de certains volontaires a amené les responsables américains à surseoir à la phase III des essais cliniques, qui vise à démontrer l'efficacité d'un vaccin sur un échantillon important de la population.

La vaccinothérapie

Lorsqu'il ne s'agit plus de protéger contre de nouvelles infections, mais de traiter des personnes déjà atteintes, on parle de vaccinothérapie.

On cherche à augmenter les réponses immunes au virus en injectant des préparations plus ou moins purifiées des protéines de ce virus. C'est ainsi que Jonas Salk, avec l'aide de la société Immune Response, a lancé depuis plusieurs années un vaste programme pour les personnes séropositives non malades, le but étant d'arrêter ou de ralentir leur évolution vers le SIDA. La préparation vaccinale contient la partie centrale du virus sans sa protéine d'enveloppe. L'ARN viral est inactivé photochimiquement et par irradiation. Une telle préparation devrait surtout induire ou augmenter l'immunité cellulaire dont on a de bonnes raisons de penser qu'elle joue un rôle protecteur pendant la phase silencieuse de l'infection. En effet, on retrouve pendant cette période des cellules tueuses spécifiques des protéines internes (*gag*) du virus. Elles sont capables de tuer toutes les cellules infectées présentant à leur surface des protéines *gag*. Leur nombre tend à diminuer jusqu'à disparaître quand le SIDA clinique apparaît ; il pourrait donc exister un lien de cause à effet.

Le but du vaccin de Salk est précisément d'augmenter ces cellules en nombre et en efficacité. Les résultats de cette étude au long cours sont encourageants en ce sens que l'évolution vers le SIDA semble retardée dans la deuxième année du traitement. Il existe un projet similaire en Grande-

Bretagne, mais il faut savoir dès à présent que la réponse d'immunité cellulaire cytotoxique dépend de nombreux paramètres et en particulier de l'équilibre complexe des facteurs de croissance (cytokines).

D'autres font appel au contraire à la protéine de surface du virus et dans ce cas il y a plutôt une augmentation du taux d'anticorps neutralisants. Les résultats de ces études ne sont pas encore connus. Mais de tels essais thérapeutiques ne sont pas sans risque. En effet, les anticorps contre l'enveloppe pourraient avoir un effet facilitant l'infection de certaines cellules comme les macrophages.

Les orientations actuelles de la recherche

Il est à la fois important et difficile de tirer les leçons de ces dix années de recherche vaccinale. Les candidats vaccins ont fait la preuve de leur inocuité, de leur capacité à stimuler une certaine réponse immunitaire, mais aussi de leurs limites. On observe peu de réponse d'immunité cellulaire et, en ce qui concerne l'immunité humorale, les anticorps neutralisants induits par les candidats vaccins ne neutralisent pas les souches virales isolées de patients récemment infectés. Ces programmes de recherche ont représenté un investissement important pour l'industrie pharmaceutique. Il n'est donc pas surprenant que, malgré ce que certains appellent des échecs, cette voie soit poursuivie. Il s'agit à la fois d'augmenter la réponse immunitaire et d'inclure dans le même vaccin différentes souches qui circulent aujourd'hui dans le monde et qui peuvent être regroupées en neuf familles. Il n'est pas impossible que l'on puisse obtenir des réponses plus larges, plus fortes et de plus longues durées avec de meilleurs vecteurs (canary-pox ou autres), de meilleurs adjuvants et d'autres voies d'administration.

Mais d'autres voies radicalement différentes devraient

être explorées. Elles s'appuieraient sur les résultats obtenus chez les macaques et sur des observations chez l'homme portant sur la protection immunitaire naturelle.

Le SIV induit chez le macaque une infection proche de celle du VIH chez l'homme. Le Dr Ronald Desrosiers a obtenu récemment, en utilisant un candidat vaccin fait de virus SIV vivant atténué, une protection durable des macaques après que ceux-ci eurent été éprouvés. Le gène *nef* [2] de ce virus avait perdu son activité après manipulation génétique. On peut donc penser que le virus vaccin tue très vite les cellules qu'il infecte ; celles-ci produisent moins de virus et la charge virale libérée est trop faible pour induire un SIDA. Pourtant, l'immunité induite par cette infection vaccinale est suffisante pour protéger contre l'effet pathogène d'un virus d'épreuve « fort » contenant *nef* fonctionnel.

Cependant, un tel type de vaccin est à ce jour difficile à transposer à l'homme. Un rétrovirus vivant, même atténué, injecté à l'homme, peut avoir des conséquences imprévisibles. Il peut éventuellement se recombiner avec d'autres virus, ce qui pourrait lui redonner sa virulence. Il peut aussi insérer des gènes du rétrovirus dans les gènes des cellules humaines et être ainsi à l'origine de cancers. Il faut donc être extrêmement prudent.

En Grande-Bretagne, le docteur James Stott et son équipe ont utilisé du SIV multiplié sur des cultures de cellules humaines puis tué chimiquement. Ils ont eu la surprise de constater que les singes étaient totalement protégés contre le virus SIV virulent, lui aussi cultivé sur des cultures de cellules humaines ; en revanche, ils n'étaient pas protégés si le SIV vaccinant était cultivé sur des cellules de singe. Des études complémentaires montrent aujourd'hui que la protection vaccinale est liée à la présence dans l'enveloppe du virus SIV du candidat vaccin, d'une protéine cellulaire que le virus a intégrée lors de sa culture et qui n'est autre que l'antigène HLA.

Comme pour conforter ces résultats, l'équipe d'A. Beretta et de Antonio Siccardi en Italie a observé que les personnes exposées au virus et restées séronégatives avaient des anticorps neutralisants contre une région de l'enveloppe ayant une homologie avec les antigènes HLA de classe I. Et inversement des anticorps contre cette région HLA neutralisent l'infectiosité du virus *in vitro*.

Ces résultats suggèrent que des anticorps dirigés contre des régions non variables du virus peuvent conduire à une protection vaccinale.

Enfin, l'observation de partenaires sexuels de sujets séropositifs qui restent séronégatifs malgré des rapports sexuels réguliers sans utilisation de préservatif est très riche d'enseignements. Gene Shearer et Mago Clerici ont observé que ces partenaires n'avaient pas d'anticorps contre le virus puisqu'ils sont séronégatifs, mais avaient une immunité cellulaire particulière reconnaissant plusieurs parties de l'enveloppe du virus.

Il est raisonnable de supposer qu'une telle immunité cellulaire est protectrice jusqu'à un certain degré contre de faibles doses de virus transmises par voie sexuelle. De là à penser que l'on pourrait vacciner avec des faibles doses de virus en utilisant une telle immunité cellulaire, il n'y a qu'un pas encore théorique à franchir. D'autant plus que l'exemple d'autres infections expérimentales chez la souris montre qu'il y a protection. De faibles doses d'un parasite, le leishmania, injectées à des souris, induisent une forte immunité cellulaire et les protègent de l'infection, alors qu'à fortes doses, les mêmes souris ne sont pas protégées et ont des anticorps.

De façon similaire, des macaques ayant reçu par voie rectale de très faibles doses de SIV n'ont pas produit d'anticorps contre le virus, mais ont été protégés contre une infection ultérieure par le même virus, au moins de façon temporaire.

À partir des recherches menées au cours des dix dernières années et compte tenu de ces observations nouvelles, aussi bien chez le macaque que chez l'homme, il me semble que l'on pourra un jour disposer d'un vaccin contre le SIDA.

Celui-ci devra utiliser les régions peu variables de l'enveloppe. Certes, ces régions sont mal reconnues par le système immunitaire (on dit qu'elles sont peu immuno-gènes), mais on peut en modifier l'exposition ; et même dans la boucle v3, il existe des parties peu variables que l'on pourrait utiliser. Bien que beaucoup d'essais infruc-tueux aient été réalisés dans ce domaine, il reste encore de nouvelles formules à explorer. D'autre part, on a vu qu'une partie de l'enveloppe du virus présente une homologie avec l'antigène HLA et peut induire des anticorps protecteurs. Cette voie est à approfondir, tout en prenant garde qu'elle ne conduise pas à des réactions auto-immunitaires.

Le vaccin devra induire à la fois des anticorps et une immunité cellulaire. On sait qu'il est pratiquement impos-sible d'utiliser, pour des raisons de sécurité, le virus atténué, mais il apparaît que le choix comme vecteur du virus canary-pox soit acceptable. On s'est aperçu cependant que même sans vecteur l'injection d'ADN nu, dans des cellules musculaires, pouvait induire une expression de protéines faible mais continue, à l'origine d'une forte immunité cellulaire. C'est une autre voie qui est explorée par plusieurs laboratoires.

Ce vaccin devra aussi induire une immunité locale au niveau des muqueuses, car il doit pouvoir protéger sur le site de la transmission. De nombreuses recherches concernent les vecteurs qui pourraient libérer directement leurs antigènes sur ces muqueuses ou dans les tissus lym-phoïdes qui y sont associés comme les plaques de Peyer de l'intestin. Nous travaillons actuellement sur des liposomes, petites micelles de lipides dans lesquelles on peut insérer des protéines virales. Celles-ci pourraient induire une bonne immunité au niveau des muqueuses buccales ou vaginales.

Ces différentes directions de recherche méritent d'être explorées à fond et simultanément même si toutes ne se révèlent pas efficaces.

Tester l'efficacité d'un vaccin

À supposer que nous obtenions un jour un vaccin ayant passé les premières phases des essais cliniques, il restera à démontrer son efficacité. Pour ce faire, il faut que l'essai se déroule dans des populations qui ont une probabilité importante d'être contaminées, ce qui équivaut à une incidence d'infection de 3 à 5 %. On ne retrouve ces taux que dans certaines populations où la séroprévalence est déjà très importante. Il faut en outre avoir présent à l'esprit que de toute façon, avant les essais, une information et des règles de prévention seront données à tous les sujets. Tout devra être mis en œuvre pour que les personnes ne se contaminent pas. D'autant plus qu'une sur deux seulement recevra le vaccin si l'essai est effectué en double aveugle.

Au contraire, ces essais seront l'occasion d'actions de prévention, d'explication, de distribution de préservatifs. On pourrait imaginer que ces règles soient tellement bien appliquées qu'aucun des sujets ne devienne séropositif ; malheureusement, ce ne sera pas le cas. Tout un travail d'évaluation devra être accompli pour différencier ce qui tiendra à une meilleure prévention et ce qui dépendra de l'efficacité du vaccin. Cette évaluation ne pourra avoir lieu que dans les pays du Tiers Monde, Afrique, Asie, Amérique du Sud, car c'est seulement dans ces pays que la prévalence de l'infection est suffisamment forte pour que l'on puisse démontrer l'efficacité du vaccin sur une population limitée.

Anticipant qu'un vaccin sera rapidement disponible, l'OMS a choisi quatre pays pour des essais de phase III : l'Ouganda, le Brésil, la Thaïlande et le Rwanda (du fait de la guerre civile dans ce pays, les essais auront probablement lieu en Côte-d'Ivoire). À ce jour, aucun candidat vaccin n'a été retenu pour ces essais, mais avant de les réaliser, toute une infrastructure doit être mise en place : il faut d'abord bien connaître l'état de l'épidémie dans le pays, puis caractériser les variants qui sévissent afin de s'assurer qu'ils peuvent être neutralisés par le candidat vaccin. C'est un très gros travail que l'OMS a entrepris. Il faut former des chercheurs, des techniciens, qui puissent travailler dans des laboratoires en conformité avec les normes internationales.

Naturellement, de tels essais devront respecter les règles de sécurité et d'éthique internationales. L'OMS, avec d'autres organisations dépendant de l'ONU, a établi en 1993 des « règles d'éthique internationale pour la recherche biomédicale chez l'homme ». Elles reposent sur plusieurs principes de base : « le bénéfice », ce qui signifie optimiser le bénéfice pour les participants et minimiser les effets négatifs ; « le respect de la personne » et sa décision après une information libre et éclairée, les personnes vulnérables ou dépendantes devront être protégées des abus ; « la justice ou une justice redistribuée », ce qui implique que les bénéfices et les charges de la recherche médicale doivent être partagés de manière équitable. Pour faciliter l'application de ces principes, l'OMS a demandé aux responsables politiques des pays dans lesquels les essais allaient être effectués de mettre en place eux-mêmes des comités éthiques indépendants qui superviseraient l'organisation et le déroulement des essais vaccinaux.

Un des problèmes qui ne manquera pas de se poser très rapidement est celui du consentement éclairé, qui implique que la personne participant à l'essai soit informée et comprenne la nature de la recherche et ses éventuels risques. Elle doit pouvoir prendre sa décision en toute liberté.

Il est déjà très difficile de faire comprendre des notions comme la contagion, la contamination, la phase asymptomatique de l'infection et le SIDA, stade ultime de la maladie. Qu'en sera-t-il des essais randomisés, en double aveugle contre placebo, qu'il faudra expliquer à plusieurs milliers de personnes ? De plus, les personnes les plus susceptibles d'être infectées et qui pourraient donc participer à ces essais sont bien souvent celles qui sont les plus défavorisées socialement et économiquement. On peut même craindre que certains lieux de recrutement pour les essais, comme les dispensaires de MST, qui seront forcément des lieux de passage de personnes à haut risque pour le VIH, puissent être stigmatisés. Afin de ne pas être suspectées d'appartenir à un groupe à risque, les personnes pourraient ne plus s'y rendre.

Tous les pays n'ont pas une « culture des essais thérapeutiques ». C'est pourquoi certains suggèrent que dans les sociétés qui s'y prêtent, il soit possible de demander le consentement aux chefs de la tribu, de la communauté ou du village. Mais n'y aurait-il pas d'autres types de pression ou d'autres abus ? Il est bien difficile de savoir. Lorsqu'on voit dans quelles circonstances a lieu le dépistage sérologique du VIH où le consentement n'est pas souvent demandé et le résultat pas toujours rendu, on peut se demander comment se dérouleront les essais vaccinaux. Il faudra en effet un double consentement des personnes, le premier pour qu'elles acceptent d'être testées afin de s'assurer qu'elles sont bien séronégatives, et le deuxième pour l'essai vaccinal. On peut cependant espérer que toutes ces réflexions, engagées à propos d'un vaccin autour de l'éthique, du consentement, de la liberté individuelle, auront un effet très positif sur le dépistage, le respect du secret professionnel et l'approche du malade. Les conséquences sociales et économiques de la participation à ces essais doivent être aussi étudiées.

Les personnes qui recevront le vaccin seront forcément séropositives, contrairement à celles qui recevront un placebo. Comment les différencier des autres « vrais » séropositifs ? Par une carte, comme en France ? Les risques de discrimination sont comme partout très importants. Comment expliquer qu'on est séropositif à cause d'un vaccin pour ne pas être mis à l'écart de la société ? Si le premier essai vaccinal n'est pas concluant, pourront-elles participer à un deuxième essai ? Dans quelles conditions ?

La mise en place de ces programmes de vaccination ne doit pas écarter de l'effort d'éducation et de prévention qui, de toute façon, même s'il existe un vaccin à court ou moyen terme, sont les piliers de la lutte contre le VIH pour les années à venir. De plus, et ce point est capital, il faut que le futur vaccin puisse être proposé à un prix abordable pour les pays en voie de développement tout en permettant aux industriels de récupérer les sommes parfois énormes qu'ils auront investi dans la recherche et le développement de tels vaccins. Il y a donc là un problème de politique internationale et d'entraide Nord/Sud à propos duquel les pouvoirs publics des pays développés et l'aide privée devront jouer un rôle capital.

Toutes ces considérations peuvent paraître hors de propos dans la mesure où il n'existe encore aucun vaccin qui a fait la preuve de son efficacité. Mais il est essentiel que notre réflexion commence dès aujourd'hui.

Chapitre 9

Les perspectives thérapeutiques

Pourra-t-on un jour guérir un sujet séropositif et le rendre séronégatif ? C'est l'objectif thérapeutique que nous nous fixons, mais il pose des problèmes extrêmement difficiles pour plusieurs raisons. La guérison d'une infection virale par des inhibiteurs chimiques est fort délicate car les virus empruntent les voies du métabolisme cellulaire pour se multiplier. À ce jour, c'est seulement dans le cas du virus herpès que l'on a pu synthétiser un inhibiteur enzymatique spécifique qui bloque sa réplication. De plus, les rétrovirus infectent les cellules de façon latente lorsque leurs gènes, une fois intégrés dans le patrimoine génétique de la cellule, ne s'y expriment pas. De manière générale, on ne sait pas guérir une infection avec des inhibiteurs chimiques seuls, même s'ils sont très actifs. L'action du système immunitaire est toujours indispensable pour achever les effets du ou des inhibiteur(s). Or précisément lorsque le SIDA est déclaré, le système immunitaire est défaillant. Enfin, les médecins et les chercheurs n'ont pas l'expérience suffisante pour traiter avec succès une infection chronique qui dure des années.

C'est en tenant compte de ces considérations que l'on peut poser le cadre d'une thérapeutique future : idéalement, il faudrait frapper fort et précocement, c'est-à-dire traiter la personne infectée dès que l'on apprend qu'elle est séropositive, lorsque son système immunitaire n'est pas trop perturbé ; il faudrait le plus longtemps possible essayer de maintenir normaux les différents paramètres cliniques et biologiques. Le traitement doit donc agir aussi bien sur les mécanismes eux-mêmes de l'infection que sur leurs conséquences, même si on ne connaît pas encore aujourd'hui de manière très précise l'enchaînement de tous les facteurs qui interviennent au cours de son évolution. C'est pourquoi je préconise une approche thérapeutique globale, qu'il faudra nécessairement adapter à chaque malade.

Les grands axes de recherche

Il existe souvent un décalage entre l'annonce de la découverte d'une nouvelle molécule et la preuve de son efficacité thérapeutique. Lorsqu'une telle annonce est faite, de nombreux patients veulent recevoir cette nouvelle molécule miracle ; le médecin doit alors expliquer qu'il y a un abîme entre la démonstration de l'activité *in vitro* et celle de son efficacité chez l'homme.

Pour prouver son efficacité ou le bénéfice thérapeutique que les malades peuvent en attendre, il faut en effet qu'elle soit évaluée au cours d'essais thérapeutiques. La différence d'efficacité *in vitro/in vivo* tient au fait que beaucoup de molécules peuvent être dégradées par les enzymes du sérum ou du foie lorsqu'elles sont injectées dans l'organisme ou qu'elles ne peuvent être utilisées chez l'homme en raison de leur toxicité. Il faut savoir que la situation inverse peut se produire, la molécule peut ne pas avoir d'activité *in vitro* et en avoir une *in vivo*. L'organisme convertit dans ce cas le précurseur en un métabolite actif.

Tous les efforts de la recherche médicamenteuse ont été centrés au début de l'épidémie sur les molécules qui ont une activité anti-transcriptase inverse, enzyme indispensable à la réplication du virus. Bien qu'ayant une activité certaine, elles ne permettent pas aujourd'hui de guérir l'infection à VIH.

Avec le développement des connaissances sur les différentes étapes de la réplication virale, de nouvelles approches ont pu être envisagées en fonction de la connaissance du cycle de la réplication virale : blocage de l'absorption du virus sur la cellule cible, action par différents mécanismes sur la transcriptase inverse, action au niveau des gènes mêmes du virus, inhibiteurs de la protéase virale indispensable à la maturation des particules virales, inhibiteurs de la glycosylation entraînant la production de particules virales défectives.

L'inhibition de la fixation du virus sur son récepteur spécifique (CD4) a suscité beaucoup d'espoir lors de la découverte du récepteur en 1984. Il était en effet tout à fait possible de fabriquer cette molécule CD4 par génie génétique et de l'utiliser en solution comme un leurre pour le virus. Celui-ci aurait en effet reconnu le CD4 soluble présent en quantité importante dans le sang et se serait fixé à lui au lieu de le faire sur les lymphocytes T4 et ainsi de les infecter.

Les premiers essais aux États-Unis ont montré que la durée de vie du CD4 soluble est trop courte pour avoir une réelle efficacité et que par ailleurs les souches virales des patients nécessitent pour être inhibées des concentrations de CD4 soluble bien plus importantes que les souches de laboratoire. On a pallié le premier inconvénient en associant au CD4 soluble des molécules connues pour avoir une longue vie dans l'organisme comme les immunoglobulines. De plus, on peut supposer aujourd'hui que même si le CD4 soluble ne peut inhiber les nouvelles infections virales, il pourra en atténuer les effets pathogènes en empêchant la fixation de la protéine de surface du virus sur les cellules non infectées. La découverte d'un deuxième récepteur, qui interagit avec la boucle V3, ouvre un nouvel espoir pour empêcher la fixation du virus aux lymphocytes.

Parmi les *antirétroviraux*, on peut distinguer ceux qui

agissent en compétition sur l'enzyme transcriptase inverse avec les précurseurs de l'ADN. Il s'agit du 3TC, du D4T, qui ont donc des mécanismes d'action voisins de l'AZT, de la DDI et de la DDC, et ceux qui agissent sur une autre région de l'enzyme, les *Non nucleoside reverse transcriptase inhibitors*, ou NNRTI. Le 3TC et le D4T sont actuellement au stade des essais cliniques en Europe et aux États-Unis qui les comparent ou les associent à l'AZT à des doses différentes.

C'est à l'occasion des études sur ces derniers inhibiteurs qu'il est apparu qu'il existait deux classes d'analogues nucléosidiques : les substances comme l'AZT qui agissent préférentiellement au sein de cellules activées et celles du type ddI, ddC, pour lesquelles l'activité est plus importante dans les cellules moins activées. Cette observation devrait permettre une approche plus rationnelle de la thérapeutique antirétrovirale, associant deux molécules de cible d'action différente.

Parmi les NNRTI, on trouve les TIBO, dérivés de la famille des benzodiazépines, anxiolytiques connus du système nerveux. Ils sont très actifs *in vitro* sur le VIH1, mais ils induisent rapidement des mutants résistants au virus ; il faudrait donc pouvoir les associer aux antirétroviraux du premier type.

Une nouvelle approche touchant *les gènes mêmes du virus* est en cours d'expérimentation. Il s'agit des ARN antisens. Ce sont des fragments d'ARN synthétisés chimiquement dont les séquences sont complémentaires des ARN messagers du virus. En s'appareillant avec ces séquences, ils empêchent la traduction de l'ARN messager en protéine. Ce mécanisme d'action très intéressant sur lequel on fonde aussi beaucoup d'espoir pour le traitement de maladies dégénératives se heurte à deux difficultés : il faut pouvoir faire pénétrer cet ARN antisens dans la cellule et lui permetre de résister aux différentes enzymes de dégradation de l'organisme.

Les ribozymes sont également des séquences d'ARN qui peuvent couper les ARN du virus et ainsi bloquer leur traduction. Le problème est de les faire parvenir sans encombre jusqu'à leur cible, peut-être par l'intermédiaire d'un virus vecteur.

Les *antiprotéases* agissent au niveau de l'assemblage des particules virales. En effet, pour être fonctionnelle, la longue chaîne des protéines *gag* doit être clivée en trois morceaux par une enzyme, une protéase spécifique codée par un gène du virus.

Cette découverte a suscité un grand espoir thérapeutique et de firmes pharmaceutiques, comme Merck, Roche, Abbott et d'autres, ont effectué à ce sujet une recherche exemplaire par sa modernité. Ces molécules ont été synthétisées et calculées à partir d'un modèle moléculaire en trois dimensions sur ordinateur. Elles ont montré une grande efficacité *in vitro*. Deux antiprotéases sont actuellement en cours d'essais cliniques et ont entraîné une diminution significative de la charge virale, de même qu'une augmentation du nombre des lymphocytes T4 chez certains patients. Cet effet est malheureusement transitoire et, au bout de quelques semaines ou moins, le virus échappe à l'antiprotéase, soit qu'il passe dans un compartiment inaccessible à l'inhibiteur, soit qu'il génère des mutants résistants.

Une autre approche d'avenir qui porte sur la prévention de transmission du virus et non pas sur le traitement, concerne les *substances virulicides*. Elles inactivent les particules virales libres et ont donc un rôle dans le blocage de la transmission du virus au même titre qu'un préservatif ou un vaccin. Ces substances sont données par voie vaginale, et les premiers essais ont montré qu'elles pouvaient être irritantes pour la muqueuse. Il faut donc développer les recherches pour disposer d'un produit efficace, bien toléré et bon marché, qui pourrait alors être très largement utilisé et avoir un énorme impact sur la transmission hétéro-sexuelle du virus en Afrique, en Asie et en Amérique du Sud.

Au début de l'infection, l'immunité cellulaire, par l'intermédiaire des lymphocytes T, et l'immunité humorale, grâce à la production d'anticorps par les lymphocytes B, tentent de résister à l'infection. Petit à petit, ces défenses s'affaiblissent. On peut alors chercher à pallier cette défaillance par l'apport direct d'anticorps, c'est l'immunothérapie passive, ou en activant le système, c'est l'immunothérapie active.

Plusieurs essais d'*immunothérapie passive* sont en cours, dont un en France. Ils sont fondés sur le fait qu'un des signes de la défaillance du système immunitaire chez les sujets asymptomatiques est la diminution des anticorps anti-p24 dirigés contre les protéines internes du noyau du virus. Pour combler ce déficit, on injecte de manière répétée du plasma de sujets séropositifs asymptomatiques riche en anticorps anti-p24 (après avoir inactivé le virus résiduel par chauffage à 56° C) à des patients qui entrent dans la maladie et qui sont donc déjà sous AZT.

Les résultats de ces essais ont été encourageants, en particulier sur le taux de l'antigénémie p24 et sur la survenue d'infections opportunistes, mais ces traitements doivent être poursuivis car, à leur arrêt, on observe un effet rebond. Or cette approche nécessite un grand nombre de donneurs séropositifs de plasma, ce qui limite les essais. Elle pourrait aussi être intéressante à utiliser à la suite d'accidents de laboratoire, pour prévenir la transmission materno-fœtale et aux stades les plus avancés de la maladie.

L'*immunothérapie active* agit comme un vaccin chez une personne déjà infectée. L'injection répétée de la glycoprotéine d'enveloppe synthétisée par génie génétique stimule la production d'anticorps contre le virus. Certains essais montrent que la chute des lymphocytes T4 se ralentirait. Les essais de Jonas Salk qui portent sur l'utilisation des protéines internes du virus sont également à suivre attentivement.

Une approche similaire qui utilise le génie génétique est en cours d'évaluation. La protéine p24 est incorporée à une particule provenant d'une levure, le VLP (*Virus Like Particle*), qui a pour but de renforcer le pouvoir antigénique de la protéine. Elle doit stimuler l'immunité humorale et cellulaire.

Le système immunitaire est régulé par un réseau d'interaction de facteurs de croissance, les cytokines. On peut donc avoir une influence globale sur ce système en utilisant ces substances synthétisées par génie génétique. Chez les sujets séropositifs, on observe une tendance à la diminution de l'interleukine 2, ce qui correspond à une baisse de leur immunité cellulaire. Inversement, les interleukines 4 et 10 sont des facteurs nécessaires à la production des anticorps et elles tendent à s'élever au cours de cette même période.

Des essais thérapeutiques actuellement menés avec l'interleukine 2 ont montré une augmentation des lymphocytes T4, mais on ne sait pas encore si cette observation correspond à un effet durable. Sont également en cours des essais de culture *in vitro* de lymphocytes T8 de patient en présence d'interleukine 2 et réinjectés ultérieurement au patient.

Toutes ces études devraient bénéficier des résultats des recherches actuellement effectuées sur le système immunitaire des séropositifs, en particulier de ceux qui restent asymptomatiques plus de dix ans après leur infection et semblent résister à la maladie.

Par ailleurs, certaines personnes séronégatives ayant des rapports sexuels réguliers avec des séropositifs ne sont pas infectées. Tout se passe comme si elles éliminaient le virus. Le mécanisme de ce rejet est aussi important à étudier pour la mise au point d'un vaccin préventif.

Une approche immunitaire entièrement différente vise à utiliser la cyclosporine ou la cortisone. Il semble en effet que des patients greffés et infectés par le VIH lors d'une transfusion pendant l'opération n'aient pas vu d'aggravation de leur état liée à l'usage de la cyclosporine [1]. Au cours d'essais avec la cortisone, Jean-Marie Andrieux et son équipe ont observé une remontée des lymphocytes T4, cependant des effets secondaires importants sont à craindre. Par ailleurs, la thalidomide, désactivateur du système immunitaire, a été utilisée. Des études ont montré des effets cliniques très positifs sur certaines maladies auto-immunes et en particulier sur le lupus et sur des infections dues au virus de l'herpès. Elle est en particulier très active sur les vésicules herpétiques périlabiales que l'on observe souvent chez les patients atteints de SIDA. Nous recherchons donc le mécanisme d'action de cette substance et essayons de voir comment mieux l'utiliser.

Tous les cofacteurs de l'infection, au même titre que les infections opportunistes, doivent être neutralisés dès l'apparition de signes cliniques ou biologiques. Par ailleurs, très précocement après l'infection, un stress oxydant est lié à l'apparition de radicaux libres qui oxydent les lipides et les protéines cellulaires. Les premiers voient leur fonctionnement modifié et les secondes sont dégradées beaucoup plus rapidement. Il existe des tests de laboratoire pour évaluer ce stress oxydant (dosage des lipides peroxydés, test d'oxydation des protéines, recherche de radicaux libres circulants par le test à l'aspirine) et des traitements (vitamine C et E, zinc, sélénium, β carotène). Une évaluation de ces différentes approches est nécessaire et elle ne doit pas exclure les extraits de plantes car ces dernières sont les meilleures chimistes de la nature, y compris pour les molécules anti-oxydantes.

Certaines voies paraissant prometteuses aux yeux de tous bénéficient de nombreux crédits financiers, au détriment d'autres qui semblent accessoires et sont négligées. Or les recherches doivent être menées dans toutes les directions et aucune voie ne doit être exclue : c'est la recherche à risque pour laquelle je me bats depuis toujours.

Les essais cliniques

Avec le SIDA plus qu'avec toute autre maladie, on se trouve confronté à deux nécessités contradictoires lorsque l'on veut soigner les malades : accélérer les étapes de diffusion d'un médicament prometteur pour sauver la vie des malades, et démontrer dans une infection qui dure plus de dix ans que le traitement est actif et non toxique.

Avant qu'une molécule ne soit expérimentée chez

l'homme, il est nécessaire de connaître ses effets toxiques chez l'animal. Heureusement, pour un certain nombre d'entre elles, comme l'AZT, ces études ont été réalisées des années auparavant pour d'autres applications. Pour les autres, comme aucune n'a montré un effet curatif durable, il a fallu de nombreux essais thérapeutiques pour mettre en évidence des améliorations mesurables d'autant plus que tous les essais n'ont pas toujours donné des résultats concordants. Si nous disposions dans le cas du SIDA d'un médicament aussi actif que l'est la streptomycine sur la méningite tuberculeuse, nous le saurions très rapidement.

Les voies de recherche d'un traitement du SIDA ressembleront plus probablement à celles du cancer. Il faudra sans doute des années pour mettre en évidence le bénéfice des bonnes combinaisons thérapeutiques. Le manque de modèle animal ne facilite pas la tâche.

Les essais se passent en général chez l'homme en trois phases successives :

– phase I : étude sur un petit nombre de sujets bien portants évaluant les doses à administrer et les effets toxiques ;

– phase II : étude sur un nombre plus ou moins important de malades évaluant les effets bénéfiques potentiels ;

– phase III : étude d'efficacité sur un grand nombre de malades en le comparant avec une molécule de référence ou un placebo.

Ces essais sont codifiés par un texte de loi qui concerne la protection des personnes qui se prêtent à des recherches biomédicales et définit les modalités de ces essais.

Le malade, comme le médecin, doit être informé du déroulement de l'essai, ce qui implique un minimum de connaissance sur la maladie et sur les essais, la définition des objectifs et les moyens d'y parvenir. Le malade sera inclus dans un des groupes de l'essai par tirage au sort. Dans le principe du double aveugle le malade et le médecin ne savent pas qui reçoit le médicament ou le placebo. Ce principe peut être levé, de même que l'anonymat. Les résultats sont analysés de manière statistique. L'enrôlement dans un essai nécessite donc une information complète du patient qui, après réflexion, accepte ou non ce parcours. Théoriquement, sauf incidents majeurs, il n'est informé des résultats de l'essai qu'à la fin de celui-ci. S'il refuse l'essai, il est assuré de recevoir le meilleur traitement dans l'état actuel des connaissances ; il peut aussi arrêter l'essai sans avoir à donner de raison.

Du fait de l'efficacité partielle du traitement actuel de la maladie, de la très bonne information des malades sur les essais en cours et de leur inquiétude permanente de pouvoir bénéficier du meilleur essai, les essais ont évolué, car le patient est un partenaire actif, à part entière à toutes les étapes de son déroulement. Il y a donc eu des modifications du cadre assez strict de leur déroulement.

Par exemple, aux bilans d'étape, il peut déjà apparaître déjà une différence clinique importante entre le groupe traité et le groupe placebo, à l'avantage du premier. Dans ce cas, pour des raisons éthiques évidentes, les malades du groupe placebo sont également traités. C'est ce qui s'est passé pour les premiers essais de l'AZT qui duraient moins d'un an. Malheureusement, le bénéfice ne s'est pas retrouvé pour une durée plus longue. De toute façon, pour des raisons éthiques, les essais contre placebo seront de plus en plus rares. En effet, les essais doivent profiter au patient qui doit recevoir le traitement reconnu le plus actif au jour dit. Ce sera à la nouvelle molécule de faire la preuve d'un meilleur bénéfice thérapeutique.

Autre situation difficile, la connaissance plus prometteuse par les patients implique dans un essai des résultats d'un autre essai. Si les résultats ne sont pas à la hauteur des espérances, les patients risquent de se démobiliser et d'abandonner le traitement. On voit donc l'importance de l'information et du suivi pendant toute la durée de l'essai.

Souvent, face à ce type de situation, on fait appel à un

comité d'experts indépendants qui ne sont pas directement impliquées dans l'essai en question.

À la fin des essais, le patient est informé des résultats par le médecin qui l'a fait rentrer dans l'étude. C'est souvent un moment délicat. La communication des résultats doit toujours rester extrêmement prudente.

L'annonce des résultats préliminaires de l'essai Concorde dans la presse a eu un effet désastreux sur les participants à l'essai et sur les séropositifs en général. L'essai semblait ne leur avoir apporté aucun bénéfice et aucune solution de rechange ne leur était proposée.

Depuis 1989, un nouveau type d'essai est apparu : « l'essai compassionnel ». Il s'agit de mettre à la disposition des malades des médicaments avant qu'ils n'aient obtenu leur autorisation de mise sur le marché. Devant une impasse thérapeutique, l'inefficacité ou les complications d'un traitement qui a déjà fait ses preuves, le malade peut recevoir ce médicament dans un délai rapide et dans le cadre d'essais contrôlés mais avec de moindres contraintes. Nés d'une approche pragmatique (les antirétroviraux actuellement sur le marché ont une durée d'action limitée), ces essais ont rencontré un très grand succès. Il ne faudrait pas cependant qu'ils nuisent aux véritables essais cliniques, qui sont aujourd'hui les seuls capables de donner les informations nécessaires à l'autorisation de mise sur le marché.

Ces essais, pour donner les résultats attendus, nécessitent de la part des firmes pharmaceutiques des investissements importants et du temps. Ce temps qui manque aux malades. C'est pourquoi des solutions doivent être trouvées pour évaluer au mieux le protocole des essais et leur déroulement. En Angleterre, une procédure d'urgence permet l'examen du dossier de demande de l'essai thérapeutique en quelques semaines au lieu de plusieurs mois. Une procédure analogue est maintenant applicable en France.

Il serait très important de disposer de marqueurs biologiques prédictifs de l'évolution clinique, ils permettraient de gagner beaucoup de temps dans les évaluations thérapeutiques. Un gros effort de standardisation des techniques a été fait sur des tests qui étaient encore il y a quelques années du domaine des laboratoires spécialisés, la virémie quantitative, plasmatique et cellulaire, la PCR et l'évaluation des résistances des souches virales. D'autres tests sont en cours de validation, tels le test de l'apoptose et la détermination de marqueurs de membrane des lymphocytes.

L'avenir thérapeutique

S'il était possible d'agir au moment de la primo-infection, il serait logique de le faire dans le meilleur délai. On sait en effet que plus le pic de réplication du virus est fort, plus tôt apparaissent l'immunodépression et la maladie. C'est pourquoi nous suggérons de débuter immédiatement un traitement à l'AZT dans le cas où la primo-infection est détectée. C'est ce qui est pratiqué lors de piqûres accidentelles avec du sang infecté. Les résultats de ces traitements sont difficiles à évaluer, car il y a peu de cas étudiés. Même s'ils n'arrêtent pas l'infection, ils peuvent en diminuer l'effet pathologique. Des études comparables chez le macaque montrent que souvent l'AZT, même donné très vite après l'inoculation du virus, n'empêche pas l'infection de se développer. Ce traitement semble cependant diminuer la charge virale et conduire à une évolution plus lente de la maladie. Il me paraît judicieux de conseiller également, pour agir sur la composante immunitaire, de donner au patient de l'interféron α pendant six semaines. Certes, cette substance est naturellement sécrétée par les cellules infectées par un virus, mais l'interféron exogène viendra renforcer son action.

Une fois la primo-infection passée, tous les paramètres cliniques et biologiques reviennent à la normale, y compris le nombre de lymphocytes T4. Les traitements, pendant cette phase de l'infection, devraient être « à la carte » en quelque sorte, adaptés à chaque patient, le but étant de supprimer au plus vite la moindre anomalie. Il est raisonnable de penser que si tous les paramètres sont normaux, en particulier les examens sanguins, le système immunitaire est en état de fonctionnement normal.

Du fait de la persistance de l'infection virale, la question se pose de savoir s'il faut proposer un traitement antirétroviral et lequel. L'AZT n'est pas recommandé à ce stade comme l'ont montré les grands essais thérapeutiques, type Concorde. On pourrait proposer d'utiliser un antirétroviral, comme la ddI par exemple, qui agit sur les cellules infectées peu activées, en association avec un médicament antiprotéase. La décision de débuter un tel traitement sera d'autant plus facile à prendre qu'il y aura des signes de dysfonctionnement du système immunitaire (apoptose, élévation de la $\beta 2$ microglobuline sanguine et diminution progressive des lymphocytes T4).

Dès ce stade, peuvent apparaître des infections opportunistes sans aucune manifestation clinique, uniquement détectables par une augmentation d'anticorps. C'est le cas des infections à *Mycoplasma penetrans* qui nécessiteraient un traitement antibiotique adapté (tétracyclines, fluoroquinolones).

Un stress oxydant très nuisible à toutes les cellules de l'organisme peut être détecté par des tests appropriés. Il devra aussi être traité et de nombreux antioxydants appropriés existent dans la pharmacopée actuelle (vitamines E et C, superoxyde dismutase, N-acétyl cystéine, etc.), mais il convient de les utiliser d'une façon rationnelle.

Combien de temps ces traitements peuvent-ils être efficaces ? On sait que le virus persiste à l'état latent dans les cellules, comme un feu qui couve, prêt à s'enflammer. Il faudrait pouvoir éradiquer définitivement l'infection virale sachant que les cellules infectées ne sont qu'incomplètement touchées par les antiviraux et par le système immunitaire. Deux approches nouvelles sont à envisager : la thérapie génique et l'utilisation de superantigènes.

La thérapie génique a déjà été utilisée chez l'homme pour le traitement de certains cancers. Dans le cadre du VIH, elle consiste à faire passer dans les cellules une information génétique qui bloquerait la synthèse d'un des composants du virus. Ce pourraient être des séquences complémentaires de l'ADN ou de l'ARN du virus qui, en s'appariant d'une façon irréversible aux acides nucléiques viraux, pourraient bloquer leur action.

L'autre approche consisterait à utiliser des *superantigènes* qui activeraient les cellules infectées de façon latente par le virus et les rendraient ainsi détectables par le système immunitaire. Cette activation entraînerait en effet une production du virus par ces cellules les rendant ainsi sensibles à la destruction par les cellules tueuses spécifiques des cellules infectées. Naturellement, il serait indispensable d'opérer cette activation en présence d'inhibiteurs viraux puissants, de façon à empêcher de nouvelles infections par le virus produit.

Ces stratégies ayant pour but d'éradiquer le virus pourraient être évaluées grâce à des paramètres biologiques, comme la diminution de l'ARN viral et celle des anticorps circulant jusqu'à leur disparition totale. Un tel projet ne sera probablement pas réalisé demain, mais sans vouloir donner des espoirs insensés aux séropositifs, nous pouvons nous y préparer.

Au stade du SIDA, lorsque la maladie est déclarée, les mêmes approches que celles qui sont utilisées à la phase asymptomatique peuvent aussi être employées, mais leurs chances de succès seront fonction du niveau de dégradation du système immunitaire. La thérapie génique et la thérapie cellulaire paraissent à ce stade être dans le futur les deux armes les plus prometteuses.

La thérapie génique serait utilisée de manière différente que précédemment. Elle devrait rendre les cellules non infectées résistantes à l'infection virale ou bien bloquer la réplication du virus dans les cellules déjà infectées. Des travaux intéressants viennent étayer cette première hypothèse. L'équipe d'Edward De Maeyer, en insérant le gène de l'interféron β humain dans des lymphocytes T4, a obtenu *in vitro* une sécrétion faible et continue de cette substance qui a rendu ces lymphocytes T4 totalement résistants à l'infection par le VIH. La transposition de tels travaux à l'homme n'est pas sans poser des problèmes. En effet, les lymphocytes du sang circulant ne représentent qu'une faible fraction (2 %) du total, les autres étant dans les différents organes et dans les ganglions lymphatiques. Il est donc difficile, par ce moyen, de toucher toute la population lymphocytaire. Il serait donc très intéressant de pouvoir rendre les cellules précurseurs des lymphocytes T résistantes au virus. Les cellules souches se trouvent dans la moelle osseuse, on commence maintenant à pouvoir les isoler et à les faire se multiplier en culture, mais on ignore les effets de l'introduction du gène de l'interféron sur leurs fonctions et leurs différenciations.

La *thérapie cellulaire* a pour but d'amplifier l'action de certaines cellules de l'organisme, et dans cc cas particulier les défenses immunitaires. Des premiers essais consistent à prélever chez le patient des lymphocytes T8, puis à les cultiver *in vitro* en présence d'interleukine 2, ce qui renforce leur action de cellules tueuses. On les réinjecte alors au patient. Cette technique s'inspire de celle utilisée par Steve Rosenberg aux États-Unis pour le traitement de certains cancers. Dans le cas du SIDA, les résultats doivent être encore évalués, d'autant que jusqu'à présent de tels traitements n'étaient proposés aux malades qu'à un stade où il n'y avait plus beaucoup d'autres possibilités thérapeutiques. On pourrait également prélever les lymphocytes T8 au stade précoce de l'infection, lorsqu'ils sont en qualité et en quantité normales et les congeler. Ils seraient réinjectés aux patients à la phase symptomatique de la maladie. Il sera sans doute possible d'affiner cette technique en sélectionnant dans la population des lymphocytes T8 ceux qui ont une activité tueuse spécifique contre le VIH ou les agents opportunistes.

Aujourd'hui, nous connaissons les grands principes du traitement de l'infection à VIH et nous disposons d'un large éventail thérapeutique et d'un potentiel encore plus grand. Il nous faut donc dans les prochaines années déterminer les schémas thérapeutiques qui prendraient en compte la maladie dans sa complexité et que l'on pourrait adapter à chaque patient au cours de l'évolution de sa maladie.

C'est pourquoi je propose de créer des centres intégrés de clinique et de recherche. Les médecins prendraient en charge un certain nombre de patients et assureraient également des recherches fondamentales. La carrière de médecin chercheur existe aux États-Unis, mais elle est peu attractive en France. J'ai remarqué que les médecins qui sont venus travailler dans mon laboratoire ont tous arrêté l'exercice médical pour se consacrer uniquement à la biologie moléculaire. Un des buts de la Fondation que j'ai créée avec Federico Mayor, Directeur de l'UNESCO, est d'instituer de tels centres.

Prévenir

Chapitre 10

Le SIDA dans notre société

« Les grandes épidémies ne se caractérisent pas seulement par le nombre de malades et de morts. Une maladie devient le mal du siècle parce qu'elle cristallise, qu'elle symbolise même la manière dont une société vit collectivement la peur et la mort. En ce sens, la maladie importe autant par ses effets imaginaires que par ses effets réels », écrivait Michel Mafesoli[1]. Le SIDA n'échappe pas à cette règle : très vite, il est sorti du monde médical pour mettre en question les fondements mêmes de notre société. Présent dans notre vie quotidienne, il nous oblige à réfléchir et éventuellement à modifier nos comportements. Aucune maladie, à l'époque contemporaine, ne nous a autant incités à nous interroger sur notre identité, nos valeurs, notre sens de la tolérance et de la responsabilité.

L'affaire du « sang contaminé »

Depuis le début des années quatre-vingt-dix, la société française dans sa totalité, et pas seulement les hémophiles ou les transfusés, la presse et les politiques, les médecins et les chercheurs, tous individuellement, ont été bouleversés par le drame du sang contaminé. Il est apparu au grand jour que plusieurs centaines d'hémophiles et de transfusés ont été contaminés par le virus du SIDA entre 1983 et 1985. Le docteur Michel Garetta, ancien directeur du Centre national de transfusion sanguine (CNTS), et le docteur Jean-Pierre Allain, chef du département de recherche et de développement du CNTS, ont été accusés « de tromperies sur les qualités substantielles d'un produit » Il s'agissait de l'écoulement de produits non chauffés destinés aux hémophiles entre juin et octobre 1985. Le professeur Jacques Roux, ancien directeur général de la Santé, et le docteur Robert Netter, ancien directeur du Laboratoire national de la santé, ont été accusés « de non-assistance à personnes en danger ».

Ces personnes ont été jugées. Des condamnations pénales ont été prononcées.

Ces contaminations auraient-elles pu être évitées ? Comment les découvertes scientifiques ont-elles interagi avec les décisions de santé publique ? Ces questions continuent à agiter bien des esprits.

Le SIDA a été identifié pour la première fois aux États-Unis en 1981 comme maladie transmissible chez des homosexuels.

Dès 1982, le même syndrome a été reconnu chez des hémophiles : cette observation était fondamentale, car ces hémophiles avaient reçu des produits dérivés du sang – des concentrés – qui avaient été filtrés bactériologiquement, ce qui montrait que l'agent infectieux était présent dans le sang et relativement résistant puisqu'il avait supporté les différentes étapes de purification partielle de ces produits.

Dans ces affaires du sang contaminé, il faut différencier le cas des hémophiles et celui des personnes qui ont été transfusées avec du sang frais ou certains de ses dérivés.

Dans le cas des hémophiles, il faut rappeler que les facteurs anti-hémophiliques sont relativement résistants à la chaleur, il était donc possible d'inactiver sélectivement le VIH par chauffage des préparations.

Dans le cas des transfusions de sang frais, le chauffage était impossible, les éléments cellulaires du sang (globules rouges, plaquettes) étant détruits de manière irrémédiable par un chauffage au-dessus de 43°C [2]. Dans ce cas, seuls la prévention et le dépistage pouvaient diminuer le risque de contamination.

Le sang et l'hémophilie

Pour mieux comprendre ces notions, quelques rappels sont nécessaires sur le sang et ses différents composés, sur le fonctionnement de la transfusion sanguine en France et sur l'hémophilie et l'évolution de son traitement au cours des dernières décennies.

Le sang est constitué à 43 % de globules rouges qui assurent le transport de l'oxygène dans tout l'organisme, à 2 % de globules blancs, en particulier les lymphocytes qui luttent contre les infections et fabriquent les anticorps, et d'environ trois cent mille plaquettes/mm³, qui assurent, en association avec les facteurs solubles du plasma, la coagulation du sang en cas d'hémorragie. Les 55 % restants forment le plasma : 50 % d'eau, 4 % de protéines (immunoglobuline, albumine, facteurs coagulants) et 1 % de minéraux. Chaque année en France, sept cent mille à un million de patients sont traités par des produits sanguins grâce à la solidarité de deux millions de donneurs bénévoles.

À partir d'un don de sang (deux cents à quatre cents millilitres), les centres de transfusion préparent les produits sanguins labiles, globules et plaquettes difficiles à conserver ; ils adressent le plasma aux centres de fractionnement pour la production des dérivés stables à forte valeur ajoutée. Ces dérivés sont le plasma, qui est destiné aux grands brûlés et aux accidentés, et qui est utilisé pour maintenir un certain volume dans les artères, les immuno-globulines utilisées dans les déficits immunitaires, l'albumine, qui sert pour les grands brûlés et permet de lutter contre les hémorragies, et enfin les facteurs coagulants, en particulier les facteurs VIII et IX, destinés respectivement au traitement de l'hémophilie A et B.

Le don du sang est en France anonyme et bénévole. Une loi de 1952 définit l'organisation de la transfusion sanguine ; le prix de vente des produits sanguins remboursés par la Sécurité sociale correspond au prix coûtant de leur fabrication, de leur conditionnement et de leur diffusion. En 1982, le Centre national de transfusion sanguine a reçu l'autorisation d'importer les fractions coagulantes nécessaires aux hémophiles en cas d'insuffisance de la production nationale ; il s'est fourni sur le marché américain où le prix de la matière première était inférieur au prix de revient français.

En Europe, l'hémophilie touche un individu sur quinze mille. Elle est transmise par les femmes à leur fils ; les femmes sont très rarement atteintes. C'est une maladie héréditaire de la coagulation dont l'expression est liée au sexe [3]. Cette affection est liée à un déficit en facteur de coagulation, le facteur VIII, qui définit l'hémophile A et le facteur IX pour l'hémophile B. Elle peut être plus ou moins sévère. Elle est majeure quand le taux d'activité anti-hémophilique est inférieur à 1 %. Dans ce cas, c'est sans le moindre choc que surviennent spontanément des hémorragies dans les muscles, les articulations. Entre 1 et 5 %, c'est la forme moyenne : un faible choc déclenche une hémorragie sans proportion avec la force du choc. Entre 5 et 25 %, c'est la forme mineure : seuls des traumatismes plus importants déclenchent les saignements. Au-delà de 30 %, il n'y a pas de risque particulier de saignements. Lors du traitement, il faut donc obtenir un taux d'au moins 30 % de facteur VIII pour avoir une action hémostatique suffisante. Les saignements répétés dans les articulations, les os et les muscles finissent par altérer ces tissus et sont à l'origine de douleurs et de malformations.

Chaque hémorragie nécessite un apport de facteur coagulant pour la faire cesser, sinon elle ne s'arrête pas et il y a risque mortel.

Au début, ce facteur coagulant était fourni par une transfusion de sang total qui nécessitait une hospitalisation. À la fin des années soixante apparurent des fractions plasmatiques enrichies en facteurs VIII ou IX. D'abord, sous forme de cryoprécipités (précipités au froid) préparés à partir de quelques dons de sang, puis sous forme de concentrés, préparés industriellement à partir de plusieurs milliers de dons. L'avantage pour les hémophiles étaient considérable, puisque l'injection régulière de ces concentrés avait une action préventive sur les risques d'hémorragie et leur permettait ainsi de mener une vie normale. L'inconvénient était que, si un seul des dons de plasma était contaminé par un agent infectieux, tout le lot était contaminé. C'est ce qui est arrivé avec les virus des hépatites et avec le virus du SIDA.

Dès le début de nos recherches sur le SIDA, nous nous sommes intéressés aux hémophiles, en effet certains d'entre eux étaient infectés, nous avons donc suspecté que le virus pouvait se transmettre par le sang. Nous avons d'ailleurs effectué dès 1983 un premier isolement de virus à partir du sang d'un jeune hémophile.

En 1983-1984, nous avons commencé une étude sérologique comparant les taux de séropositivité en fonction des différents produits de substitution que les hémophiles avaient reçus. Certains avaient reçu régulièrement des concentrés à l'hôpital Necker, d'autres uniquement des cryoprécipités [4] à l'hôpital Saint-Antoine. Les derniers étaient belges et avaient reçu des produits nationaux. Il y avait moins de 5 % de contamination chez les hémophiles belges, 10 % chez ceux de Saint-Antoine, et presque 60 % chez ceux traités à Necker. Ces résultats furent pour nous un choc. Ils mettaient en évidence des taux de contamination importants et très différents selon le type de traitement des hémophiles.

Cependant, leur interprétation n'était pas simple. On pouvait penser que la présence de ces anticorps ne signifiait pas nécessairement une future évolution de l'infection vers le SIDA (nous en reparlerons plus loin). Cependant, nous avions bien présent à l'esprit ce jeune hémophile séropositif chez qui nous avions isolé le virus et qui était déjà atteint de SIDA. Certains craignaient que ces résultats induisent une panique et, par contre-coup, une réaction de rejet vis-à-vis des séropositifs. Par crainte de cette panique, l'importance de ces résultats a été minimisée.

Une autre activité de notre laboratoire a consisté à effectuer des expertises démontrant l'inactivation du virus par le chauffage dans les produits anti-hémophiliques. La procédure de chauffage n'est pas simple, car il faut inactiver le virus, mais sans inactiver le facteur VIII, qui est fragile. Le VIH, comme tous les rétrovirus, est entouré d'une enveloppe phospholipidique, ce qui signifie pour nous virologistes qu'il peut être relativement facilement inactivé par la chaleur ou par différents agents tel que l'alcool. J.-C. Chermann, Bruno Spire et F. Barré-Sinoussi ont démontré fin 1983-début 1984 que le virus est inactivé par un chauffage à 60° pendant une demi-heure. Par ailleurs, les facteurs VIII et IX concentrés préparés à partir de milliers de donneurs laissaient persister beaucoup d'impuretés, ils contenaient en fait 1 % de facteur VIII et 99 % d'impuretés, des protéines plasmatiques. Le chauffage à 56-60° pouvait dénaturer le facteur VIII et faciliter l'induction chez les hémophiles d'anticorps contre le facteur VIII, ce qui aurait été pour eux une catastrophe. En effet, une fois qu'un hémophile a des anticorps, il devient résistant au facteur VIII et ne peut donc plus être traité par ce moyen, sinon après une désensibilisation très compliquée. La marge de manœuvre pour obtenir un facteur VIII efficace et dépourvu de virus était donc très étroite. Toutefois, les responsables du centre de transfusion de Lille, en s'inspirant de la méthode publiée par le centre de transfusion de New York, réussirent dès le début de 1985 à produire un tel facteur VIII chauffé selon un procédé que nous avons validé. Nous n'avons eu aucune collaboration avec le CNTS qui avait préféré s'allier, avec les déboires que l'on sait, à une firme autrichienne pour chauffer ses propres produits.

Nous avons aussi effectué pour la firme Travenol, une firme américaine implantée en Europe, des expertises de leurs produits chauffés. Travenol commercialisait un produit appelé Hemophil T, qui était un facteur VIII chauffé pour inactiver le virus de l'hépatite B (VHB). On pouvait penser que le VIH, encore plus sensible à la chaleur que le VHB, était a fortiori inactivé par un tel traitement. Nous avons essayé de vérifier cette hypothèse en collaboration avec le Professeur Mannucci. Le produit fut donné à vingt jeunes enfants italiens hémophiles qui n'avaient jamais reçu de facteur VIII auparavant. Au bout d'un an à dix-huit mois, on observa qu'aucun d'entre eux n'était infecté par le VIH. Cette étude a été réalisée au cours de l'année 1984 et ses résultats en furent publiés dans la revue britannique *Lancet* début 1985. Ils n'apportaient pas une démonstration absolue de l'efficacité du chauffage, car le nombre d'enfants étudiés était limité et l'étude assez brève ; il fallait attendre un certain temps pour dépister une éventuelle séroconversion tardive. Mais ces résultats donnaient tout de même à penser que le chauffage avait une certaine efficacité.

Tous ces résultats ne sont pas restés un secret de laboratoire, mais ils ont rencontré l'incrédulité ou l'indifférence.

Une décision énergique, qui aurait pu suivre notre enquête de 1984, aurait pu être d'arrêter dès 1984 tout traitement prophylactique des hémophiles avec des concentrés. Elle aurait été fort impopulaire chez les médecins transfuseurs et les hémophiles eux-mêmes. Avertir d'un danger de mort ceux qui n'étaient pas encore infectés, c'était en même temps annoncer aux 60 % déjà séropositifs la probabilité d'une mort prématurée.

En 1985, les connaissances étaient plus avancées et la recommandation d'utiliser des produits chauffés se généralisait. Notre étude sur les hémophiles italiens parue en février 1985, bien qu'imparfaite et fragmentaire, pouvait contribuer à lever les doutes à la fois sur l'efficacité du chauffage et sur le risque des effets secondaires. Les dirigeants du CNTS ont continué à diffuser entre juillet et octobre 1985 des produits qu'ils savaient potentiellement contaminés. La restriction de leur usage aux hémophiles infectés (séropositifs) n'a sans doute été qu'imparfaitement suivie. Habituellement, lorsqu'un produit s'avère dangereux, il est retiré immédiatement du circuit des utilisateurs par la compagnie qui le fabrique.

L'erreur des autorités de santé publique fut de ne pas avoir considéré ces produits comme des médicaments et d'en avoir confié le monopole à une entreprise qui n'avait pas le statut d'une entreprise pharmaceutique. De manière générale, les fabriquants ne peuvent être leur propre contrôleur. Aujourd'hui, ceci a été pris en ligne de compte dans la nouvelle organisation de la transfusion et de la fabrication des produits sanguins. D'ailleurs, le chauffage n'a été qu'une étape. L'inactivation par des détergents pratiquée actuellement est plus sûre, mais n'élimine pas totalement le risque de transmission de virus très résistants.

Le Dr Anne-Marie Berthier à Rennes a montré que les concentrés, même décontaminés, contenaient encore des produits déprimant le système immunitaire, donc à déconseiller chez les hémophiles séropositifs. La solution – coûteuse – est dans l'utilisation de facteurs VIII et IX hautement purifiés.

La collectivité n'a pas rempli tous ses devoirs et n'a pas réparé ses fautes en indemnisant les hémophiles ou leur famille. Sa plus grande urgence est de créer les conditions d'une recherche rapide et fructueuse pour empêcher les patients d'évoluer vers le SIDA.

La transfusion

Dans le circuit du sang, les centres de transfusions avaient la responsabilité de la fabrication et de la délivrance des produits sanguins. Ils pouvaient, bien que les connaissances à l'époque fussent incertaines, intervenir à plusieurs étapes : dans la sélection des donneurs, en écartant du don les personnes à risque, en chauffant les produits stables pour inactiver les virus et en réduisant les indications de transfusion. À aucun de ces niveaux, les mesures de sécurité n'ont fonctionné en urgence.

Le dépistage systématique des dons du sang a été rendu obligatoire à partir du 1er août 1985. Le test diagnostique permettait alors à chaque individu de savoir s'il était séropositif et aux centres de transfusion de tester les dons de sang et d'éliminer ceux qui étaient dangereux. Mais le dépistage n'était qu'un des éléments d'une politique de prévention pour les transfusés.

Au cours des années 1983 et 1984 les autorités françaises ne percevaient guère le danger que représentait le sang. Les donneurs étaient bénévoles. « Le sang était forcément pur et les contaminations venaient des États-Unis » : voilà ce que pensaient les responsables de la transfusion sanguine. Et l'ensemble de la population partageait ce sentiment. On voyait des personnes mourir du SIDA, des toxicomanes, des homosexuels, des Africains. On pensait que la maladie n'atteignait que des marginaux ou des « groupes à risque ». On ne connaissait pas très bien les relations qui pouvaient exister entre les symptômes bénins comme les adénopathies persistantes et le SIDA, dont on savait déjà qu'il était mortel.

De même, beaucoup d'incertitudes subsistaient sur la notion de séropositivité. Les anticorps étaient-ils protecteurs ou témoignaient-ils de la présence de la maladie [5] ? Même en juillet 1985, la signification réelle de la séropositivité au VIH était incertaine. On ne pouvait pas dire avec certitude d'un sujet séropositif bien portant s'il était protégé ou non, s'il allait évoluer vers le SIDA et s'il pouvait transmettre le virus. Jusqu'à cette époque, on parlait de « porteurs sains ». Les premières données précises dont nous avons pu disposer datent de 1985 : c'étaient celles de la cohorte des homosexuels de San Francisco qui, depuis 1979, étaient suivis pour l'hépatite B. Nous avons alors appris que 10 % des séropositifs développaient un SIDA au bout de cinq ans. Qu'allait-il advenir des autres ? Faute de recul, nous l'ignorions. Nous avions cependant constaté, dès ce moment, que les anticorps présents chez les séropositifs avaient un pouvoir neutralisant très faible sur le virus.

Huit cas de SIDA en 1981, trente-deux en 1982, quatre-vingt-douze en 1983, puis 236 en 1984, 573 en 1985 : la progression de l'épidémie du SIDA en France paraissait également limitée. Entre 1983 et 1985, le SIDA ne constituait pas un grand problème de santé publique surtout si on le comparait au nombre de cas des autres maladies virales et bactériennes. Il fallait certes sensibiliser la population, mais surtout éviter de créer une panique qui susciterait des réactions de rejet comme on en observait par exemple aux États-Unis.

Cependant, le ministère de la Santé fut vite alerté. Dès mars 1982, un groupe de travail s'organise autour de Jacques Leibowitch à l'hôpital Poincaré, Willy Rozenbaum, à l'époque chef de clinique à l'hôpital Claude Bernard, avec l'appui de Claude Weisselberg, qui est alors à la direction générale de la Santé et qui deviendra conseiller du ministre de la Santé, Edmond Hervé. Sous l'impulsion de Jean-Baptiste Brunet, une surveillance épidémiologique de la maladie est mise aussitôt en place, au moment même où trois cas de SIDA sont diagnostiqués en France. On en dénombre alors une centaine seulement aux États-Unis. Difficile de faire plus vite !

Le 20 juin 1983, une circulaire est adressée à tous les centres de transfusion sanguine. Elle les informe du risque de transmission du virus par le sang et leur demande d'effectuer une sélection des donneurs qui sont susceptibles, par leur mode de vie ou leur origine géographique, de transmettre la maladie. C'était, en matière de transfusion, jusqu'à l'apparition du test et des produits chauffés, la seule mesure possible à cette époque. Elle n'a pas eu l'effet escompté. De nombreux directeurs de centres de transfusion, nullement convaincus de son utilité, ont appliqué ce texte de manière lente et incomplète. Transfuseurs et donneurs de sang n'étaient pas sensibilisés au problème du SIDA. Les centres pensaient que leur clientèle ne comportait pas de donneurs infectés. Du reste, la circulaire laissait subsister un doute : « Le SIDA pourrait être dû à un agent infectieux dont la transmission par le sang et par les produits dérivés du sang a pu être suspectée mais non établie. » Une enquête a été réalisée début 1984 sur l'application de cette circulaire. À la question « Considérez-vous avoir une population de donneurs à risque ? », 84 établissements sur 93 répondirent négativement. 80 % des centres de transfusion de la région parisienne déclaraient être certains de ne pas compter de donneurs à risque dans leur population, alors que c'était la région de France qui était déjà la plus infectée. Ils ne se sentiront vraiment concernés par le SIDA qu'à partir de l'année 1985.

Dans son rapport de septembre 1991, M. Michel Lucas, inspecteur général des Affaires sociales, faisait état de la manière dont cette circulaire avait été accueillie par certaines associations d'homosexuels et certains médecins « qui s'étonnaient et critiquaient l'État de vouloir leur dire ce qu'ils devaient faire lorsqu'ils avaient en face d'eux des donneurs et quel type de questions ils devaient leur poser ». Il était très difficile, même par écrit, de demander à quelqu'un s'il était homosexuel.

Au total, cette circulaire, qui instaurait pourtant la seule mesure alors possible, a été mal reçue et mal appliquée. En particulier, elle n'a pas entraîné l'arrêt immédiat des collectes de sang dans les prisons et n'a pas mis un frein aux transfusions. Si on pensait que le sang pouvait être dangereux, il ne fallait plus le collecter dans les prisons où se trouve un nombre important d'usagers de drogue contaminés : et pourtant, cette pratique a continué jusqu'en 1991 dans certaines d'entre elles. Quant à diminuer l'indication des transfusions, tout le monde faisait confiance au « bon sang français » qui remettait sur pied après une intervention. D'ailleurs, la France consommait alors certains dérivés sanguins, en particulier le plasma frais congelé, en quantité beaucoup plus importante que ses voisins européens. Les indications de confort s'étaient élargies.

En France, la circulaire du 20 juin 1983 demandait aux centres de transfusion de mettre en place un interrogatoire pour les donneurs de sang, mais pas vraiment de les informer du risque potentiel que représente l'agent du SIDA. Au contraire, les donneurs de deux autres pays, la Suède et la Grande-Bretagne, ont été informés directement par lettre individuelle des risques potentiels de don de sang s'ils avaient des comportements à risque. L'information avait pour but de modifier les comportements avant le don. Dès mars 1983, une puissante association d'homosexuels en Suède recommandait à tout homosexuel de s'abstenir de donner son sang. Cette information préalable et généralisée renforçait le filtrage et rendait plus aisé un second tri au moment du don, chacun connaissant la règle du jeu et devenant responsable. En 1986, on trouvait un séropositif pour cinquante mille dons en Grande-Bretagne et en Suède contre un pour mille six cents en France : trente et une fois plus ! On mesure l'efficacité relative des différents systèmes.

La France a rendu obligatoire le test de dépistage le 1er août 1985, deux mois plus tôt que la Grande-Bretagne et la Suède. Ces deux pays ont arrêté la distribution des facteurs VIII et IX non chauffés, respectivement en février 1985 et en décembre 1984, la France en octobre 1985. Le nombre de transfusés contaminés au cours d'une intervention chirurgicale est beaucoup plus élevé dans notre pays alors que le pourcentage d'hémophiles contaminés est similaire dans les trois pays, de 35 à 45 %.

Le fonctionnement économique des centres de transfusion, qui avaient le statut d'associations privées, expliquait leur intérêt à accroître leurs collectes, d'autant que notre système est globalement plus dépendant des donneurs que celui de la Suède et de la Grande-Bretagne. S'il a réussi à assurer notre autosuffisance, c'est grâce à une collecte supérieure de 30 % à celle de la Suède et de 70 % à celle de la Grande-Bretagne. Pour cela, il a fallu l'action d'associations de donneurs de sang très mobilisatrices. Les CTS ne souhaitaient pas diminuer leur performance et leur compétitivité en se privant de donneurs. Toute leur politique était fondée sur la valorisation du don du sang et du donneur. Il leur était donc difficile de remettre en cause cette relation par un questionnaire vécu comme indiscret et désobligeant. À l'inverse, les centres anglais et suédois n'avaient pas ce problème, rien ne les liait à leurs donneurs et leur souci n'était pas la rentabilité ; s'ils n'avaient pas assez de sang, ils en achetaient à l'étranger.

La mise en place des premiers tests de dépistage et ses difficultés

En octobre 1983, au congrès organisé à Paris par l'Association de recherche contre le cancer de Villejuif, lorsque j'ai annoncé que l'Institut Pasteur allait développer un test pour détecter notre virus (en fait, je m'avançais beaucoup), Robert Gallo se leva pour mettre en garde l'Institut Pasteur contre une telle aventure, car pour lui rien ne prouvait que notre virus était la cause du SIDA. Il est normal que les découvertes suscitent des controverses scientifiques : elles doivent être discutées, critiquées, confirmées et reconnues par la communauté scientifique. Mais, dans ce cas précis, la vie des gens était en jeu : il fallait être efficace et ne pas perdre un temps précieux. La médecine n'est pas une science exacte comme les mathématiques : elle n'a pas pour seul but la froide connaissance, mais la lutte contre la maladie, l'action concrète. Il faut certes débattre, mais le débat, utile pour dégager un consensus parmi les scientifiques, ne doit pas empêcher d'agir.

Les politiques et les scientifiques français auraient en particulier dû se rendre compte que les chercheurs américains, pour des raisons économiques et politiques, avaient intérêt à temporiser et à calmer nos ardeurs : gagner du temps leur permettrait de trouver leur propre virus. Les conseillers scientifiques des ministères, pourtant informés régulièrement de nos travaux, auraient dû saisir l'occasion qui se présentait d'être en avance. Ils ont préféré hésiter, attendre.

Le 23 avril 1984, le monde apprend par Margaret Heckhler, secrétaire d'État américain à la Santé, que le professeur Robert Gallo a découvert le virus du SIDA et a mis au point un test diagnostique pour détecter l'infection par ce virus ; en même temps, le NIH déposait une demande de brevet. L'ironie veut que cette redécouverte du virus du SIDA crédite notre propre découverte. Sans le coup d'éclat de cette conférence de presse, les responsables français n'auraient pas pris de décisions ; même les responsables de l'Institut Pasteur Production n'étaient pas convaincus qu'il fallait le plus rapidement possible développer un test. D'autre part, les centres de transfusion venaient déjà d'intégrer le dépistage de l'antigène du virus de l'hépatite B dans tous les prélèvements sanguins et un nouveau test représentait pour eux un surcoût important.

En mai 1984, aux États-Unis, pour produire les tests et les trousses de dépistage, le National Institute of Health (NIH) a lancé un appel d'offre auprès des sociétés pharmaceutiques afin de déterminer quel pouvait être son meilleur partenaire. Plusieurs sociétés avaient déjà une grande expérience dans la culture en masse de virus et le développement des tests diagnostiques. Le NIH a donné à la société Abbott ainsi qu'à quatre autres firmes pharmaceutiques l'agrément pour produire le test et leur a remis un litre de cellules H9 infectées par le HTLV3, nom donné par R. Gallo au virus du SIDA.

À l'Institut Pasteur nous n'avions pas le choix : une convention qui nous liait à l'Institut Pasteur Production (IPP) [6], alors une petite entreprise, nous obligeait à lui proposer en premier le développement et l'exploitation de notre test. Malgré cette différence très importante de moyens, nous avons pu effectuer un bon transfert de technologie grâce aux efforts de tous. Marc Girard, qui était à l'époque directeur scientifique à l'IPP, et Christian Policard directeur général de Diagnostic Pasteur ont joué un rôle déterminant.

Le problème essentiel pour développer un test diagnostique au niveau industriel était de pouvoir produire le virus en masse sur une bonne lignée cellulaire. Je tiens à détailler ces aspects un peu techniques de culture car ils ont été un point de litige important lors du conflit qui a opposé l'Institut Pasteur au NIH. Depuis le début de l'année 1983, nous cultivions le LAV sur des lymphocytes normaux. Cette méthode n'aurait soi-disant pas permis le développement industriel du test. C'est inexact. Nous utilisions dès cette époque un test de laboratoire (RIPA) qui nous a permis d'effectuer des centaines de tests pour nos collègues des hôpitaux. Il est évident que pour l'ensemble des dons du sang de la transfusion sanguine, il fallait passer à une autre échelle. Toutefois, même avec notre production de virus sur les lymphocytes, cela aurait été possible au prix d'un très gros effort industriel. C'est la raison pour laquelle j'ai écrit aux autorités sanitaires responsables. Nous avions bien essayé dès l'origine de cultiver BRU sur des lignées d'origine leucémique, qui se multiplient indéfiniment, mais ces tentatives avaient échoué et, à tort, nous n'avons pas poursuivi avec des isolats provenant de patients atteints de SIDA déclaré.

Un progrès décisif est survenu dans nos cultures entre août et octobre 1983. En effet, au cours de l'été, il nous a semblé que la souche BRU avait évolué. En fait, elle avait été contaminée par notre souche LAI, beaucoup plus virulente. En octobre 1983, avec ma regrettée collaboratrice Jacqueline Gruest, j'ai observé que la souche BRU modifiée poussait sur des cultures continues de lymphocytes B transformés [7]. Nous avons ainsi obtenu des quantités beaucoup plus importantes de virus, qui ont permis de produire des tests ELISA de bonne qualité. C'est grâce à ces tests que nous avons pu commencer, dès 1984, les premières études épidémiologiques chez les hémophiles et les Africains du Zaïre. Pendant ce temps, dans le laboratoire de Robert

Gallo, Mikulas Popovic cultivait notre virus LAI sur des lignées de lymphocytes T qui produisaient du virus en quantité plus importante que nos lignées lymphocytaires B. Au printemps 1984, avec la collaboration de Robin Weiss, nous avons cultivé le virus BRU-LAI sur une lignée T, issue d'un enfant leucémique ; puis, après un travail de sélection des clones au cours de l'été, nous avons obtenu une production très importante de virus. Entre juin et octobre 1984, nous avons transmis nos résultats et nos cultures à Diagnostic Pasteur.

La suite devenait un problème de développement industriel. En décembre 1984, Diagnostics Pasteur présenta un prototype commercial du test. Il fallait encore préciser sa fiabilité. Trois tests furent alors évalués, celui d'Abbott, celui d'Organon et celui de Diagnostics Pasteur. Le 7 mars 1985, une évaluation en double aveugle fut confiée à un groupe dirigé par Anne-Marie Couroucé, virologue au CNTS. L'étude a été réalisée dans six centres de transfusion sanguine, chez mille donneurs pris au hasard et chez deux cents personnes pour lesquelles la présomption d'infection par le VIH était forte. Les conclusions furent connues le 4 juin 1985. Deux dons du sang se révélaient positifs par les trois trousses et, après contrôle, le test Abbott donnait plus de faux positifs que ceux de Pasteur et d'Organon.

Le 18 mars 1985, Jean Weber, président de Diagnostics Pasteur, écrivit au secrétaire d'État à la Santé qu'il était en mesure de produire cent vingt-cinq mille tests par mois à partir du 15 avril. Le dépistage de tous les produits sanguins nécessitait, selon une estimation de l'époque trois cent cinquante mille tests par mois. La question se posait de savoir qui allait payer ce test : la Sécurité sociale ou les centres de transfusion ? Le prix plus élevé du test français par rapport au test Abbott se justifiait par une manipulation supplémentaire qui avait été mise au point au sein de notre équipe par Françoise Brun-Vézinet et Christine Rouzioux. Il était difficile d'obliger les centres à payer un test 20 % plus cher. Les discussions ont retardé de quelques semaines la mise sur le marché, mais tous les centres de transfusion disposaient des tests début juillet, c'est-à-dire un mois avant l'obligation légale.

Le 19 juin, le Premier ministre Laurent Fabius annonça le dépistage obligatoire pour tous les dons du sang à partir du 1er août 1985. Une commission, dont je faisais partie, s'était réunie au ministère de la Santé pour déterminer quelle était la conduite médicale à tenir vis-à-vis de donneurs séropositifs. Il fut décidé, avec raison, qu'ils seraient informés de leur état par un médecin et qu'un suivi médical serait institué.

La France était en avance d'un an sur les Américains pour la découverte du virus. Pourquoi n'a-t-elle pas conservé cette avance pour la diffusion d'un test ? Il me semble que pendant les années 1983-1984, la raison de ce retard tient à la faible prise de conscience de l'importance de notre découverte par les milieux scientifiques nationaux et internationaux.

Quant au « retard » de 1985, ma réflexion personnelle me conduit à y trouver deux sortes de causes.

Des causes techniques : il faut rappeler que tous les tests de dépistage visaient à la détection d'anticorps contre le virus. La même souche virale isolée en 1983 à l'Institut Pasteur est utilisée dans le monde entier, que ce soit par les firmes américaines, britanniques ou françaises. Cependant, il existait une différence entre les tests liée à la nature des cellules utilisées pour produire le virus. Aux États-Unis, il s'agissait de la souche H9, elle-même dérivée de la lignée HUT78. En France, il s'agissait de la lignée CEM. Les deux lignées sont d'origine leucémique et se multiplient indéfiniment. Cependant, la lignée H9 exprimait à sa surface des antigènes HLA, alors que la lignée CEM en était pratiquement dépourvue. Or, les particules virales, même purifiées emmenaient avec elles des protéines cellulaires, dont les antigènes HLA. Des anticorps contre ces antigènes pouvaient exister chez des donneurs de sang, et donner une réaction faussement positive.

Le test américain Abbott, le premier offert au marché français souffrait de cet handicap. Le test Pasteur – selon la procédure mise au point par les Drs Brun-Vézinet et Rouzioux dans notre laboratoire – palliait à ce risque de deux façons : l'utilisation de la lignée CEM et l'utilisation pour *chaque sérum* à analyser d'un témoin constitué par un lysat des cellules CEM *non infectées* par le virus. La lecture différentielle de réponse du sérum entre les cellules infectées et non infectées permettait d'éliminer toute réaction faussement positive liée à des anticorps anticellulaires.

Cet avantage technique avait cependant pour conséquence un désavantage financier : du fait de deux lectures au lieu d'une pour chaque sérum, il coûtait plus cher.

Ultérieurement, la firme Abbott, consciente de l'enjeu français, réagit en fournissant aux épreuves de validation par le CNTS (en mars-avril 1985) de meilleurs réactifs.

Des raisons économiques et administratives : deux questions se posaient. Qui allait payer le coût du test dans les centres de transfusion, et fallait-il aussi payer le surcoût d'un test plus sûr mais plus onéreux, le test Pasteur ?

Il se produisit ce qui se passe habituellement dans la haute administration française : on joue au ping-pong, chacun se renvoyant la balle financière. D'où réunions, comités en tous genres. Le problème économique occultait le problème de santé publique, celui-ci n'étant pas assez pris au sérieux, avec un retard se mesurant en semaines.

Les médecins transfuseurs eux-mêmes n'étaient pas convaincus, vivant encore sur le dogme de la pureté du sang français, fruit de la donation gratuite. En outre, le SIDA apparaissait encore comme un risque aléatoire de la séropositivité, et non comme une conséquence quasi inéluctable. Les spécialistes eux-mêmes – dont j'étais – naviguaient avec prudence entre l'état d'alerte permanente aux autorités et aux médias, et la peur de susciter des paniques injustifiées, des réactions d'exclusion des minorités les plus touchées.

Y a-t-il eu vraiment retard d'homologation du test Abbott pour favoriser le démarrage du test français ? Le Dr Weber, président de Diagnostics Pasteur, a déclaré qu'il avait suffisamment de tests de dépistage disponibles pour assurer

40 % des besoins français et exporter le reste, son intention n'étant d'ailleurs pas de monopoliser le marché français. Il n'y a pas de raison de ne pas le croire.

Les fameuses phrases – assez naïves au demeurant – des réunions interministérielles et du directeur du Laboratoire national de la santé – faut-il retarder Abbott ? – m'apparaissent plutôt correspondre à une politique de rétorsion de la France vis-à-vis des États-Unis qui eux ont retardé de près d'un an, à cause de la méchante querelle des brevets, la mise sur le marché américain du test d'origine française, pourtant supérieur au test initial d'Abbott !

On voit que des deux côtés de l'Océan l'impératif de santé publique s'est effacé quelque peu devant les intérêts économiques.

Le gouvernement français a-t-il fait preuve de protectionnisme ? Il apparaît que les autorités souhaitaient qu'il y ait un test français en France et ne voulaient pas laisser tout le marché à Abbott. À ma connaissance, ni l'Institut Pasteur, ni l'IPP, ni le ministère de la Recherche n'ont exercé de pressions pour retarder la mise sur le marché du test américain. Une seule mesure peut être qualifiée de protectionniste : c'est l'enregistrement du test Pasteur le 21 juin, alors que celui d'Abbott n'est intervenu que le 24 juillet 1985. Les tests Pasteur ont donc eu un peu de temps pour s'installer [8].

Les leçons principales à tirer de ces événements me paraissent être que les responsables des institutions concernées par la santé publique devraient choisir des conseillers scientifiques et médicaux ouverts et compétents et qu'ils n'attendent pas qu'une controverse scientifique qui a des conséquences en santé publique soit terminée pour prendre des décisions. Il vaut mieux prendre le risque de se tromper et de dépenser de l'argent inutilement que de passer à l'écart de mesures qui pourraient sauver des vies humaines.

Cette affaire de la transfusion pose le problème général du risque potentiel. Si les chercheurs trouvent un agent que l'on peut dépister mais dont on ne connaît pas de façon précise le risque pathogène, faut-il en préconiser ou non le dépistage ? La question se pose à nouveau aujourd'hui pour les mycoplasmes. On retrouve des anticorps contre *Mycoplasma penetrans* chez moins de 1 % des donneurs séronégatifs, et chez 30 % de ceux qui sont séropositifs. Ceci suggère que le mycoplasme joue un rôle dans la pathologie du SIDA ou dans sa transmission, et il serait temps de s'en inquiéter.

Autre exemple : il existe une troisième famille de rétrovirus chez l'homme, les rétrovirus spumeux. Ils tuent les lymphocytes in vitro, mais on n'a pas de preuve reconnue de leur lien avec une maladie humaine. Faut-il les rechercher ? La réponse à ces questions de santé publique n'est pas simple, mais je pense que l'on doit suivre le principe de sécurité maximale et éviter les risques potentiels ; on peut par exemple, dans un premier temps, effectuer une grande enquête séro-épidémiologique en association avec certains centres de transfusion sanguine, puis en tirer les conclusions.

Le dépistage

Faut-il aller vers une politique de dépistage systématique et dans ce cas qui dépistera-t-on et à quelle fréquence ? Depuis quelques années, ce débat occupe le devant de la scène. Les partisans du dépistage font appel à deux arguments : les impératifs de la santé publique et la nécessité de protéger les personnes séronégatives. Les opposants mettent en avant les droits de l'individu et l'inefficacité d'une telle mesure en termes de santé publique. Il faut à la fois protéger l'homme et la société, et le compromis optimal peut varier en fonction des circonstances. Je crois actuellement en l'efficacité d'un dépistage systématiquement proposé, en considérant que le test ne représente qu'une information à un moment donné et que sa négativité n'est en aucun cas une garantie pour l'avenir. Le résultat doit tenir compte de la fenêtre sérologique, et si la demande du test est motivée par un comportement à risque, c'est celui-ci qu'il faut modifier.

Le dépistage est un outil de prévention et d'analyse essentiel dont l'efficacité dépend des conditions de sa mise en œuvre. Il est obligatoire pour les dons du sang, de gamètes, d'organes, de tissus, de lait, de cellules, mais dans les autres cas, il doit rester volontaire et suppose le consentement libre et éclairé de la personne concernée.

En France, toutes les enquêtes sur l'information en matière de modes de contamination montrent que les personnes interrogées connaissent en général les modes de transmission réels de la maladie mais ajoutent à tort d'autres moyens dont on sait pertinemment qu'ils n'ont jamais transmis le virus : piqûre d'insecte, don de sang, vaccination, injections diverses avec des seringues stériles, salive, etc. Si l'on tenait compte de ces croyances, les tests devraient être répétés à l'infini sans efficacité et pour un coût démesuré. On constate, par ailleurs, que parmi les nouveaux séropositifs découverts chaque année, 50 % déclarent avoir eu un ou plusieurs tests négatifs précédemment. Il semblerait donc que le test de dépistage apparaissent à beaucoup comme une garantie dangereusement rassurante. Le séronégatif testé, fort de son statut sérologique transitoire, prend moins de précautions. Le dépistage, s'il peut inciter la personne séropositive à se faire suivre, risque aussi de déresponsabiliser le séronégatif. Le médecin a donc un rôle très important d'information à jouer lorsqu'il rend le résultat du test et quel que soit le résultat.

À la demande de l'OMS, des enquêtes destinées à guider les actions de santé publique ont été réalisées dans de nombreux pays. La France en a effectué en 1990 et 1992 et certaines questions concernaient le dépistage. Entre ces deux dates, l'opinion semble avoir évolué : de plus en plus de personnes sont favorables au dépistage obligatoire dans certaines circonstances (tests prénuptiaux, médecine du travail) qui peuvent, à tort ou à raison, être perçues comme relevant de la santé publique. Le camp des opposants déterminés au dépistage généralisé à toute la population a diminué entre 1990 et 1992 : il est passé de 44,8 % à 39,2 %. Au cours de l'enquête, les dépistages de caractère systématique apparaissent de toute façon comme peu appropriés pour toucher, de manière effective, les individus les plus exposés au risque d'infection. Une personne sur cinq interrogées déclare s'être fait tester et certaines plusieurs fois. Les motivations pour effectuer le test sont multiples parmi la population hétérosexuelle : certaines personnes monopartenaires se sont fait tester parce qu'elles avaient eu des relations sexuelles antérieures, mais les personnes qui ont plusieurs partenaires sont les plus nombreuses ; une sur trois déclare que le test l'a incitée à changer son comportement sexuel, ce qui veut dire que pour deux personnes sur trois rien n'a changé...

Les modalités d'accès au test sont aussi très instructives : 59 % des tests effectués chez les hétérosexuels multipartenaires l'ont été en dehors d'un contexte de dépistage proposé. Il est donc important de maintenir des dispositifs spécifiques tels que les centres de dépistage anonyme et gratuit. En France, tous les tests de recherche des anticorps anti-VIH disponibles sur le marché ont reçu une attestation d'enregistrement de l'Agence du médicament, après une évaluation réalisée par un groupe d'experts qui imposent des critères particulièrement sévères quant à la spécificité et la sensibilité.

Il existe environ quatre mille laboratoires d'analyses biologiques en France. Certains pratiquent beaucoup de tests diagnostiques, d'autres peu, il est cependant important que chaque laboratoire réalise un nombre minimal de tests afin de mieux étalonner ses appareils de mesure. Une imprécision peut être responsable aussi bien de faux positifs que de faux négatifs. Dès lors, mieux vaudrait que les laboratoires qui pratiquent peu de tests y renoncent purement et simplement et renvoient les sérums à des collègues plus spécialisés. Un événement récent, concernant un laboratoire parisien, nous invite à rappeler que chaque sérum doit être traité séparément. En effet, le mélange de cinq sérums, tel qu'il était pratiqué, entraîne par définition une dilution du taux d'anticorps, et un sérum présentant des anticorps à un faible titre (ce qui est le cas au moment de la séroconversion) peut donc être considéré, à tort, comme négatif.

Ces pratiques incertaines rendent impératif un meilleur contrôle des laboratoires d'analyses par leur organisme de tutelle, le ministère de la Santé. Les conditions d'utilisation des tests doivent être précisées clairement par le fabricant, testées par l'Agence du médicament qui doit pouvoir proposer au ministre d'agir par voie réglementaire afin d'indiquer à la profession les conditions d'usage des tests en question.

Beaucoup d'arrière-pensées idéologiques se retrouvent dans les prises de positions pour ou contre le dépistage obligatoire. Et les associations de lutte contre le SIDA craignent qu'il n'engendre des phénomènes d'exclusion.

La commission *ad hoc* de l'Académie de médecine continue ses travaux, en particulier sur le dépistage en milieu hospitalier. Dans de nombreux établissements chirurgicaux, le test est réalisé à l'insu des malades avec pour alibi la protection du personnel. Les malades ne sont pas toujours informés *a posteriori*. S'ils sont séropositifs, le personnel estime en effet que des précautions particulières doivent être prises (désinfection de la salle, circuits du matériel souillé, port d'une double paire de gants lors de l'intervention). En fait, ces mesures d'hygiène devraient être prises systématiquement quelle que soit l'état sérologique du patient.

La prévention

Le développement des antibiotiques et de la vaccination au cours des dernières décennies nous a fait croire, au moins dans les pays occidentaux, que le temps des grandes épidémies était terminé. La lutte contre les maladies infectieuses devenait une question de moyens. Avec le progrès des vaccinations, la prévention pour bon nombre de personnes était devenue obsolète. Le SIDA remet en cause cette fausse certitude, les chiffres le prouvent : cinq cas découverts en 1981, dix-sept millions de personnes infectées aujourd'hui depuis l'apparition de la maladie. En l'an 2000, le nombre cumulé de personnes infectées devrait atteindre trente à quarante millions de personnes dans le monde. Bien que ces chiffres n'aient rien à voir avec ceux du nombre de morts qu'entraînaient les grandes épidémies du Moyen Âge (au début du XIVᵉ siècle, la peste en deux ans avait fait vingt-cinq millions de victimes), il s'agit cependant bien d'une épidémie et même d'une pandémie. Qui plus est, elle touche à l'essentiel de la vie humaine : le sang, les rapports sexuels, la procréation.

En l'absence de solutions médicales, la prévention est le seul moyen de réduire le taux d'infection. Chaque pays, chaque communauté a sa propre histoire du SIDA ; le début de l'épidémie, les modes de contamination, le nombre de personnes touchées viennent s'insérer dans un contexte culturel spécifique. Si les moyens de la prévention du SIDA sont universels, leur communication, pour être efficace, doit être différente. Tous les pays ont mis en place des campagnes de prévention avec des moyens et des succès variés. L'important, aujourd'hui, est de rendre cette prévention plus efficace, de permettre que tout le monde se sente concerné et solidaire, et d'inciter les personnes qui ont des comportements à risques de les modifier.

Aux difficultés inhérentes à la prévention viennent s'en ajouter d'autres. Comment en effet tenir un discours de santé publique sur des comportements privés ? Comment livrer un message rationnel fondé sur des statistiques dans le domaine, particulièrement sujet à l'irrationnel, de l'amour et du désir sexuel ? Comment s'adresser à la majorité de la population en même temps qu'aux minorités les plus exposées sans pour autant les montrer du doigt et les marginaliser ? Toute la difficulté en matière de prévention pour le SIDA réside dans ces contradictions.

Mirko Grmek explique très bien qu'au cours de l'histoire, il y a toujours eu une tension permanente entre les libertés individuelles et la santé publique. Si l'on remonte ne serait-ce qu'au XVIIIᵉ siècle, la santé publique était régie par la « police médicale » : ce terme lui-même indique que la collectivité primait alors sur l'individu. Dans le code Napoléon, la notion de secret médical, bien qu'étant ancienne puisqu'elle date d'Hippocrate, réapparaît. Les découvertes de la microbiologie à la fin du XIXᵉ siècle et le fait que l'on puisse relier un germe à une maladie et même la prévenir par un vaccin ont fait espérer que la société tout entière puisse se protéger. Après les horreurs du fascisme et du communisme et les deux guerres mondiales, l'individu a retrouvé une place prioritaire.

Le SIDA arrive à une époque où la liberté individuelle et les droits de l'homme sont érigés en valeurs cardinales. Pourtant, la prévention ne peut reposer que sur la responsabilisation de chacun et la solidarité de tous. Comment dès lors agir sur l'irrationnel ? Par l'information bien sûr. Mais on ne remplace pas des idées fausses, quand elles sont solidement enracinées, par le seul énoncé d'idées vraies. Il ne suffit pas de déverser dans le public une somme d'informations scientifiques pour qu'elles remplacent comme par magie préjugés et fantasmes. C'est la raison pour laquelle les messages publicitaires et les campagnes d'information, même répétés, ont un effet limité. Seule l'éducation préalable peut disposer à recevoir l'information. Celle-ci doit intervenir dès le plus jeune âge au sein même de la famille. Elle doit commencer par l'apprentissage du corps humain et de la santé. Ainsi, plus tard, lorsqu'une information spécifique surviendra, elle trouvera un écho.

Au cours de l'histoire des épidémies, on a toujours observé des réactions de rejet : les malades sont mis en quarantaine, voire brûlés, on isole les villes, les riches partent à la campagne. Pour le SIDA, tous les éléments étaient réunis au début de l'épidémie pour que se développe ce genre de phénomène d'exclusion. Les homosexuels et les toxicomanes, déjà sujets à exclusion, déjà considérés comme marginaux, étaient touchés. Assurément, l'ensemble de la population ne se sentait pas concerné. Heureusement, la tolérance a prévalu. On a cessé de parler de « groupes à risques » pour évoquer des « comportements à risques ». Mais le dilemme reste entier : on doit choisir entre un message à destination de tous, mais peu adapté à ses cibles prioritaires, et un message plus dur, qui fait peur, qui est plus ciblé et qui montre du doigt. La limite entre les deux est étroite.

Les campagnes de prévention n'ont pas été suivies de beaucoup d'effets. Les enquêtes le démontrent, les jeunes de quinze à vingt ans ont été sensibles aux campagnes sur le préservatif, mais après vingt-cinq ans l'impact est très faible. Aujourd'hui encore, des homosexuels pourtant très informés s'infectent. Tout se passe comme si des représentations très profondément ancrées dans notre culture induisaient une sorte de résistance au discours médical. L'Européen du Nord, lui, est beaucoup plus responsable. On a pu l'observer en matière de transfusion sanguine : dès que le risque de contamination par le sang a été évident, les autorités sanitaires de Grande-Bretagne et de Suède ont averti tous les donneurs du risque que présentait un sang potentiellement contaminant. En France, au contraire, les gens se sont précipités dans les centres de transfusion sanguine pour savoir s'ils étaient séropositifs. Le même phénomène pourrait se reproduire si la recherche de l'antigène devenait obligatoire pour les dons de sang. Et un afflux de personnes ayant un risque réel de contamination aurait donc un effet pervers et augmenterait vraisemblablement le risque en transfusion.

C'est en France qu'on trouve le plus grand nombre de cas pour l'Europe, trois à quatre fois plus qu'en Grande-Bretagne ou en Allemagne si on rapporte ce chiffre au nombre d'habitants. La maladie est arrivée très tôt dans notre pays, qui cumule une population importante d'homosexuels à partenaires multiples, comme les États-Unis et l'Europe du Nord, ainsi qu'un grand nombre de toxicomanes qui se sont contaminés avec des seringues non stériles, comme en Italie et en Espagne. Alors que les statistiques du SIDA se sont stabilisées dans l'Europe du Nord, celles du Sud enregistrent de nouveaux cas, principalement chez les usagers de drogues intraveincuses.

Les enquêtes intitulées « Les Français et le SIDA » et effectuées sur les conseils de l'OMS en mars 1990 et 1992 traduisent l'état des connaissances sur la maladie, le degré de tolérance, la perception des campagnes d'information et en particulier celle sur les préservatifs. La deuxième enquête a été coordonnée à une étude portant sur les comportements sexuels des Français. Le niveau de connaissance sur les modes de transmission de la maladie s'améliore. Mais, en 1992, un tiers de la population continue à entretenir de fausses croyances : certaines personnes, par exemple, pensent ainsi que le VIH se transmet par simple contact. La proportion de ceux qui croient à des modes de contamination théoriques s'est même accrue, en particulier chez les personnes dont le niveau d'études est peu élevé. La rigueur du discours scientifique peut être interprétée de manière ambiguë. Lorsque le scientifique dit, par exemple, qu'il existe une possibilité théorique de contamination par la salive ou au cours de soins dentaires, il sait que ce risque, même s'il existe, est extrêmement faible et ne survient que dans des conditions très précises. Mais beaucoup de personnes se souviendront justement de ce risque, même si le niveau de connaissance s'améliore (51,7 % de bonnes réponses sur la contamination contre 39,7 % en 1990) et que la conscience d'être un sujet à risque diminue.

Une forte majorité, plus de 70 %, n'oppose pas les « bons » séropositifs, contaminés malgré eux, aux « mauvais », qui seraient toxicomanes ou homosexuels ; mais cette même proportion est favorable à des actions en justice contre les séropositifs qui n'informent pas de leur état leur(s) partenaire(s) sexuel(s). Cette stabilité est d'autant plus intéressante qu'au cours des années 1991 et 1992, deux grands débats publics ont agité la France : l'affaire de la transfusion sanguine et l'opportunité du test de dépistage obligatoire. Les Français sont cependant restés constants dans leurs convictions, même après ces débats : une personne interrogée sur cinq (deux sur cinq en 1990) ne sait pas qu'il y a un temps de latence entre l'infection par le virus et la détection des anticorps, et 49 % croient à la transmission du VIH lorsque l'on donne son sang. Ce n'est donc pas parce que le sujet est largement traité dans la presse que chacun en a tiré une information juste et concrète. À la suite du procès portant sur le sang contaminé, l'image positive du corps médical n'a pas été remise en cause : 4,9 % des personnes interrogées déclarent ne pas faire confiance au corps médical pour l'information sur le SIDA, alors que 54,3 % se défient du gouvernement et 54,9 % des journalistes. Seules les associations de prévention et les chercheurs obtiennent des chiffres inférieurs à 3 %. Lourde responsabilité...

L'enquête dirigée par Alfred Spira, Nathalie Bajos et le groupe ACSF décrit à la fois l'activité et les pratiques sexuelles. Elle met en évidence les différents aspects de comportements très complexes. Parmi les personnes sexuellement actives, 4,1 % des hommes déclarent avoir un partenaire de même sexe. Au cours de la dernière année, 18 % des hommes et 10,5 % des femmes reconnaissent avoir au moins un nouveau partenaire. Au cours du dernier rapport sexuel, 18 % des hommes et 10 % des femmes déclarent avoir utilisé un préservatif. Un homme sur cinq et une femme sur huit ont changé leur comportement sexuel depuis l'apparition du SIDA. La « proximité » est une notion capitale dans l'adoption du comportement préventif. La perception du risque reste très liée au fait d'avoir quelqu'un de séropositif dans son entourage.

À partir de ces données, comment définir et ajuster au mieux le discours de prévention, comment fidéliser les personnes, les inciter à diminuer leur nombre de partenaires sexuels, à utiliser les préservatifs, à se faire tester ? Comment faire comprendre aux homosexuels ou aux bisexuels que l'épidémie n'est pas finie, qu'elle les concerne toujours, qu'il ne faut pas cesser de pratiquer le *safer sex* ? Comment, en particulier, toucher les toxicomanes qui doivent, avec les jeunes, être la cible prioritaire de la prévention mais qui sont parfois rétifs au discours de santé publique et bien souvent les laissés-pour-compte de notre système de soins ?

Aujourd'hui, des actions ciblées, des opérations de proximité, adaptées à chaque population, s'imposent. Certaines sont déjà en place. Un très gros effort doit être accompli en milieu scolaire et auprès des jeunes, en particulier. Mais des actions doivent être menées aussi chez les toxicomanes, chez les prostituées, dans les prisons, etc. Elles doivent être entreprises par les pouvoirs publics en collaboration avec les associations qui œuvrent sur le terrain. Il ne suffit pas, même si c'est important, de répéter à tous et toujours : « Utilisez des préservatifs ! » Cela ne doit pas dispenser d'un travail à la fois plus global et plus adapté aux différents types de personnes qu'on veut sensibiliser.

Chapitre 11

Le SIDA dans le monde

> « C'est une nouvelle guerre mondiale qu'il nous faut mener, la troisième de ce siècle [...]. Le SIDA n'est pas une fatalité, nous ne le léguerons pas aux habitants du XXIe siècle. [...] Donnons à nos efforts une véritable dimension de guerre. Cela demande deux moyens : d'abord un investissement financier qui soit porté à la hauteur de la menace, et cela dans tous les pays du monde, en commençant par les plus riches. En second lieu, il faut un effort de coordination étendu à l'ensemble des savoirs médicaux. »
>
> Boutros Boutros-Ghali, 1er décembre 1993,
> Sixième journée mondiale du SIDA.

Trois millions de malades du SIDA dans le monde, dix-sept millions de séropositifs : tel est le dernier bilan de l'épidémie dressé par l'Organisation mondiale de la santé. Les cas de SIDA se répartissent ainsi : 67 % en Afrique, 13 % aux États-Unis, 12 % dans les autres pays du continent américain, 5 % en Europe, 2 % en Asie et moins de 1 % en

Océanie. La catastrophe annoncée se confirme. En 1993, deux millions d'hommes, de femmes et d'enfants ont été contaminés, dont probablement un million et demi en Afrique. L'épidémie gagne du terrain surtout en Afrique et, depuis quelques années, en Asie du Sud et du Sud-Est. Plus généralement, 90 % des cas mondiaux de SIDA vont apparaître au cours des prochaines années dans les pays en voie de développement, ce qui ne manquera pas d'avoir pour ces pays des conséquences sociales, économiques et à plus long terme démographiques dramatiques. En Afrique subsaharienne, la Banque mondiale prévoit que l'espérance de vie, au lieu d'augmenter, va se stabiliser du fait de l'apparition du VIH. Le SIDA va devenir un signe et une cause de sous-développement. Pour l'instant, en particulier en Asie, la plupart des personnes infectées sont encore asymptomatiques, donc valides, mais tout laisse à penser qu'elles évolueront vers la maladie. C'est à ce moment-là que l'épidémie donnera toute sa mesure dévastatrice. Soigner ces millions de personnes qui sont en danger de mort dans les années à venir est donc l'un des principaux défis de notre époque.

Le SIDA a été en Occident un révélateur des carences de nos sociétés ; il a agi de même dans toutes les autres régions : il a en particulier mis en évidence l'incroyable vulnérabilité des femmes et la difficile prise en charge des malades dans les systèmes sanitaires précaires des pays en voie de développement.

Géographie du SIDA

Chaque pays, chaque région a son histoire : elle est liée aux dates d'arrivée du virus et de début de l'épidémie, aux différentes pratiques à risque qui ont été à son origine et à tous les facteurs culturels, sociaux, politiques, environnementaux qui expliquent que dans deux pays *a priori* comparables, l'épidémie se développe de manière différente.

Il est très difficile d'avancer des chiffres globaux parfaitement fiables. Les données démographiques générales ne sont pas toujours assez précises, ou bien elles datent un peu. De plus, les études sont réalisées dans des régions limitées et sur des groupes spécifiques, femmes enceintes, prostituées, personnes hospitalisées dans les grandes villes et donneurs de sang ; elles sont ensuite extrapolées à la population générale, ce qui implique nombre d'imprécisions.

Pour autant, il semble que la majorité des contaminations soit d'origine hétérosexuelle. En Amérique du Nord, en Europe de l'Ouest et en Australie, l'épidémie s'est développée depuis la fin des années soixante-dix par voie homosexuelle et chez les usagers de drogue. Aujourd'hui, ce sont eux qui représentent la majorité des malades ; l'épidémie, elle, se développe surtout chez les hétérosexuels, rampante au Nord, explosive au Sud.

En Amérique latine, le virus s'est propagé au début des années quatre-vingt essentiellement chez les hommes homosexuels et bisexuels et chez les usagers de drogues intraveineuses. Au Mexique, près de la moitié des femmes ont été contaminées par des hommes bisexuels et les autres par transfusion sanguine. À Mexico et dans les centres urbains, la bisexualité est répandue et la promiscuité sexuelle importante. Au Brésil, chez les usagers de drogues intraveineuses, le taux de contamination est passé en quelques années de 20 à 76 % ; désormais, ce subcontinent évolue comme l'Afrique : la transmission hétérosexuelle domine et touche surtout les femmes.

En Afrique subsaharienne, la transmission a toujours été hétérosexuelle. Alors que cette région n'héberge que 10 % de la population mondiale, c'est là que vivent les deux tiers des sidéens, 83 % des femmes et 90 % des enfants infectés de la planète. L'Afrique centrale et orientale reste la zone la plus touchée, mais c'est au sud de l'Afrique qu'aujourd'hui l'épidémie se développe le plus vite, en Zambie, au Zimbabwé et au Swaziland en particulier. Dans ces pays, l'épidémie touche autant les villes que les campagnes, mais toujours de manière hétérogène, comme partout en Afrique. Le taux de contamination sur le continent varie selon les pays de 1 à 20 %. Il est prévu que le temps de doublement soit de un à trois ans parmi la population active sexuellement dans les parties de l'Afrique les plus infectées. Il serait de cinq ans ou plus dans les régions où la séroprévalence est faible.

En Asie du Sud et du Sud-Est, l'épidémie a commencé seulement au milieu des années quatre-vingt : elle est apparue d'abord chez les usagers de drogues intraveineuses, puis chez les prostituées. Les dons de sang contaminés ont aussi joué un rôle important dans certaines régions, en Inde en particulier. Aujourd'hui, l'épidémie se développe sur le modèle africain et le potentiel de propagation est d'autant plus important que ce subcontinent est beaucoup plus peuplé que l'Afrique.

En Europe de l'Est et dans l'ancienne Union soviétique, les bouleversements sociaux et politiques qui se sont produits au cours des dernières années, en particulier l'ouverture des frontières, les mouvements de population et les guerres civiles ont favorisé la propagation de l'épidémie. L'épidémie touche surtout les homosexuels et les usagers de drogues intraveineuses, sans oublier les contaminations par utilisation répétée de seringues souillées dans les hôpitaux de Roumanie et en ex-URSS. Le monde entier a eu connaissance de ces contaminations en chaîne, mais il en est sûrement d'autres qui sont inconnues.

En Asie de l'Est et dans le Pacifique, l'épidémie est connue depuis le milieu des années quatre-vingt, mais les données dont nous disposons sont fragmentaires et concernent surtout la Chine. La transmission passerait par les usagers de drogues intraveineuses et par voie hétérosexuelle.

En Afrique du Nord et au Moyen-Orient, on manque de données bien documentées. Il semble que les pays où l'islam domine soient moins touchés par l'épidémie que les autres, même en Afrique. Cependant le commerce et l'usage de drogue, la bisexualité sont des facteurs de propagation qui peuvent dépasser les freins religieux.

À cette grande inégalité épidémiologique entre les États-Unis et l'Europe d'une part et les autres pays du monde d'autre part s'ajoute une énorme différence de moyens attribués à la santé et à la lutte contre le VIH en particulier, dans le domaine de la prévention, de la recherche et de la prise en charge. La dépense moyenne pour la santé par an et par habitant est de 1 250 dollars dans les pays industrialisés, de trente-cinq en Amérique du Sud, mais de cinq ou moins en Asie du Sud ou en Afrique subsaharienne. Or le coût annuel d'un traitement d'AZT ou de ddI dépasse de beaucoup ces chiffres. Il est donc difficile d'envisager avec ces moyens des traitements antiviraux systématiques car même le traitement d'infections opportunistes comme la tuberculose, qui est aujourd'hui une priorité, n'est accessible que dans un certain nombre d'hôpitaux. 95 % des sept milliards annuels de dollars dépensés pour le SIDA le sont dans les pays industrialisés.

Le développement de l'épidémie en Afrique

Le développement de l'épidémie en Afrique met en évidence l'interaction des facteurs politiques, économiques et sociaux qui ont bouleversé l'Afrique au cours des dernières années et qui ont un rôle important dans la propagation du SIDA. Les crises politiques, le développement économique qui a entraîné un accroissement très rapide des moyens de communications et des villes, aussi bien qu'une augmentation des migrations saisonnières ou pluriannuelles d'un pays à un autre ou d'une région à une autre, ont favorisé l'extension de l'épidémie, qui est devenue endémique.

Le SIDA est apparu en Afrique à un moment où ce continent traversait déjà plusieurs crises, qu'il a encore aggravées. Au cours des trente dernières années, après une période de développement économique, les difficultés croissantes ont entraîné une paupérisation des sociétés africaines et ont affaibli le tissu social et familial, sapant les structures de base des sociétés africaines. Les migrations et l'internationalisation de la culture ont porté atteinte à la tradition, qui jouait jusqu'alors un rôle stabilisateur. Par ailleurs, depuis l'accès à l'indépendance, de nombreux pays, comme l'Ouganda, l'Angola, le Mozambique, l'Éthiopie, ont vécu des crises politiques qui les ont affaiblis et appauvris. À cela se sont ajoutées, depuis la fin des années soixante-dix, des crises économiques liées à la chute des cours mondiaux de matières premières comme l'arachide ou le café, et des calamités naturelles comme la sécheresse dans le Sahel. Elles ont toutes été à l'origine de déplacements de population ou ont accru les difficultés qui ont encore contribué à déstabiliser les systèmes sociaux traditionnels. L'errance et l'insécurité expliquent aussi l'état de santé précaire d'importantes franges de la population, créant ainsi un terrain favorable au développement d'épidémies et d'infections chroniques. La propagation de maladies sexuellement transmissibles, d'autant plus qu'elles sont associées à des ulcères génitaux liés au chancre mou, à la syphilis ou à l'herpès, en provoquant la rupture de la protection cutanée ou muqueuse, favorisent l'infection par le VIH.

Le développement des communications entre les différentes régions d'Afrique par les grands axes routiers a été à l'origine de grandes inégalités : les capitales et les villes étapes sont devenues des réservoirs de virus. Elles ont les taux de contamination les plus élevés et les plus anciens, par exemple c'est le cas à Abidjan, Dujumbura, Kigali, Bangui ou Lyanlorde. Les campagnes environnantes sont moins touchées, sauf lorsqu'elles entretiennent des relations soutenues avec ces zones urbaines. Car les populations les plus exposées sont celles qui se déplacent : les transporteurs, les routiers, les militaires, les travailleurs saisonniers, les commerçants et toutes les autres personnes qui entretiennent des contacts avec eux, en particulier les prostituées.

Le taux de séropositifs augmente souvent à mesure qu'on approche de la ville. Mais on ne peut pas généraliser. Chaque ville a son histoire, son développement économique, ses coutumes, sa religion, autant de variables qui influent sur le comportement de ses habitants et sur la séroprévalence et rendent difficile toute généralisation. C'est ainsi que Lagos, Dar es-Salaam et Dakar sont proportionnellement moins touchées que d'autres capitales.

Il n'empêche, la concentration de la contamination dans les villes est d'autant plus inquiétante que, paradoxalement, ce continent, qui est le moins urbanisé, détient le plus fort taux d'accroissement démographique urbain. La population urbaine d'Afrique noire, estimée à 2,5 % en 1920 et 13 % en 1960, a atteint 30 % en 1988. Ce sont les villes les plus grandes et les mieux équipées qui, entre les années soixante et quatre-vingt, ont le plus attiré les populations en quête d'emploi. Ces villes nouvelles, le plus souvent hors des régions islamisées, voient arriver des hommes jeunes célibataires et déracinés, venant des campagnes. Plus récemment, des femmes sans qualification sont aussi venues chercher du travail à la ville. Sans ressources propres, certaines ont travaillé comme prostituées, faute d'alternative. Ces migrations avec de longues périodes de séparation ont aussi eu un rôle très déstructurant sur la structure familiale et ont contribué au développement de la prostitution et des maladies sexuellements transmissibles bien avant l'apparition de l'épidémie de SIDA. En retour, les migrants revenant de la ville propagent les infections dans leur campagne.

À l'inverse, si l'urbanisation dans certains pays a joué un rôle déterminant, on s'aperçoit que c'est aussi dans certains pays d'Afrique parmi les moins urbanisés, l'Ouganda, le Rwanda, le Burundi, la Tanzanie, par exemple, que le SIDA s'est beaucoup développé. L'exemple de deux pays aujourd'hui très infectés illustre bien ces modes de développement différents.

L'Ouganda est un des pays les plus infectés d'Afrique : 10 % de ses dix-sept millions d'habitants sont séropositifs, ce qui représente une personne sur cinq sexuellement actives ; deux fois plus de femmes que d'hommes sont infectées ; chez les adolescents de quinze à dix-neuf ans, il y a six fois plus de filles que de garçons infectés. 80 % de la transmission est hétérosexuelle, 8 % périnatale, 8 % par sang contaminé. La guerre civile a séparé les familles. L'économie a commencé à s'effondrer avant la chute en 1985 du cours mondial du café, principale exportation du pays. Le programme de redressement de nombreux pays africains passe par une austérité importante, qui ne permet même plus de garantir un salaire minimum au personnel de la fonction publique. Dans ce contexte, les femmes doivent assurer l'alimentation, les soins et l'éducation de leurs enfants. Certaines, pour survivre, recherchent plusieurs partenaires sexuels. De plus, certaines cérémonies rituelles, le choix d'un nom pour un enfant, l'initiation, la circoncision, le mariage, l'enterrement, par exemple, autorisent la promiscuité sexuelle. Ce sont évidemment des éléments importants dans la propagation des maladies sexuellement transmissibles et du SIDA. En se fondant sur ces données, l'association « Protéger la personne contre le SIDA » a mis en place un programme d'information auprès des jeunes de cinq à quinze ans ; « la fenêtre de l'espoir », c'est la tranche d'âge des enfants qui ont échappé au SIDA périnatal et qui n'ont pas encore commencé leur vie sexuelle.

La Côte-d'Ivoire est le point de départ d'un grand axe commercial en Afrique de l'Ouest. Trente années de paix et de prospérité relative en ont fait un pôle de développement très attractif. Un tiers de la population est étrangère : elle provient essentiellement des pays limitrophes, Burkina Faso, Mali, Guinée, Ghana et Niger, où un nombre important de travailleurs saisonniers quittent leur village pendant la saison sèche pour venir travailler dans les plantations ivoiriennes ou dans le port d'Abidjan. La Côte-d'Ivoire est le lieu de passage presque obligé pour les pays limitrophes enclavés grâce à la voie ferrée Abidjan-Ouagadougou, aux fleuves et aux routes. Conséquence : ce pays est l'un des plus infectés d'Afrique de l'Ouest. Un Ivoirien sur dix est séropositif ; ce chiffre est bien supérieur chez les prostituées d'Abidjan et chez les hommes jeunes, comme les recrues militaires. Une étude de 1987 sur les trente premiers cas de séropositivité au Niger a montré que vingt-six d'entre eux avaient séjourné dans un pays côtier, en particulier la Côte-d'Ivoire, ou ils étaient venus chercher du travail.

Le développement de l'épidémie en Thaïlande et en Asie du Sud-Est

L'épidémie en Thaïlande s'est développée plus tardivement et de manière très différente de ce qui s'est passé en Afrique. Pour autant, après une dizaine d'années, elle lui ressemble de plus en plus.

L'infection à VIH a été reconnue en Thaïlande pour la première fois en 1984 ; elle a d'abord concerné les usagers de drogues intraveineuses, puis les prostituées et les jeunes hommes hétérosexuels qui ont contaminé leur épouse. Aujourd'hui, l'épidémie, bien que beaucoup plus récente qu'en Afrique, se développe dans la population générale par voie hétérosexuelle, car il est courant que les hommes aient, en plus de leur partenaire régulière, d'autres partenaires avec lesquelles ils n'utilisent pas systématiquement de préservatifs.

On observe une augmentation constante du taux de contamination : chez les hommes qui consultent pour une maladie sexuellement transmissible, le taux est passé de 0 en 1989 à 6 % en 1992. Il est de 7 à 12 % dans l'armée. Dans le nord de la Thaïlande, 15 % des hommes sont touchés.

On retrouve les mêmes facteurs de développement qu'en Afrique, fréquence des maladies sexuellement transmissibles, interactions nombreuses entre groupes à l'intérieur du pays : prostituées, militaires, déplacements de population à la recherche d'un travail. À titre d'exemple, soixante-dix mille Thaïlandais ont quitté leur pays en 1991 pour chercher du travail ; les femmes sont parties à la ville et se sont prostituées pour subvenir aux besoins de la famille restée dans les régions rurales.

Pour l'instant, peu de séropositifs ont développé le SIDA. Ils continuent donc à travailler. La capacité productive de la nation n'est pas encore atteinte et le nombre d'orphelins reste faible. Mais, comme le dit Michael Merson, directeur du programme mondial de lutte contre le SIDA à l'OMS, « l'épidémie en Asie va anéantir toutes les autres en importance et en impact. Parce que ce continent est très peuplé et que deux tiers de la population mondiale infectée par la tuberculose y vivent ».

L'épidémie gagne les femmes

Selon l'OMS, dans les dix ans à venir, 7,5 millions de femmes vont être contaminées en Afrique. D'après le programme de développement des Nations Unies, 70 % des infections de femmes dans le monde touchent désormais des jeunes filles entre quinze et vingt-cinq ans. Les femmes, de plus en plus jeunes, sont donc aujourd'hui la principale cible de l'épidémie.

Leur constitution physique les rend en effet plus vulnérables à l'infection que les hommes. Lors d'un rapport sexuel vaginal, elles s'infectent beaucoup plus facilement que les hommes, cette fragilité est accrue au moment de l'adolescence par le manque de maturité des tissus génitaux. Les hommes recherchent des filles très jeunes, espérant qu'elles ne seront pas contaminées. C'est ainsi qu'au Malawi, entre l'âge de quinze et dix-neuf ans, cinq fois plus de jeunes filles sont infectées que de jeunes garçons. Au Zimbabwé, l'étude des cas cumulés de SIDA entre 1987 et 1993 montre que chez les personnes de moins de dix-neuf ans, il y a un homme contaminé pour cinq femmes. Au

Nigéria, au Kenya, en Sierra Leone, 16 à 36 % des jeunes filles ont une maladie sexuellement transmissible.

La vulnérabilité des femmes tient à leur dépendance sociale, économique et psychologique vis-à-vis des hommes. Elles n'ont pas la maîtrise de leur sexualité et recherchent une sécurité matérielle auprès d'hommes plus âgés. Par ailleurs, le statut de la femme tient dans beaucoup de sociétés au fait d'être mère : si les rapports sexuels sont protégés pour éviter les maladies sexuellement transmissibles, elle ne sera jamais enceinte. La femme n'est pas en position de refuser un rapport sexuel, d'exiger le port de préservatif ou d'autres options comme la chasteté, la confiance réciproque ou les rapports sexuels sans pénétration. Par ailleurs, le multipartenariat sexuel de l'homme est plus fréquent en Afrique que dans les pays occidentaux. Les femmes savent à l'avance qu'elles ne peuvent l'arrêter sous peine d'être rejetées. Il s'installe un climat de tolérance sexuelle. Le mariage devient donc un facteur de risque car les femmes sont contaminées par leur mari qui ont des partenaires multiples. Mais quel que soit le pays, la prostitution reste un terrain propice au développement de l'épidémie. L'augmentation de la contamination est importante, par exemple à Nairobi, au Kenya : de 7 % des prostituées infectées en 1980, on est passé à 75 % en 1991. De même, à Bombay en Inde, la contamination est passée de 1 % en 1985 à 29 % en 1992.

Asservies aux hommes dans leur vie sexuelle, les femmes ne peuvent se protéger. Avec l'absence d'éducation sexuelle, les jeunes filles sont très ignorantes de leur corps, des maladies qui peuvent survenir et de la sexualité en général. La prévention du SIDA doit donc passer par un énorme effort d'éducation des femmes, d'autant plus que le problème des enfants est lié à celui de leur mère. Mais il doit aussi concerner les hommes.

Les enfants

90 % des enfants infectés sont contaminés par leur mère au cours de la grossesse. Le taux de transmission périnatale est plus élevé (20 à 30 %) en Afrique qu'en Europe (12 à 20 %). De plus, les femmes africaines doivent allaiter leurs enfants pour leur assurer le meilleur équilibre nutritionnel possible, bien que le virus soit présent dans le lait, car le risque de malnutrition est encore plus élévé que celui d'infection à VIH. En Europe, on sait que si le taux de transmission périnatale est de 20 %, il passe à 40 % en cas d'allaitement. La menace qui pèse sur les enfants africains est donc terrible, d'autant plus que pour eux la deuxième conséquence de l'épidémie est le risque d'être orphelin. On estime qu'à la fin de la décennie quatre-vingt-dix, neuf millions d'enfants se retrouveront orphelins. Déjà, un million d'enfants dans le monde ont perdu un ou deux de leurs parents par suite du SIDA. Non seulement ces enfants souffrent de troubles psychologiques, de malnutrition et de pauvreté, mais leur déficit éducatif et leur perte de points de repère les portent davantage à développer des comportements à risque. Aujourd'hui, en Ouganda, 16 % des enfants ne vont plus à l'école du fait de la guerre civile et de l'épidémie de SIDA. Que dire du Rwanda...

Que faire pour ces enfants dont les parents sont morts ? Les réinsérer dans leur famille élargie, ce qui paraît la meilleure solution mais n'est pas toujours réalisable, car les familles sont déjà très déstabilisées, ou créer des orphelinats ? En réalité, le problème doit être envisagé avant le décès des parents malades, lorsque les enfants, pour les soigner, ne vont plus à l'école ou cessent de travailler. De nombreuses expériences se sont développées à petite échelle au cours des dernières années, grâce notamment aux organisations humanitaires non gouvernementales, mais elles risquent d'être vite débordées.

Le danger de la tuberculose

On retrouve avec une grande fréquence en zone tropicale certains signes habituels du SIDA (diarrhées, fièvre et amaigrissement) et certaines infections opportunistes (cryptococcose, cryptosporidiose), mais c'est surtout la turberculose qui est aujourd'hui un problème majeur de santé publique : un milliard sept cents millions de personnes sont infectées de manière latente par le bacille de Koch et huit millions auraient une forme active. Bien que l'agent de la tuberculose soit connu depuis plus de cent ans et qu'il existe un vaccin induisant une protection relative, le BCG, ainsi que des traitements efficaces, la propagation de la tuberculose n'a jamais été enrayée, ni en Afrique ni en Asie du Sud-Est. Elle se transmet dans l'air par les aérosols contenant les bacilles projetés par la toux. L'infection simultanée par le VIH et par la tuberculose est d'une grande gravité car l'infection par le VIH diminue l'immunité cellulaire, ce qui favorise le passage de la tuberculose de la forme latente à la forme active. En retour, le bacille tuberculeux active les cellules infectées par le VIH et crée une immunodépression qui s'ajoute à celle induite par le VIH.

L'épidémie se développe de manière très importante en Afrique subsaharienne, où la tuberculose est devenue la première cause de décès chez les adultes infectés par le VIH : 35 % des adultes séropositifs sont décédés de la tuberculose en Côte-d'Ivoire. La situation est également dramatique en Asie, où vivent les deux tiers des personnes infectées par la tuberculose. Si l'épidémie de SIDA continue à se développer rapidement, comme en Inde et en Thaïlande, la recrudescence des cas de tuberculose active risque d'être énorme. Comment réagir à ce désastre annoncé ?

La solution consiste à dépister et à traiter les porteurs de bacille avant la phase active. Bien que le traitement soit long et prenne six à neuf mois, cela permettrait de sauver des milliers de vie mais le coût serait très lourd pour des budgets sanitaires déjà précaires : environ quarante dollars par personne. De plus, il manque les infrastructures nécessaires au dépistage, au suivi et au traitement. Parfois, les malades sont dans un tel état de pauvreté qu'ils revendent les médicaments qui leur ont été donnés pour la semaine. Enfin, l'apparition de souches de bacilles tuberculeux résistantes aux thérapeutiques actuelles, aux États-Unis et en Europe, est venue accroître l'inquiétude des malades et des soignants.

Discrimination et dépistage

La peur des maladies infectieuses est une constante de l'histoire. Elle a toujours été à l'origine de discriminations. Comme la peste, la lèpre ou la syphilis, le SIDA suscite aujourd'hui des réactions de rejets, dans tous les pays, à l'égard des adultes aussi bien que des enfants. La plupart du temps, cet ostracisme repose sur une méconnaissance des modes de transmission du VIH.

Les cas sont nombreux. Dans un orphelinat du Kenya, trois petites filles séronégatives dont les parents sont morts du SIDA sont marginalisées par leurs compagnes. En Chine, à la suite de la découverte de la séropositivité d'un adolescent dans une école, c'est toute l'école qui a été considérée comme infectée par le SIDA. En Pologne, l'association Moras veut installer une maison dans les faubourgs de Varsovie pour séropositifs : la maison est vandalisée et brûlée. En France, une petite fille hémophile est privée de colonie de vacances. Aux États-Unis, une autre est refusée dans une école.

Le fait de considérer les hémophiles contaminés comme des « victimes innocentes » suggère que les autres seraient coupables. De là à préconiser des formes de ségrégation, il n'y a qu'un pas. C'est ainsi que Cuba a interné ses séropositifs pendant plusieurs années avant de mettre en place un système de sortie aujourd'hui plus souple. La Bulgarie a aussi voulu tester tous ses ressortissants. Certains pays exigent un test ou une déclaration sur l'honneur de séronégativité pour l'entrée des étrangers sur leur territoire, quelles qu'en soient les raisons, tourisme, affaires, études, asile politique. C'est ainsi que la Conférence internationale sur le SIDA qui devait avoir lieu à Boston en 1992 a été déplacée à Amsterdam parce que les États-Unis exigeaient un visa spécial pour l'entrée sur leur territoire de patients séropositifs.

Ces mesures coercitives ont une efficacité plus que discutable. Certaines personnes peuvent apparaître séronégatives alors qu'elles sont en période de séroconversion et peuvent en contaminer d'autres. En outre, les solutions reposant sur la force ne peuvent que marginaliser les malades et les séropositifs. En cherchant à fermer ses frontières, on ne fait guère que renvoyer le problème ailleurs, alors que de toute façon la contamination passera les barrières illusoires qu'on tente de lui opposer. Les seules vraies protections sont apportées par l'information, le développement de comportements plus responsables et le dépistage librement consenti.

En Occident, le dépistage proposé ou systématique a fait l'objet de nombreuses controverses et de quelques dérapages. Les problèmes à résoudre paraissent encore plus grands dans les pays en développement. La confidentialité de la séropositivité n'est pas toujours respectée. Bien souvent, puisqu'aucun traitement ne peut être proposé, les soignants se demandent quel bénéfice le malade peut tirer du fait de connaître son état. Faut-il dire ou ne pas dire ?

À quoi bon désespérer des personnes déjà démunies auxquelles on ne peut rien proposer ?

Par exemple, au Congo, le dépistage des donneurs de sang rencontre de nombreuses difficultés. Une étude de l'ORSTOM a montré que souvent les donneurs ne sont pas avertis que leur sang sera testé. Or beaucoup s'en doutent car ils connaissent les voies de transmission du virus et le nombre de donneurs spontanés a baissé. Mais il ne faut pas oublier que la grande majorité des dons est « forcée ». En effet, en cas d'opération prévue, un membre de la famille du malade doit donner du sang avant l'intervention. En un an de dépistage à la banque du sang, on a trouvé 172 personnes séropositives, mais seulement quatre d'entre elles ont été informées et conseillées. La banque a essayé de joindre les autres personnes pour les convoquer sans en préciser la raison, mais le papier délivré par la Poste a tout de suite été repéré dans les quartiers et tout le monde s'est mis à refuser le courrier. Il est donc bien difficile d'adapter une politique de prévention dans un tel contexte, et l'on voit difficilement comment arrêter la transmission du VIH.

Cependant quelques expériences sont encourageantes. Par exemple, en Ouganda, dans certains villages où le taux de séropositivité atteint 30 %, les malades loin d'être exclus sont entourés et pris en charge par la communauté toute entière.

Des raisons d'espérer

Un énorme fossé sépare les pays industrialisés des contrées en voie de développement. Le SIDA, dans ces pays et en particulier en Afrique, a aggravé une situation sanitaire déjà très précaire. On peut cependant espérer que, avec l'arrivée de cette maladie, on puisse faire progresser les structures de soins dans leur ensemble.

Un rapport annuel de la Banque mondiale indiquait

qu'en 1990, les dépenses de santé représentaient à peine six dollars par an et par habitant dans les pays à faible revenu, c'est-à-dire ceux qui disposent de moins de 635 dollars par an et par habitant. D'un point de vue sanitaire, sans parler du SIDA, le strict minimum pourrait être assuré pour moins de douze dollars.

Sur la carte du monde, ces pays recouvrent presque toute l'Afrique noire et certaines régions d'Asie, comme le Viêt-nam, le Laos et le Cambodge. Tous sont parmi les plus infectés par le VIH. Le SIDA est venu s'ajouter aux grandes maladies infectieuses qui ont pratiquement disparu de nos régions. Il suffit de se rendre dans les hôpitaux des grandes métropoles africaines pour constater que même les grands malades ont presque disparu des salles communes pour laisser la place aux sidéens. Cette détresse doit imposer une prise de conscience et un sursaut international qui permettraient d'améliorer les soins accessibles à tous. Des progrès ne pourront être réalisés qu'en favorisant l'inter-action entre les pays développés et les pays pauvres.

En 1990, toujours d'après la Banque mondiale, l'aide pour la santé représentait 6 % de l'aide internationale totale, soit quatre milliards de dollars, c'est-à-dire un peu moins de un dollar par an et par habitant des pays en voie de développement. Ces chiffres paraissent dérisoires et la communauté internationale doit pouvoir augmenter son effort. Mais en contrepartie, les ministères de la Santé ne doivent pas rester les parents pauvres lors de la répartition des budgets nationaux, car il est vrai que l'argent des organismes donateurs extérieurs va parfois aux ministères de prestige ou à des opérations spectaculaires, alors que l'action sociale est oubliée.

C'est un effort global qu'il faut entreprendre, avec la collaboration des différents acteurs, la communauté inter-nationale, les gouvernements des pays concernés et les organisations non gouvernementales (ONG), afin d'assurer au mieux la prévention, la prise en charge des malades et la recherche thérapeutique.

Dans de nombreux pays, en particulier les plus pauvres,

un gros effort de décentralisation doit être accompli. Comme l'a préconisé l'OMS, les soins primaires doivent être développés au détriment de structures hospitalières urbaines qui ne profitent qu'à un petit nombre. Cette réflexion sur une meilleure répartition des moyens, des médicaments (listes nationales de médicaments essentiels, par exemple) et des soins doit être poursuivie. De même, la couverture sociale dans les pays à revenu moyen doit être revue, car elle profite surtout aux classes moyennes.

Les organisations non gouvernementales (ONG) ont joué un rôle très important et précurseur dans la prévention, l'information, les soins, la prise en charge des malades. Elles agissent sur le terrain en fonction de la demande ou sur une population bien précise.

En Ouganda, l'association Taso regroupe des bénévoles qui vont dans certaines régions apporter des soins, de la nourriture, des couvertures. D'autres associations fournissent des bicyclettes pour favoriser ces déplacements. Telle autre association centre toute son action sur l'éducation et l'information des jeunes de cinq à quinze ans, « la fenêtre de l'espoir ». L'association américaine Wedge fait de même pour les adolescents au Kenya, au Brésil, en Zambie. Une association de femmes s'est créée en Afrique pour tenter de diminuer leur vulnérabilitié vis-à-vis de cette maladie, aussi bien avant qu'après le mariage. En Tanzanie, le père Joinet fait une campagne de prévention originale et adaptée au contexte local.

Les ONG ont une efficacité sur le terrain parfois plus importante que celle des programmes nationaux ; elles peuvent agir plus facilement dans certaines communautés, les prostituées, les toxicomanes par exemple. En Thaïlande, l'association Empower a ciblé son action sur les prostituées. À l'aide de documents, de jeux, de vidéos, elle tente de leur expliquer le risque réciproque qu'il y a à ne pas utiliser de préservatifs avec leurs clients. C'est important car souvent ces populations sont très infectées, marginalisées et les pouvoirs publics ne veulent pas, pour des raisons politiques, les prendre en charge. Il y a donc parfois des tensions entre les ONG et les gouvernements qui se sentent défiés.

Devant l'importance de l'épidémie et l'insuffisance des ressources, certains choix sont nécessaires. Il faut pouvoir prendre en charge les personnes qui sont malades aujourd'hui, prévenir les infections opportunistes, en particulier la tuberculose, et prévoir l'avenir en limitant les nouvelles contaminations.

La prévention demeure la priorité pour limiter l'épidémie en l'absence de traitement et de vaccin. Elle passe par l'information et l'éducation de la population sur l'infection à VIH et les moyens de s'en prémunir, mais comme on l'observe dans tous les pays, le décalage est important entre le niveau de connaissance et les modifications du comportement.

C'est un travail de longue haleine qui doit être entrepris. Auprès des hommes pour généraliser l'utilisation systématique du préservatif et inciter à limiter le nombre de partenaires, mais aussi auprès des femmes qui ont un rôle central à jouer dans la prévention de cette épidémie. Elles sont bien souvent dans une situation qui ne leur permet pas de décider. C'est pourquoi il faut promouvoir leur éducation, leur information sur leur corps comme sur la sexualité pour leur donner les meilleures chances de devenir des agents de prévention aussi bien auprès de leurs partenaires que de leurs enfants. Cette éducation peut aller de pair avec la maîtrise de la fertilité, en sachant que dans de nombreuses cultures, le pouvoir des femmes et des tribus est lié au nombre d'enfants.

Les spermicides à base d'ammonium quaternaire ont une certaine efficacité pour inactiver localement le virus, mais ils irritent la muqueuse vaginale. Ils pourraient donc avoir paradoxalement un effet facilitant l'infection par le VIH. Il faut donc développer les recherches conduisant à des dérivés moins irritants, plus actifs et qui auraient un spectre plus large qui les rendrait plus efficaces contre les autres MST. Ainsi, ils constitueraient un moyen de prévention efficace. L'OMS soutient activement ce type de recherches.

Les enfants et les adolescents doivent également être informés et éduqués pour éviter les contaminations de demain. En premier lieu à l'école, mais de plus en plus d'enfants n'y vont plus, du fait de la maladie de leurs parents et de la précarité de la vie familiale.

Les malades et les séropositifs ne reçoivent pas aujourd'hui, dans la très grande majorité, des cas de soins appropriés car les traitements antiviraux sont très coûteux. Il conviendrait au moins d'envisager le traitement des infections opportunistes pour lesquelles il existe des médicaments actifs reconnus et tous les acteurs sanitaires doivent être partenaires de ces opérations pour contrôler la bonne délivrance des médicaments. Au total, la recherche thérapeutique doit s'efforcer de trouver des solutions bon marché sans exclure l'apport des médecines traditionnelles.

Pour lors, les efforts et les programmes internationaux se sont focalisés dans les pays du Tiers Monde sur la prévention et le contrôle de l'épidémie plus que sur la réalité des malades et des soins à leur apporter, alors que cette approche a été très importante dans les pays industrialisés. Il semble cependant que malgré les difficultés, et en particulier l'impact de l'épidémie sur le développement du continent, il y ait quelques raisons d'espérer. Les Africains eux-mêmes commencent à prendre conscience du problème, tandis que les pays riches semblent résolus à les aider. Michael Merson, directeur du programme mondial de lutte contre le SIDA à l'OMS, indiquait qu'un effort supplémentaire de 1,5 à 3 milliards de dollars par an permettrait d'assurer une prévention efficace dans les pays en voie de développement. Une véritable volonté mondiale d'enrayer ce fléau, d'augmenter et de conjuguer les efforts pour bénéficier d'une meilleure efficacité semble aujourd'hui s'affirmer.

Conclusion

Malgré la gravité de la situation, je voudrais que le lecteur retienne de ce livre un message d'espoir. Sans doute sommes-nous condamnés à vivre avec le virus pour des années encore, voire des décennies. Mais les conduites de prévention et la recherche peuvent dès aujourd'hui aboutir à ralentir l'épidémie, puis à l'arrêter, et enfin à éradiquer le virus. Pour cela, une prise de conscience de notre responsabilité globale dans le temps et l'espace est nécessaire.

Depuis quelques siècles, nous assistons à une mondialisation progressive et universelle d'une humanité en expansion démographique rapide. La médecine moderne a accéléré cette expansion en réduisant la mortalité infantile grâce aux vaccinations et en contrôlant les maladies infectieuses, responsables de grandes épidémies du passé. Mais en dissociant la sexualité de la reproduction la science médicale a aussi créé des conditions pour une libération sexuelle apparemment sans limites. Le SIDA est là pour nous rappeler les risques de tous excès.

Il n'est pas question de revenir en arrière : les acquis de la science moderne sont irréversibles. Mais il nous appartient de redécouvrir le respect du corps : le nôtre bien sûr, mais aussi celui des autres. Il nous faut être conscient et apprendre aux générations futures que nous disposons à la naissance d'un capital biologique, certes merveilleux, mais fragile et facilement réduit à néant par certains comportements qu'il convient donc de modifier.

Ce changement culturel, si nécessaire au Nord de la planète, l'est encore davantage au Sud, là où la transmission hétérosexuelle du virus domine. Il passe par l'éducation et une valorisation des droits de la femme, notamment à disposer de sa sexualité. Un énorme chemin reste à parcourir dans ce domaine ; il implique probablement que certains tabous soient brisés et aussi qu'un changement du statut économique de la femme permette son émancipation.

Dans les pays d'obédience catholique, il faut en finir avec le bannissement du préservatif comme l'un des moyens de prévention. La hiérarchie catholique devrait à cet égard s'interroger sur ses responsabilités.

Pouvons-nous contribuer à ces changements ? Sans aucun doute, et entre autres par une aide économique appropriée, par la formation des formateurs, des éducateurs. Souvent les organisations non gouvernementales (ONG) s'avèrent très efficaces sur le terrain, leur travail est complémentaire de l'effort des gouvernements qui doivent comprendre la nécessité de les aider financièrement.

Une attitude funeste serait de considérer que le problème étant « supportable » dans nos pays, on puisse ignorer ce qui se passe dans le Sud ou espérer cyniquement que la nature se charge ainsi de régler les problèmes de surpopulation. En fait, le SIDA ne réglera rien, au contraire. En atteignant les personnes les plus actives, les jeunes adultes, il laissera une population d'assistés composée d'orphelins et de vieillards, aggravant les déficits économiques, déstabilisant la situation politique de ces pays. D'autre part, chaque individu immunodéprimé est un bouillon de culture, permettant la résurgence d'infections connues comme la tuberculose, ou l'émergence de germes encore inconnus. Ces épidémies secondaires, mal contenues par les antibiotiques, peuvent déferler dans le monde entier. Par-delà notre devoir de solidarité élémentaire envers les populations défavorisées de la planète, notre intérêt bien compris est également de les aider. Ce qui se passe à Kinshasa, à Kampala ou à Kigali nous concerne tous.

Mais nos espoirs, ce sont également ceux qui viennent de la recherche. Celle-ci va-t-elle dans les bonnes directions ? Nos structures actuelles sont-elles adaptées ?

Nous l'avons vu tout au long de ce livre, il subsiste bien des inconnues. Si les esprits simplificateurs avaient raison, si le SIDA était une maladie virale comme les autres, nous aurions déjà un vaccin. Démonter les mécanismes de cette « longue maladie » : telle me paraît donc être la priorité des priorités.

Çà et là se font jour des critiques : la recherche sur le SIDA serait trop parcellaire, trop spécialisée, trop isolée du reste de la recherche. Il est vrai que le SIDA est souvent confondu par les chercheurs eux-mêmes avec une ultra-spécialité : la rétrolentivirologie. Trop souvent peut-être, les jeunes spécialistes manquent d'une culture biologique générale et s'intéressent plus au virus, générateur de promotions et de crédits, qu'au malade. Cependant, une découverte dans le mécanisme de la réplication du virus peut conduire à de futurs médicaments. À la recherche appliquée, qui part du lit du malade, du clinicien jusqu'au laboratoire de terrain, doit faire écho une recherche plus fondamentale.

C'est pourquoi, pour favoriser les échanges, il est nécessaire de travailler là où se trouve l'épidémie et de créer des laboratoires-observatoires en Afrique, en Asie. Il en existe déjà quelques-uns. Ces centres, de même niveau que les laboratoires européens ou américains, devraient aussi prêter attention aux propositions locales ayant une base scientifique, aux médications traditionnelles par les plantes, par exemple. Devant un tel fléau, il ne faut rien négliger, même les données empiriques. Enfin, ces laboratoires devraient pouvoir servir de base logistique aux futurs essais de vaccins. On dira que cette démarche n'a guère de sens, alors que tout manque dans ces pays, où sévissent les parasitoses, la malaria, la tuberculose, la malnutrition. Cela pourrait au contraire avoir un effet d'entraînement sur les autres infrastructures, de sorte que la lutte contre le SIDA serve de catalyseur à des politiques sanitaires cohérentes.

En aucun cas, les chercheurs ne doivent s'enfermer dans un ghetto scientifique. Le danger existe : aux premiers explorateurs du virus et de la maladie, a succédé un *establishment* puissant et bien rodé, organisateur de conférences bien balisées, adapté à recevoir et à distribuer les fonds publics. Étape nécessaire, inévitable, mais qui ne favorise pas forcément la créativité. On peut y échapper de deux façons : en s'appuyant sur la recherche biologique de base qui doit s'associer avec des chercheurs de disciplines différentes, chimistes, physiciens et mathématiciens, mais aussi en créant plusieurs structures concurrentes.

C'est pourquoi, l'aide privée doit constituer une source de financement à la même hauteur que l'aide publique. Plus flexible et plus rapide, elle la complétera efficacement. Les nombreux donateurs qui nous font confiance l'ont compris, ils nous apportent en même temps un soutien moral très précieux. Les chercheurs et médecins n'en ont que plus de responsabilités. D'autant que la recherche sur le SIDA peut conduire à des découvertes et à des progrès imprévus dans d'autres domaines, pour d'autres maladies infectieuses et immunitaires, des maladies nerveuses dégénératives (sclérose en plaques, maladie d'Alzheimer) des cancers, des maladies auto-immunes et même cardiovasculaires.

C'est donc un faux débat que d'opposer l'effort de recherche consacré au SIDA à celui que requièrent les autres domaines. De même, il est erroné d'opposer recherche et travail de terrain. N'oublions jamais que la recherche va rarement en ligne droite, mais prend des chemins imprévus. À nous de trouver, et vite, les raccourcis !

Notes

Chapitre 1

1. Il s'agit de bactéries qui perdent leur paroi rigide, sous l'action de la pénicilline. Certaines, loin de mourir, continuent à se multiplier en prenant des formes bizarres. Mme Klienberger-Nobel, émigrée d'Autriche, leur a donné le nom de « L », pour Lister, nom de l'institut qui l'avait accueillie en Angleterre. Elle a décrit le retour des bactéries à leur aspect normal, en l'absence de pénicilline. S'agissait-il d'un effet pathologique dû à l'antibiotique ou bien d'un cycle naturel favorisé par l'antibiotique ? La question n'est pas entièrement résolue. Il existe aussi de petites bactéries sans paroi qui ont probablement perdu définitivement l'information génétique nécessaire à la fabrication de leurs membranes et que deux pastoriens (Nocard et Roux) ont décrites pour la première fois en 1898 : il s'agit en particulier de l'agent responsable d'une pneumonie de la vache. D'autres maladies animales sont dues à ce type de bactéries que l'on a appelées *Peri Pneumonia like organisms,* ou PPLO, avant de les rebaptiser « mycoplasmes ». Elles sont si petites que, tout comme les virus, elles ne sont pas retenues par les filtres à travers lesquels, par exemple, on fait passer les produits sanguins.

2. D'autres travaux menés à l'université Rockfeller, à New York, par Jim Darnell et David Baltimore allaient confirmer ces résultats sur un autre virus à ARN, celui de la polyomyélite. Mais nous étions les premiers, et j'eus la fierté de signer avec Kingsley Sanders, dans la revue *Nature,* un article princeps sur la « forme réplicative » de l'ARN du virus de l'encéphalomyocardite de la souris.

3. Il y en avait de deux sortes : des petits virus à ADN, le polyome de la souris ou le SV40 du singe. Et aussi des virus ARN, à l'origine

de leucémies ou de sarcomes chez le poulet et les rongeurs. On les appelle désormais des rétrovirus, mais à l'époque, on ne connaissait pas leur mode de réplication.

4. Dans une revue que j'eus à faire sur la réplication des virus cancérigènes pour le Congrès sur les leucémies comparées, qui se tenait cette année-là à Chery-Hill, près de Philadelphie, je considérai explicitement cette hypothèse parmi d'autres ; je faillis même aller jusqu'à l'expérience qui aurait permis de vérifier cette hypothèse.

5. Ils envoyèrent leur travail pour publication à la revue *Nature*, mais leur texte ne fut publié qu'un an plus tard. Entre-temps, avec Philippe Vigier, j'obtins les mêmes résultats, montrant en outre que le fameux ADN viral était associé à l'ADN des chromosomes, donc bien intégré. Un de nos amis de Californie, Marcel Baluda, qui passait dans notre laboratoire, transmit la nouvelle aux laboratoires américains, qui commencèrent à croire à cette histoire. Ce résultat complétait admirablement les travaux de Baltimore et Temin.

6. Auparavant, Alice Goldé et Raymond Latarjet furent en France les premiers à dissocier par les radiations le gène « cancer » des autres gènes du rétrovirus.

7. Nous ne disposions pour cela que de moyens limités. Le résultat fut un demi-échec. Je me tournai alors vers les modifications des propriétés des membranes par phosphorylation. Avec un visiteur italien, Guiseppe Piedimonte, je mis en évidence une activité enzymatique importante, associée à la membrane externe des mitochondries des cellules cancéreuses. Le rôle que les mitochondries, ces organelles qui sont les « batteries » énergétiques des cellules, jouent dans le cancer est une vieille histoire. Elle date des années vingt, au temps où le physiologiste allemand Otto Warburg observa que les mitochondries des cellules cancéreuses fonctionnent mal et que ces cellules ont tendance à utiliser comme source d'énergie une autre chaîne de transformation du glucose, sans oxygène, ce qui leur permet de survivre et de se multiplier même quand les conditions de vascularisation sanguine – donc d'oxygénation – sont médiocres. Mais ce changement métabolique est-il une cause, comme le pensait Warburg, ou une conséquence ?

8. Le nom donné par les chercheurs japonais était ATLV, pour *Adult T Leukemia Virus*, mais ceux-ci ont par la suite accepté le terme donné par Robert Gallo.

9. Contrairement à ce qui a été rapporté par des chroniqueurs américains, Françoise Barré-Sinoussi n'a pas travaillé chez Robert Gallo sur le HTLV et n'a appris aucune des techniques de culture de lymphocytes T. Elle n'eut d'ailleurs aucun contact dans son laboratoire avec le groupe travaillant sur le HTLV.

Chapitre 2

1. Le système immunitaire repose, chez l'homme, sur des organes (ganglions, rate, thymus, moelle osseuse) qui produisent des globules blancs, ou lymphocytes, chargés de défendre l'organisme contre les agressions extérieures. Les lymphocytes T (ainsi nommés parce qu'ils dépendent du thymus) se subdivisent en plusieurs groupes. Les lymphocytes T4, en particulier, jouent un rôle de chef d'orchestre : ce sont eux qui stimulent les autres cellules du système immunitaire. Les signaux qu'ils émettent activent les lymphocytes T8, qui sont chargés de tuer les cellules infectées par les agents pathogènes. Ils mobilisent également les lymphocytes B, qui sécrètent des anticorps et neutralisent l'agent infectieux.

2. Tumeur maligne affectant les tissus lymphoïdes, c'est-à-dire les organes constitutifs du système immunitaire (ganglions lymphatiques, follicules clos de l'intestin, rate, thymus) qui produisent des lymphocytes.

3. Il s'agit de hottes spéciales où un rideau de circulation d'air empêche tout germe ou spore d'entrer ou de sortir de l'espace de manipulation. L'opérateur est ainsi protégé de toute contamination, ainsi que les flacons de culture de cellules ou de virus qui pourraient l'être à partir des micro-organismes apportés par l'opérateur.

4. Les lymphocytes du ganglion sont pris dans un stroma assez dur ; il faut donc les libérer par une pression de frottement pas trop forte pour ne pas détruire les cellules. Pour ce faire, j'ai utilisé une boule de verre formant piston et coulissant dans un tube en verre : c'est l'homogénéiseur de Dounce, en général utilisé pour préparer des cellules de tissus mous, comme le foie. Pour favoriser la dissociation, j'ai découpé le ganglion en petits cubes à l'aide d'une paire de ciseaux courbes. La hotte existe toujours, mais elle a été reléguée dans une pièce de stockage, car le bois s'est disjoint et elle n'est plus utilisable.

5. En fait, on sait aujourd'hui que cette protéine bactérienne, qui a la propriété de fixer les anticorps, n'est activante que grâce à certaines impuretés qu'elle contient, qui sont des superantigènes. La protéine A donne une activation assez douce, sans trop agglutiner les cellules et tous les types de lymphocytes sont activés.

6. La source de ce facteur, fournie par Robert Gallo, était depuis plusieurs mois épuisée. J'ai obtenu de Didier Fradellizi, qui travaillait dans le service de Jean Dausset à l'hôpital Saint-Louis, qu'il me procure ce précieux facteur, à l'état non purifié. Aujourd'hui, l'interleukine 2 est obtenue à l'état purifié à partir de bactéries contenant le gène humain codant pour sa synthèse.

7. L'addition de sérum anti-interféron avait pour objectif d'éviter que de l'interféron synthétisé par les lymphocytes n'empêche la multiplication du virus recherché.

8. Les lymphocytes de nouveau-nés sont en effet exempts d'infections par certains virus herpès et sont plus facilement transformables par le HTLV que des lymphocytes adultes.

9. Une des trois familles des rétrovirus, qui comprend également des virus induisant des maladies lentes et non cancéreuses chez le mouton et la chèvre. Un des plus connus est le virus Visna du mouton, qui induit une encéphalite chez le mouton. Il a entraîné dans les années cinquante une épidémie en Islande.

10. C'est pour cet échantillon que M. Popovic du laboratoire de R. Gallo signa l'engagement de ne pas l'utiliser à des fins commerciales.

11. Quant aux patients en phase de SIDA avancé, seulement 20 puis 40 % avaient des anticorps détectables par ce test. Le pourcentage montera à 90 % en avril 1984, lorsque nous disposerons de tests de laboratoire plus sensibles.

12. Le même jour, l'Institut Pasteur dépose en Europe la première demande de brevet pour protéger le test de diagnostic du SIDA basé sur la mise en évidence d'anticorps anti-LAV.

13. Pour maintenir un pH neutre des milieux de culture, tamponnés par du bicarbonate, une concentration de l'ordre de 5 % de gaz carbonique est nécessaire dans l'air des incubateurs. Mais pour que cet air chargé de CO_2 circule au voisinage des cultures, il faut que celles-ci soient effectuées dans des récipients non hermétiquement bouchés, des boîtes de Pétri ou des flacons à bouchon desserré. Il peut en résulter des passages d'aérosols entre récipients, donc de virus. Connaissant cet inconvénient, j'utilise depuis toujours des flacons préalablement gazés pendant quelques minutes par un mélange riche en CO_2, puis hermétiquement bouchés. Le risque de contamination est ainsi grandement diminué. Mais les cultures de LAI et BRU n'ont pas toujours été faites dans ces conditions, notamment dans le laboratoire Chermann, qui possédait des incubateurs à circulation de CO_2.

14. C'est pour cet échantillon que M. Popovic du laboratoire de R. Gallo signa l'engagement de ne pas l'utiliser à des fins commerciales.

15. L'abréviation BRU/MT2 signifie qu'il s'agit de la souche BRU, cultivée sur des lymphocytes T et cellules précurseurs de moelle osseuse après un deuxième passage.

16. Le virus BRU/MT2 poussa aussi bien sur cette lignée et un patient travail de deux mois l'améliora. David Klatzmann enrichit les cellules qui exprimaient au maximum le récepteur CD4, récepteur du virus. Puis Jacqueline Gruest clona les cellules en agar, chaque cellule formant une colonie dont la capacité à produire le virus fut testée. Rapidement, des clones extrêmement producteurs de virus furent remis à DP, à l'automne 1984. Cette lignée était en fait meilleure productrice que la lignée H9 de Gallo. En outre, elle n'exprimait pas, contrairement à cette dernière, de molécules cellulaires (HLA) qui sont incorporées dans l'enveloppe du virus et peuvent donner naissance à des réactions d'anticorps faussement

positives. Par la suite, la connaissance des gènes du virus permettrait de fabriquer à volonté, par gène génétique, les protéines du virus et d'arriver à la perfection des tests de dépistage actuels.

17. Le groupe californien de Jay Levy à San Francisco avait également isolé un virus du SIDA, tout à fait indépendant du LAV-HTLV3, et le séquençait activement sous la direction d'un jeune biologiste moléculaire, Paul Luciw. Une nuit de l'été 1984, Paul me téléphona – il n'était que cinq heures du soir à San Francisco – la carte de restriction de son virus. Elle était différente du couple LAV-HTLV3B, renforçant mes soupçons quant à l'origine du 3B.

18. Simon Wain-Hobson était d'origine anglaise.

19. Afin de développer notre test diagnostic aux États-Unis, nous avions choisi en 1984 la Société Genetic Systems, à l'époque une petite compagnie de biotechnologie de Seattle, fondée par Robert Novinski. Une collaboration exemplaire s'est ainsi instaurée, qui a permis la mise au point de tests de dépistage plus sensibles, dits de seconde génération avec des peptides. Les travaux de recherche ont permis également la première identification d'un anticorps monoclonal neutralisant la boucle V3, si importante pour la mise au point d'un vaccin.

20. L'accord signé en juillet 1994 est un aménagement financier plus équilibré en faveur de l'Institut pasteur, compte tenu de la reconnaissance par les autorités américaines de l'utilisation abusive, à des fins commerciales, du virus isolé en France.

Chapitre 3

1. Hervé Guibert, *À l'ami qui ne m'a pas sauvé la vie*, Paris, Gallimard, 1990, p. 15-16, coll. « Folio ».

2. Il s'agit d'une glycoprotéine (d'où l'abréviation gp), c'est-à-dire qu'elle porte une chevelure moléculaire faite de chaînes à base de sucres.

3. En 1993, Ara Hovanessian et ses collaborateurs ont suggéré qu'un autre récepteur cellulaire, le CD26, pourrait être indispensable à la pénétration du VIH dans les cellules : si le CD4 sert de point d'attache des particules virales sur la cellule, le CD26 servirait de porte d'entrée. Quand la particule virale rencontre le récepteur CD4, il y a d'abord reconnaissance du récepteur, puis fixation très forte de la gp120 sur une partie du récepteur CD4. Une autre région de la gp120 se fixerait alors sur un autre récepteur, le CD26, ce qui entraînerait un changement de conformation de la molécule virale.

4. Une étude britannique récente suggère que l'évolution pourrait être plus lente chez les hémophiles.

5. La tuberculose est due au bacille de Koch. Selon l'OMS, en 1992, 1,7 milliard d'individus sont infectés par ce bacille. Dans les pays industrialisés, grâce à l'amélioration des conditions de vie et à des traitements efficaces, son incidence diminuait depuis 30 ans. Cette tendance s'inverse depuis 1985. En France, 8 à 14 % des

sujets infectés par le VIH font une tuberculose. Depuis 1988, on a observé une transmission nosocomiale, c'est-à-dire à l'intérieur des services hospitaliers. Le problème de la tuberculose devient maintenant encore plus aigu du fait de l'apparition de certaines souches du bacille résistantes aux antibiotiques. En Afrique, où elle touche un malade sur deux, elle constitue généralement une forme réactivée d'une tuberculose ancienne. Il se développe des formes extra-pulmonaires que l'on n'observait plus depuis plusieurs années. La durée du traitement antibiotique multiple est en général de neuf mois.

6. La pneumocystose pulmonaire est due au protozoaire *Pneumocystisis Carinii*. Le germe pénètre dans les cellules pulmonaires et est à l'origine d'une pneumonie sévère.

7. La toxoplasmose est due à *Toxoplasma Gondii*, protozoaire intracellulaire dont la cible privilégiée est le cerveau, où il induit des abcès. De manière moins fréquente, il touche l'œil et le poumon.

8. Le sarcome de Kaposi reste une tumeur d'origine et de nature mystérieuses. Il semble avoir pour point de départ une prolifération anormale des cellules endothéliales de la paroi des capillaires sanguins liée à une quantité anormale des facteurs de croissance présents dans ces cellules. La présence beaucoup plus fréquente de cette maladie chez les homosexuels pourrait suggérer qu'il existe un facteur infectieux à l'origine de cette prolifération anormale. Il ne semble pas que le VIH soit seul en cause puisqu'il existe également des sarcomes de Kaposi chez des personnes séronégatives. Un autre virus, ou un mycoplasme, non encore identifié, pourrait être en cause. Mais il est clair que l'immunodépression induite par le VIH entraîne des proliférations rapides de cette tumeur avec des localisations viscérales qui peuvent être à l'origine d'hémorragies mortelles.

9. Le lymphome est une tumeur des ganglions à potentiel malin. On a retrouvé à l'origine de la moitié des cas des lymphomes B un agent infectieux qui est un virus du groupe de l'herpès, appelé virus d'Epstein-Barr (EBV). Il est associé à des tumeurs ganglionnaires d'enfants africains, la tumeur de Burkitt. Comme dans toutes les tumeurs, il existe plusieurs phases. La phase de prolifération initiale semble liée à l'action directe de gènes de l'EBV, puis intervient une modification chromosomique qui entraîne une surexpression d'un oncogène et l'émergence d'un clone tumoral très prolifératif. En fait, la plupart d'entre nous avons quelque part dans nos tissus des cellules de ce type, mais leur prolifération est réprimée en permanence par notre système immunitaire, surtout par les cellules cytotoxiques T8. C'est l'affaiblissement de cette défense due indirectement à l'affaiblissement des T4 par le VIH qui entraîne l'émergence de la tumeur.

10. Une étude a mis récemment en évidence les particularités virologiques et immunologiques de ces patients. Il semblerait que, dès l'infection, la réplication virale soit bloquée par une puissante réponse immunitaire au niveau des ganglions avec une importante participation des lymphocytes T8. Le virus resterait bloqué en état de latence dans les cellules : il ne se multiplierait donc pas. Cette

réaction d'immunité cellulaire T8 dépendrait de la production de cytokines par les lymphocytes T4 « *helpers* » de type 1 (TH1) par rapport à celle des T4 « *helpers* » de type 2 (TH2). Au contraire, l'évolution vers la maladie serait marquée par l'émergence d'une souche très pathogène ayant un taux de réplication important. L'équilibre entre les TH1 et les TH2 se déplacerait au profit des TH2, inhibant la réponse T8 et favorisant donc la réplication du virus et le développement de la maladie. Ces hypothèses suggèrent qu'il faudrait tout faire pour renforcer l'immunité TH1.

Chapitre 4

1. Mirko D. Grmek, *Histoire du SIDA*, Paris, Payot, 1990, nouv. éd.
2. La lutte contre la toxicomanie est régie en France par la loi du 31 décembre 1970 qui pose le principe du délit d'usage, passible d'une peine d'incarcération. La pénalisation de l'usager fait de lui un clandestin et l'empêche d'accéder aux soins. Toutefois, si le toxicomane accepte d'être pris en charge dans un établissement spécialisé, le procureur de la République peut suspendre les poursuites judiciaires. Cette disposition, très contestée par de nombreuses associations, a permis à de nombreux usagers de drogues intraveineuses d'entrer en contact avec des soignants. On mesure l'importance de cette démarche quand on sait que sur une période de plus de dix ans, 30 à 40 % des toxicomanes parviennent à sortir de la dépendance, alors que 10 à 20 % meurent et que 30 à 40 % restent dépendants.

Chapitre 8

1. Le seul adjuvant autorisé chez l'homme est l'hydroxyde d'aluminium, mais il confère un pouvoir immunogène peu élevé aux protéines virales solubles. Des recherches sont faites pour améliorer le support qui présentera les protéines virales, par exemple en complexant ces dernières à des détergents ou des lipides (les liposomes).
2. La fonction de cette protéine *nef* synthétisée dans la cellule infectée, mais pas dans la particule virale, reste mystérieuse. Au départ, nous avons pensé qu'elle régulait de façon négative la réplication du virus, d'où son nom, qui vient de *negative factor*, car les souches virales privées de *nef* se répliquent plus vite dans les cellules en culture. Mais aujourd'hui, on pense au contraire qu'un virus ayant un gène *nef* produit davantage de particules virales car les cellules infectées meurent moins vite. *Nef* empêcherait le recyclage du récepteur CD4 à la surface de la cellule et donc la réinfection de la cellule par les particules virales déjà produites.

Chapitre 9

1. Molécule douée d'un fort pouvoir immunosuppresseur, notamment sur les lymphocytes, ce qui diminue la réaction de rejet du greffon.

Chapitre 10

1. *Libération*, 27 octobre 1987.

2. La confusion existe souvent dans les esprits, et j'ai reçu des dizaines de lettres proposant de chauffer le sang pour éviter les contaminations. C'est méconnaître que les cellules vivantes ont une marge de température très étroite pour rester viables.

3. Le caractère hémophile est porté sur le chromosome X (la femme est XX et l'homme XY), mais il est récessif, c'est-à-dire que s'il est associé à un X sain, il est neutralisé et la femme est porteuse et peut le transmettre, mais n'est pas malade. S'il n'est pas compensé par cet X sain mais par un Y, on obtient XY, c'est-à-dire un garçon malade. Un père hémophile donne naissance à des fils toujours sains et à des filles toujours conductrices. Une femme conductrice a une possibilité sur quatre de donner naissance à une fille conductrice, un fils hémophile ou un fils et une fille normaux.

4. Les cryoprécipités sont préparés à partir de quelques poches de plasma. Ils contiennent les facteurs antihémophiliques mais aussi beaucoup d'impuretés, et ils n'étaient utilisés qu'à des fins thérapeutiques et non prophylactiques.

5. En général, dans le cas de maladies infectieuses, la présence d'anticorps chez une personne signe la trace d'une infection ancienne et indique une protection contre cette infection. Par exemple, quand on trouve des anticorps de la rubéole chez une femme enceinte, on sait qu'elle est immunisée et on ne la vaccine pas.

6. En 1984, IPP a été scindé en deux parties, Diagnostics Pasteur où nous étions partenaire avec la Sanofi et Pasteur Vaccins avec Rhône-Poulenc et l'Institut Mérieux.

7. Ce sont des lymphocytes B immortalisés par le virus d'Epstein-Barr, issus de lignées tumorales provenant de lymphomes de Burkitt.

8. Si on se penche sur les autorisations de mise sur le marché des différents tests aux États-Unis, notre brevet pour le test avait été déposé le 5 décembre 1983, celui de Gallo le 23 avril 1984. L'Office du brevet américain accorda l'autorisation du test de Gallo le 28 mai 1985, alors que notre demande n'avait toujours pas été examinée. Genetic Systems, le partenaire de Diagnostics Pasteur aux États-Unis, n'obtint sa licence pour commercialiser notre test aux États-Unis que le 18 février 1986. À cette date, il était déjà clair que le virus utilisé par Gallo et Abbott pour le test diagnostique du SIDA était le LAV isolé à l'Institut Pasteur. Il faut noter aussi qu'Abbott qui avait demandé le monopole des tests pour les banques du sang aux États-Unis dut retirer son test rapidement du marché pour en proposer un autre plus performant ; ce test donnait des « faux positifs », ce que l'on savait, mais aussi des « faux négatifs », ce qui est très grave pour une banque du sang car elle laisse passer des produits contaminés.

9. En fait, les dons ont quadruplé entre 1980 et 1990, pour atteindre aujourd'hui 25 % du budget total (six cents millions de francs), sans compter les royalties liées au test de dépistage. La direction a d'ailleurs décidé de manière unilatérale de réduire la part de ces royalties qui revenait aux inventeurs.

Bibliographie

Aspects médicaux

Histoire du SIDA, M. Grmek, Payot, Paris, 1990.

Le traitement précoce de l'Infection par le VIH, sous la direction de J. Dormont, Flammarion, 1991.

AIDS in the World – A global report, J. Mann, D. Tarantola, Thomas W. Netter, Harvard, 1992.

Cancer, SIDA et société, C. Jasmin, G. Bez, International Council for global Hoalth progress, 1992.

Prise en charge des personnes atteintes par le VIH, sous la direction de J. Dormont, Flammarion, 1993.

Sexualité et Sciences sociales, coordonnées par M. Bozon et H. Héridon, INPD PUF, 1993.

Les Sciences sociales face au SIDA : cas africains autour de l'exemple ivoirien, J.-P. Dozon et L. Vidal, Orstom, 1993.

Le SIDA en Afrique : Manuel du praticien, P. Plot, B. Kaplia, E. Ngugl et coll., OMS, Genève, 1993.

Thérapeutique pratique du SIDA, L. Belec, Medline, 1993.

Le SIDA : Guide du praticien, B. Hirschel, Médecine, 1993.

Le praticien face au SIDA, S. Kernbaum, Flammarion, 1993.

SIDA, A. Salmot, P.M. Girard, G. Pialoux, C. Katlama, Doin, 1994.

SIDA et société

Le SIDA : rumeurs et faits, E. Hirsh, Cerf, 1987.

Les Homosexuels et le SIDA, Michael Pollak, A.-M. Métaillié, 1988.

Homosexualité et SIDA, Groupe de Recherche, GFC, 1991.

Rapport de la Commission d'enquête sur l'état des connaissances scientifiques et les actions menées à l'égard de la transmission du SIDA au cours des dix dernières années en France et à l'étranger, Assemblée Nationale, 4 février 1993.

Travail sexuel et Drogue, F.R. Ingold, septembre 1993.

Droit et SIDA – Comparaisons internationales, dirigé par Jacques Foyer et Lucette Khaïat, CNRS Éditions, 1994.

Droit et SIDA, Aides, LGDJ Montchrétien, 1994.

L'Homme contaminé, Jacques Lanversin, Autrement, n° 130, PUF, 1992.

La Transmission administrative du SIDA, Michel Massenet, Albin Michel, 1992.

L'Affaire du sang, A.-M. Casteret, La Découverte, 1992.

De l'hémophilie en général et du crime en particulier, Edmond-Luc Henry, le Pré au Clerc, 1992.

Pouvoirs contre SIDA, de la transfusion sanguine au dépistage : décisions et pratiques en France, Grande-Bretagne et Suède, M. Setbon, Sociologie, Le Seuil, 1993.

De nombreux articles des principales revues spécialisées internationales sont résumés et commentés dans des revues françaises :

– *Transcriptase,* 192, rue Lecourbe, 75015 Paris
– *Le Journal du SIDA*, 13, boulevard Rochechouart, 75009 Paris
– Les publications de l'Association AIDES, 247, rue de Belleville, 75019 Paris

Pour toutes informations complémentaires :

– Sida Info Service (1) 05.36.66.36
– Centre régional d'Information et de Prévention du Sida, 192 rue Lecourbe 75015 Paris (1) 53.68.88.88.

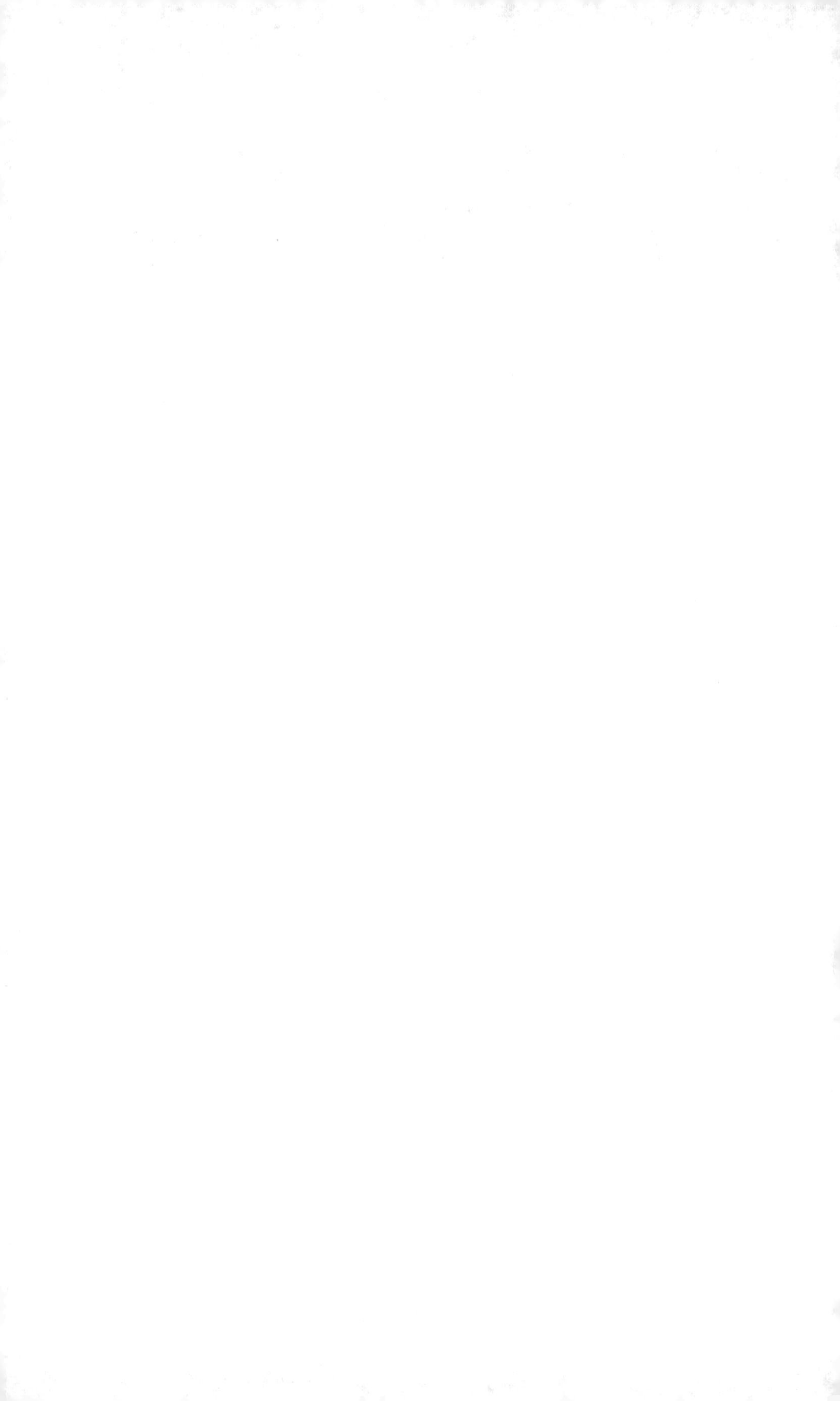

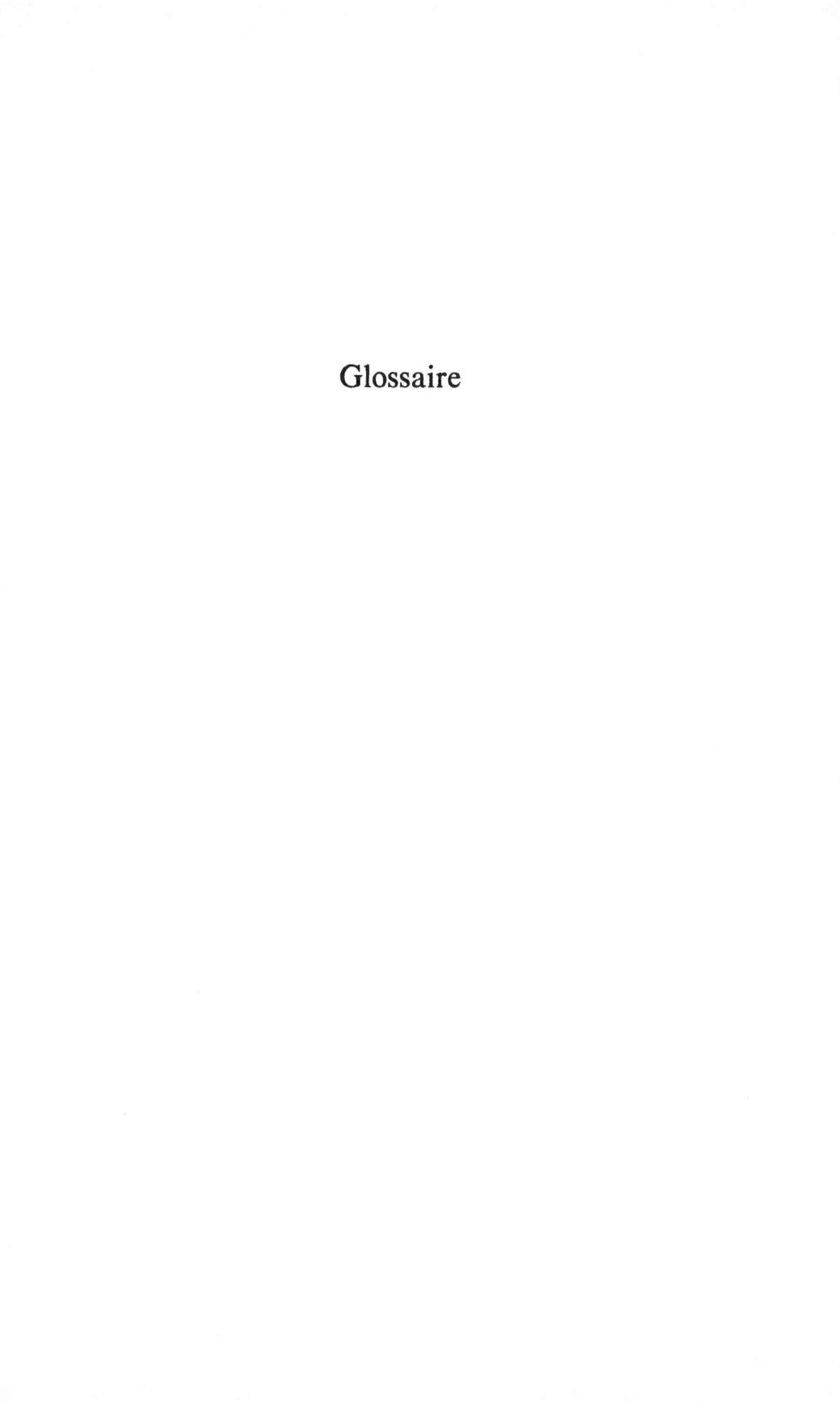

Glossaire

Acide aminé ou amino-acide : molécule contenant un groupe aminé (NH2) et un groupe acide (COOH). On connaît vingt et un acides aminés différents dans la matière vivante. Leur liaison permet la synthèse des protéines, mais ils peuvent aussi assurer d'autres fonctions.

Acide nucléique : polymère dont les chaînes sont formées par l'union de nucléotides. Un nucléotide résulte de l'association d'une base (purique ou pyrimidique), d'un sucre (ribose ou déoxyribose) et d'un ion phosphate. On distingue deux types d'acides nucléiques : les acides ribonucléiques ou ARN (dont le sucre est un ribose) et les acides désoxyribonucléiques (dont le sucre est un désoxyribose).

Adjuvant : substance qui augmente le pouvoir immunogène des vaccins.

ADN : acide désoxyribonucléique, constituant essentiel des chromosomes, support de l'information génétique, existe en général sous la forme d'une double hélice.

Anergie : état d'une cellule du système immunitaire qui la rend incapable de répondre au stimulus d'activation et donc de remplir son rôle.

Anticorps : protéines produites par les lymphocytes B pour répondre à la présence d'antigène. Les anticorps ont un rôle de protection et de défense important au cours des infections. Les anticorps neutralisants empêchent les virus de se fixer sur leurs cibles.

Antigène : substance généralement présente à la surface d'une cellule ou d'un micro-organisme et qui, introduite dans un organisme étranger, provoque l'apparition d'un anticorps spécifique, capable de « reconnaître » et de se fixer sur l'antigène et le neutraliser ou le détruire.

Antigénémie p24/p25 : présence dans le sang d'une protéine interne du virus VIH, indicateur d'un taux élevé de la réplication virale.

Apoptose : mort programmée de cellules comportant la coupure de l'ADN en petits fragments par des enzymes d'origine cellulaire.

ARN : acide ribonucléique, polymère formé de nucléotides dont le sucre est le ribose. On en connaît au moins quatre sortes : l'ARN des ribosomes, l'ARN de transfert, l'ARN messager qui joue le rôle de matrice pour la formation des protéines et l'ARN constituant le génome des virus à ARN.

Capside : voir virus.

Catabolisme : dégradation des molécules apportées par les aliments, génératrice d'énergie.

CD *(Cluster of Differenciation)* : protéines présentes à la surface des lymphocytes définies par les anticorps spécifiques qui les reconnaissent. Il en existe un très grand nombre (plus de cent), dont les CD4 et CD8.

Chromosomes : voir ADN.

Cytokines : protéines sécrétées par les cellules du système immunitaire, pouvant agir comme facteur de croissance sur d'autres cellules de ce système, ou au contraire capables d'avoir un effet négatif sur la croissance ou le fonctionnement de certaines cellules.

Cytoplasme : partie de la cellule eucaryote limitée par une membrane externe et contenant un cytosquelette, des membranes internes, l'appareil de synthèse des protéines et divers organites.

Enzyme : protéine qui, en faible quantité, a la propriété de catalyser une réaction biochimique.

Facteurs de croissance : protéines sécrétées par des cellules de l'organisme capables de stimuler la multiplication d'autres cellules du même organisme.

Gène : élément héréditaire composé d'acide nucléique portant l'information nécessaire à la synthèse d'une protéine.

Génome : ensemble des gènes présents dans la ou les cellules d'un être vivant ou dans la nucléocapside d'un virion ou encore dans un provirus.

Hémophilie : maladie hémorragique héréditaire liée à un déficit en un facteur de coagulation.

Hybridome : cellule hybride formée par la fusion d'une cellule normale productrice d'anticorps et d'une cellule tumorale. Le résultat est une cellule qui possède certaines propriétés des deux parents : elle est immortelle et produit le même anticorps que la cellule parentale.

Interféron : substance produite par les cellules infectées par un virus, ayant une action antivirale.

Interleukine : facteur de croissance de la famille des cytokines : les séropositifs présentent un déficit d'interleukine 2 circulante.

Leucémie : cancer pouvant résulter de la prolifération anormale de lymphocytes B ou T ou d'autres cellules sanguines.

Lignée immortelle : culture de cellules qui se multiplient à l'infini. Ce phénomène est chez l'homme, dans certaines conditions, à l'origine de cancers du fait que le potentiel de multiplication des cellules dépasse les morts cellulaires par apoptose.

Lymphocytes B : (B pour Bourse de Fabricius) classe particulière de leucocytes qui sécrètent les anticorps.

Lymphocytes T : classe particulière de leucocytes, ainsi nommés parce qu'ils dépendent du thymus. Ils se subdivisent en plusieurs groupes dont les lymphocytes T4 et T8.

Lymphocytes T4 : lymphocytes auxiliaires dont le rôle est de stimuler les cellules du système immunitaire.

Lymphocytes T8 : les lymphocytes T8 ont été classés en deux sous-groupes : les lymphocytes cytotoxiques qui reconnaissent les cellules porteuses d'antigènes étrangers et les tuent, et les lymphocytes suppresseurs qui ont pour rôle de moduler la multiplication des clones lymphocytaires CD4 et CD8 en réaction à un antigène, pour éviter un emballement du système immunitaire.

Lymphokines : facteurs de croissance sécrétés par les lymphocytes stimulés spécifiquement qui régulent à leur tour d'autres lymphocytes dont les lymphocytes B pour les anticorps et les lymphocytes T8 pour les lymphocytes tueurs.

Lymphome : tumeur maligne affectant les tissus lymphoïdes, c'est-à-dire les organes constitutifs du système immunitaire (ganglions lymphatiques, follicules clos de l'intestin, rate, thymus), qui produisent des lymphocytes.

Maladies opportunistes : maladies apparaissant chez un être humain ou un animal dont les défenses immunitaires sont devenues déficientes, et résultant de l'action d'agents infectieux variés qui profitent de cette circonstance pour se développer.

Métabolisme : ensemble de processus bioénergétiques nécessaires au maintien de la vie, au niveau de la cellule et de l'organisme.

Mitochondries : organites présents dans le cytoplasme des cellules eucaryotes, qui jouent un rôle important dans la respiration cellulaire et la synthèse des composés chimiques riches en énergie (ATP). Les mitochondries sont en quelque sorte les batteries de la cellule.

Mutation : modification de l'information génétique contenue dans un gène par changement d'une base de l'acide nucléique.

Nucléotide : substance constituée d'un sucre, d'une base, purique ou pyrimidique et d'une molécule d'acide phosphorique, constituant l'ADN et l'ARN.

Oncogène ou onco-gène : gène qui favorise l'apparition de tumeurs.

PCR (*Polymerase chain reaction*) : technique permettant d'amplifier des séquences d'ADN viral présentes en faible quantité dans des cellules infectées ou dans le plasma.

Phagocytose : mécanisme qui permet à une cellule, de type polynucléaire ou macrophage, de reconnaître un micro-organisme étranger, de l'intégrer dans son cytoplasme puis de le détruire et le digérer pour libérer enfin les produits de dégradation.

Primo-infection : premier contact d'un organisme vivant avec un agent infectieux, pouvant être accompagné ou non de signes cliniques.

Protéine : molécule biologique composée de l'enchaînement d'acides aminés. Les protéines sont des constituants essentiels de la matière vivante, servant d'éléments de soutien, de reconnaissance ou de catalyseur (enzyme).

Protozoaire : être vivant constitué par une seule cellule. On peut distinguer deux types de protozoaires : ceux qui vivent en parasites, comme le *Pneumocystis carinii*, et ceux qui sont autonomes, comme les infusoires vivant dans les eaux stagnantes.

Provirus : génome viral intégré dans le génome cellulaire.

Réplication : multiplication à l'identique d'une molécule telle que l'ADN ou d'un virus.

Rétrovirus : virus dont les virions possèdent un génome formé d'ARN et dont la nucléocapside est entourée d'une enveloppe. Il nécessite pour sa réplication un enzyme spécifique, la transcriptase inverse, qui permet la rétrotranscription de l'ARN en ADN.

Sarcome : cancer du tissu conjonctif, c'est-à-dire d'un tissu de cellules qui ne se touchent pas et sont séparées par une substance intercellulaire.

Sarcome de Kaposi : affection cancéreuse caractérisée par la multiplicité de lésions à caractère hémorragique qui peuvent siéger dans la peau, les viscères et les ganglions.

Séroconversion : apparition d'anticorps spécifiques contre un agent infectieux dans le sang d'un sujet.

Séropositif : qualifie l'état d'un être humain ou d'un animal dont le sérum contient des anticorps contre un agent infectieux. Dans le cas du SIDA, l'agent est le VIH.

SIV : Simian immunodeficiency virus. Virus qui infecte les singes. Chez les macaques, il provoque une maladie semblable au SIDA de l'homme. Chez le mangabey et le singe vert, ce type de virus entraîne une séroconversion mais pas de maladie.

Système immunitaire : repose, chez l'homme, sur des organes (ganglions, rate, thymus, moelle osseuse) qui produisent des globules blancs, ou leucocytes, chargés de défendre l'organisme contre les agressions extérieures.

Transcriptase inverse : protéine permettant chez les rétrovirus la transcription de l'ARN viral en ADN qui, en s'intégrant au génome de la cellule hôte, constitue le provirus et permet ensuite la production de nouveaux virions.

TNF *(Tumor Necrosis Factor)* : facteur capable de détruire des cellules tumorales.

Virion : particule virale infectieuse ayant atteint sa maturité.

Virus : agent infectieux formé d'unités très simples, appelées virions, comportant un génome constitué d'acide nucléique (ARN ou ADN) et d'une coque protéique, éventuellement entourée d'une enveloppe membranaire. La coque protéique porte le nom de capside, le génome et la capside forment la nucléocapside. Les virus sont des parasites intracellulaires absolus, c'est-à-dire qu'ils ne peuvent se reproduire qu'en parasitant des cellules.

Table des matières

Cinquième partie
PRÉVENIR

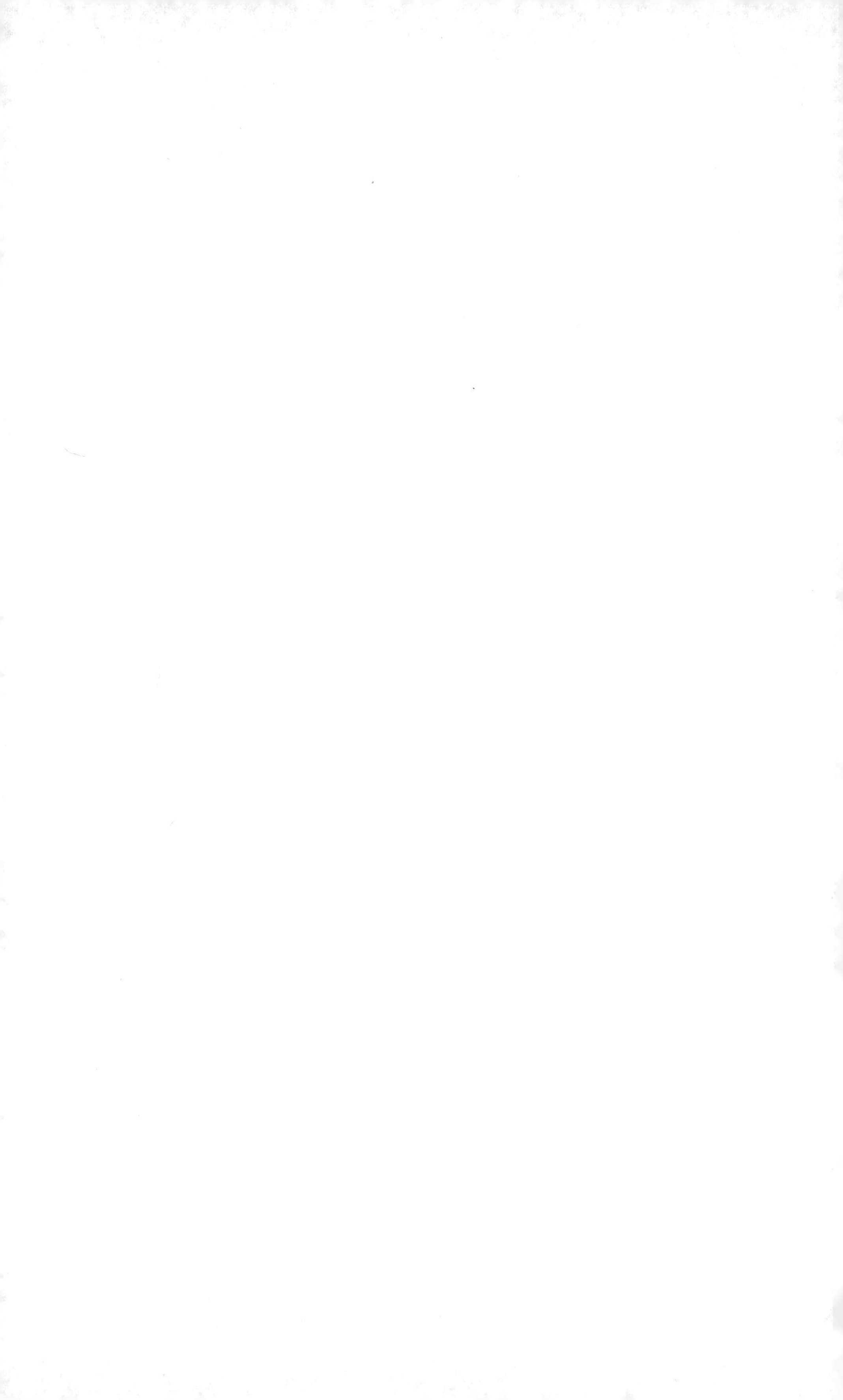

Imprimé par Lightning Source France
1 avenue Gutenberg
78310 Maurepas

N° d'édition : 7381-0255-Y